RUEDIGER DAHLKE

Voller Energie statt müde und erschöpft

arkana

RUEDIGER DAHLKE

VOLLER ENERGIE STATT MÜDE UND ERSCHÖPFT

Lebenskraft aktivieren – Vitalität zurückgewinnen

Mit Energie-Yoga-Programm für 7 Tage und Rezepten

arkana

Die hier vorgestellten Informationen und Ratschläge sind nach bestem Wissen und Gewissen geprüft. Dennoch übernehmen Autor und Verlag keinerlei Haftung für Schäden irgendeiner Art, die sich direkt oder indirekt aus dem Gebrauch dieser Informationen, Tipps und Ratschläge ergeben. Im Zweifelsfall holen Sie bitte ärztlichen Rat ein.

MIX
Papier | Fördert gute Waldnutzung
FSC® C084279

Penguin Random House Verlagsgruppe FSC® N001967

1. Auflage
Originalausgabe März 2024

in der Penguin Random House Verlagsgruppe GmbH,
Neumarkter Straße 28, 81673 München
Lektorat: Dorothea Steinbacher
Rezepte und Fotos: Theresa Miutz
Energie-Yoga-Programm: Stefan Grothe
Yoga-Illustrationen: Sabine Timmann
Umschlaggestaltung: ki 36 Editorial Design, München
Umschlagmotiv: © Collage Daniela Hofner mit Bildern
von creativemarket Lana Elanor
Satz: Satzwerk Huber, Germering
Druck und Bindung: Print Consult GmbH, München
Printed in Slovakia
CC · CF
ISBN 978-3-442-34317-1

www.arkana-verlag.de

INHALT

EINFÜHRUNG

ATP – UNSER KLEINER WUNDER-AKKU

ENERGIEQUELLEN IN UNSERER NAHRUNG

ALTE UND NEUE ENERGIESITUATION

VIER ENTSCHEIDENDE NEUROTRANSMITTER FÜR GUTEN ENERGIEFLUSS

AUSWEGE AUS DER ENERGIEMANGELFALLE

DIE FÜNF Ws UNSERER ERNÄHRUNG IM HINBLICK AUF DIE LEBENSENERGIE

MODERNE ERNÄHRUNGSENERGIESITUATION

MIND FOOD

WEITERE ENERGIEQUELLEN

ENERGIEMANGEL

SCHLAF ALS ENERGIEQUELLE

VORBEUGUNG BEZÜGLICH ENERGIELECKS

GO WITH THE FLOW – RHYTHMUS IST LEBEN

DER ATEM ALS ENERGIEQUELLE

WEITERE TIPPS, UM DEN ENERGIEFLUSS ZU HARMONISIEREN

SINNLICHKEIT UND KUNDALINI-ENERGIE

EINFÜHRUNG

DAS WUNDER DER ENERGIE UND IHRE UNTERSCHÄTZUNG

Wir wissen heute so viel mehr über Energie, als wir umsetzen. Dabei ist es höchste Zeit, dem Phänomen Energie endlich gerecht zu werden. Denn Energiekrise ist praktisch überall und immerzu: Die äußere Welt hallt davon wider, die innere ist immer öfter davon betroffen und blockiert. Paracelsus' Leitspruch »Mikrokosmos Mensch = Makrokosmos Erde« spiegelt diese allgegenwärtige Energiekrise.

Seit Einstein wissen wir, dass in Wirklichkeit fast alles Energie ist. Aber mehrheitlich Materialisten, ignorieren wir das geflissentlich und halten uns und unsere Welt überwiegend für materiell, obwohl das Gegenteil längst bewiesen ist.

$$E = mc^2$$

lautet die Gleichung, mit der Albert Einstein die Welt revolutionierte, dabei steht E für Energie, m für Masse, c für die Lichtgeschwindigkeit. Aber nur die Physiker folgten ihm und das auch nicht so rasch, wie von Wissenschaftlern zu erwarten war. Sein Kollege Max Planck sagte es klar und deutlich: »Wir können nicht erwarten, dass die Physiklehrer die Quantenphysik annehmen, wir müssen vielmehr warten, bis sie ausgestorben sind und eine neue Generation von Physikern mit der neuen Physik aufwächst.« So ist es tatsächlich gekommen. Die folgende Physikergeneration wurde schon mit dem neuen Wissen groß, aber die große Mehrheit der Bevölkerung folgte ihnen keineswegs wie ansonsten so oft.

Diese wohl wichtigste Gleichung der Welt, die Einstein zum absoluten Popstar der Wissenschaft machte, bedeutet, dass Energie gleich Masse mal Lichtgeschwindigkeit im Quadrat ist. Das heißt, dass die Energie 90 000 000 000 Milliarden Mal größer als die Masse ist.

$$\text{Oder: } m = \frac{E}{c^2}$$

Die Masse ist also unglaublich winzig im Vergleich zur Energie: m = E geteilt durch 300 000 mal 300 000, also ist die Masse 90 000 000 000 Mal kleiner als die Energie.

Deutlicher als dieses Spiel mit den Zahlen der Gleichung ist noch ein Analogiebild: Blasen wir ein Atom auf Größe des Petersdoms auf, der größten Kirche der Christenheit, käme die Masse auf die Ausdehnung eines größeren Sandkorns und der ganze riesige Rest wäre Energie. Oder: Wäre das Atom so groß wie die Erde, hätte die Masse das Volumen eines Apfels.

Insofern gehen wir ständig von Materie aus, wo es sich in Wirklichkeit um Energie handelt. Auch als Mensch bestehen wir selbstverständlich weit überwiegend aus Energie, und unser fester Materie-Anteil ist verschwindend gering, noch viel kleiner als ein winziges Sandkorn. Wir sind tatsächlich in Wirklichkeit Energiewesen in einer Energiewelt und einem entsprechenden Universum aus Energie. Nur ist sich die große Mehrheit der Menschen dessen nicht bewusst und schafft mit ihrem Materie-Bewusstsein eine fest-gedachte Scheinwelt, wo in Wirklichkeit fließende Energie ist.

Insofern liegen die Inder also ganz richtig, wenn sie den Raum als einen der beiden großen Täuscher bezeichnen. Der andere ist die Zeit. Diese ist ebenfalls eine Illusion, wie die Weisheitslehren der Welt wissen. Sie zu durchschauen, ist wundervoll und sehr leicht. Die Zeit-Film-Serie in *Hollywood-Therapie – was Spielfilme über unsere Seele verraten*[1] kann uns das auf spannende und zugleich entspannende Art und Weise ermöglichen. Diese zehn

Filme lassen uns in ihrem Verlauf nicht nur das Geheimnis der Zeit durchschauen, sondern auch deren Illusions-Charakter. Haben wir etwa diese Welt noch nicht als jenes Räderwerk entdeckt, in dem wir fast alle rotieren, mit der und um die Zeit kämpfen, lässt sich das auf deprimierende, aber auch aufweckende Art im Film *In Time* erleben. Wer nicht altern möchte, kann sich von *Always Adeline* kurieren lassen und ihre Freude teilen, als sie endlich mit 147 ihr erstes graues Haar entdeckt. Wer gar jünger werden will, ist gut beraten mit *Das seltsame Leben des Benjamin Button* und kann mit Brad Pitt erfahren, was für ein Elend Jüngerwerden wäre. Die *Legende von Bagger Vance* kann uns den Zauber des Augenblicks im Hier und Jetzt offenbaren.

Schließlich können wir mit *Alles eine Frage der Zeit* erleben, wie leicht sich jeder Tag reparieren lässt und damit unser ganzes Leben. Ein rothaariger Teenager und Pechvogel wird von seinem Vater in ein Familiengeheimnis eingeweiht: Wie alle Männer der Familie könne er mit einem simplen Trick in der Zeit zurückreisen. Er glaubt es nicht, probiert es und – tatsächlich: Er wiederholt die gerade mit seiner Pechvogelmanier gründlich vergeigte Silvesterfeier. Ab jetzt wiederholt er alle entgleisten Ereignisse seines Lebens und hat ordentlich zu tun. Seinen ersten Liebesakt etwa muss er dreimal erleben, bis es ein Liebesfest wird. Als Zuschauer sind wir amüsiert, allein uns fehlt diese magische Fähigkeit. Später rät ihm der Vater, jeden Tag nochmals zu erleben und alle unrunden Momente zu verbessern und Probleme zu reparieren. Mit der Zeit macht er immer weniger Fehler, weil er schon weiß, dass er sie dann wiederholen muss.

Ab diesem Moment kann uns Zuschauern klar werden, dass wir über diese Möglichkeit auch verfügen. Wir können abends im Bett ebenfalls (je)den Tag nochmals erleben, bis er optimal gelingt. Auch hierzu gibt es einen eigenen Film. Darin muss Bill Murray einen einzigen Tag so lange wiederholen, bis er perfekt ist. In *Und täglich grüßt das Murmeltier* hat er einen ganzen Film zum Üben, bis es klappt. Wenn wir unsere Tage in Gedanken repetieren, werden auch wir recht bald Fehler von vornherein vermeiden, weil uns klar wird, dass wir sonst verunglückte Momente erneut durchmachen müssen. Der Rotschopf im Film lebt so immer vollkommener und braucht bald gar keinen Tag mehr zu wiederholen, weil er jeden optimal gestaltet. Genau diese Chance haben wir auch – jeden Tag aufs Neue.

Das ist der Höhepunkt der Zeit-Film-Serie und eine einzigartige Chance zu Eigentherapie, die uns in der Tiefe der Illusion Zeit deren letzte Wirklichkeit eröffnet. Zusammen mit dem anderen Täuscher Raum nähern wir uns so der letzten Wahrheit und der Erfahrung der wirkenden Wirklichkeit im Überfluss der Energie. Denn wo Raum und Zeit als Illusion durchschaut sind, ist der Augenblick der Gegenwart – und damit die Einheit und der Überfluss der Lebensenergie – erlebbar.

Um in dieser Welt Wunder zu wirken, brauchen wir »nur« Energien zu bewegen, nicht etwa Materie, und uns nicht von Raum und Zeit in deren Illusionswelt verstricken zu lassen. Diese Erkenntnis könnte uns dem Wunder der Schöpfung viel näher bringen und den Heilungswundern in der Medizin und sogar unserem Wunderwirken in ihr und uns.

Dem Irrtum, die Materie gegenüber der Energie so dramatisch überzubewerten, unterliegen wir auf fast allen Ebenen dieser Schöpfung. Er hat sich zur massivsten Verirrung überhaupt ausgewachsen.

Die meisten Menschen essen immer noch Schnitzel und Steak und halten sie für handfeste Materie oder Nahrung für richtige Männer. Dabei könnte wenig irreführender sein. Der materielle Anteil solch angeblich deftiger, handfester Materie ist nicht der

Rede wert und wird besonders von Männern grandios überschätzt. Frauen und Kinder spüren doch noch eher, dass Gefühle wichtiger und gänzlich immateriell sind.

EINE GEMEINSAME BIO-ENERGIEQUELLE IN UNS ALLEN

Auch auf Körperebene wissen wir längst, wie winzig der Materie- und wie gewaltig der Energieanteil ist. Ein erstaunliches Wunder ist auch, dass alle Lebewesen vom kleinsten Grashalm über alle Tiere bis zu uns Menschen die gleichen Energiequellen besitzen. Wir alle bekommen Energie ausschließlich aus winzigen ATP-Molekülen. Das heißt, es gibt in der gesamten lebendigen Welt nur eine einzige Energiequelle, von der wir alle abhängen und die wir folglich teilen.

Adenosintriphosphat (ATP) heißt das kleine Wunderpaket, weil es aus Adenosin und im energiegeladenen aus drei und im entladenen Zustand zwei Phosphat-Molekülen besteht. Was immer wir können, leisten und tun, verdanken wir diesen winzigen Energieträgern, die in jeder Zelle jederzeit millionenfach gebildet und wieder verbraucht werden. Wer rennt, braucht schon in wenigen Sekunden all seine ATP-Reserven auf und muss sie sofort ersetzen. So stellt eine einzige Muskelzelle pro Sekunde etwa 10 000 000 ATPs her.

Ein ATP-Molekül ist ein federleichtes Nichts, das – aus weniger als 50 Atomen bestehend – kaum Raum einnimmt und fast nichts wiegt. Trotzdem produzieren aktive Menschen täglich in etwa ihr eigenes Körpergewicht an ATP. Stellen wir uns vor, der 80 kg schwere, 180 cm große Durchschnittsmann wäre richtig aktiv. Dann muss er 80 kg ATP pro Tag produzieren und wieder aufbrauchen und das in einer Tour. Bedenken wir die minimale

Masse eines ATPs, ist das eine unglaubliche Menge an Energieträgern. Stark gefordert, steigt der Bedarf auf ein halbes Kilogramm pro Minute. Ein Marathonläufer muss auf der Strecke etwa 60 kg ATP in seinen Zellkraftwerken erstellen und verheizen.

Die Menge an diesen winzigen Nichts, den ATP-Energiepaketen, entscheidet darüber, ob wir uns vital und energiegeladen oder leer und ausgelaugt fühlen.

ENERGIEIRRTUM NR. 2

Selbst in Ländern, die mit Wissenschaft und Forschung gesegnet sind, glaubt eine Mehrheit immer noch, die Menge der Kalorien bestimme das Ausmaß unserer Lebensenergie. In extremen Zeiten wie Hungersnöten während der Weltkriege hatte die Kalorienmenge tatsächlich Aussagekraft. Aber dass zu meinen Studienzeiten die Gerichte in der Mensa noch nach Kalorien bemessen wurden, um Studenten lernfähig zu halten, war schon eher ein schlechter Witz.

Aus Erfahrung wissen wir heute: Kein Sportler stopft sich direkt vor dem Wettkampf mit kalorienreichem Essen voll, um Energie zu tanken. Gleichfalls sollten wir wissen, wie wenig heute der Energiemangel von Millionen Menschen an Kaloriendefiziten liegt.

Die über vier Millionen Depressiven allein in Deutschland, die noch zahlreicheren Burnout-Opfer, die ungezählten CFS-PatientInnen (Chronic Fatigue Syndrom) und all die neu hinzugekommenen Long-Covid- und Post-Vac-PatientInnen – das sind durch eine Corona-»Impfung« Geschädigte – scheitern nicht an Kaloriendefiziten. Aber sie alle produzieren zu wenig ATP, was viele Gründe haben kann, die uns noch beschäftigen werden.

Bei der Ernährung verwechseln wir wie bei so vielem Quantität und Qualität, was noch zu betrachten und leicht zu lösen ist.

Dass zwischen gefühltem Energiemangel und Essverhalten noch ein entscheidendes Bindeglied fehlen muss, schwant den meisten Opfern von Energiemangel. Wer durch reichliches Essen und Trinken, aber auch durch Ausschlafen und -ruhen nicht wieder zu Kräften kommt, kennt diese wohlfeilen und sicher gut gemeinten, aber selten funktionierenden und deshalb nervenden Ratschläge. Die Ernährung birgt hier einige Geheimnisse, denen noch nachzugehen ist, aber es muss mehr und vor allem Entscheidenderes dahinterstecken.

Persönlich wissen die meisten von uns, dass nichts und schon gar nicht Nahrung energetisch so beflügeln kann wie Liebe. Man schaut und schaut nochmals und es ist bereits zu spät. Man hat sich bereits verschaut und bekommt die Augen nicht mehr gelöst vom Objekt einer ganz anderen, geradezu immateriellen, himmlischen Begierde. Eine unwiderstehliche Kraft zieht uns zu diesem einen einzigen Menschen, und schon scheuen wir keine Widerstände, überwinden alle Hürden und Hindernisse – sind sternhagelverliebt. Der Volksmund kennt das Phänomen und diagnostiziert es zielsicher. Auch weiß er aus Erfahrung: Verliebte haben eine unüberwindliche Kraft. Sie können Gott und die Welt umarmen und sind zu Wundern in der Lage, wie etwa von Luft und Liebe zu leben. Ihre Liebe geht ihnen über alles und überwindet jedenfalls erstaunlich hohe Barrieren. Wir sind zu unglaublichen Opfern bereit und erleben jene einzigartige Seelenlage, die sich mit einer Leichtigkeit über materielle Gründe und Themen hinwegsetzt, die nur auf den beflügelnden Schwingen der Liebe zu erfahren ist.

Nun ist Verlieben nicht vorsätzlich zu verwirklichen, nicht zu »machen«, und da ist auch nichts zu machen. Man kann sich noch so anstrengen, aber mit Willen und Anstrengung klappt Verlieben nicht. Liebe ist ein Resonanz-Phänomen, und wie wir Affinität dazu herstellen, ist noch zu betrachten.

Immerhin können wir aber die Liebeskunst des tantrischen Buddhismus erlernen oder die italienische Variante Karezza, womit sich sowohl die Verliebtheit als auch die Liebe viel länger und – wenn wir entsprechenden Zeugnissen Glauben schenken – unbegrenzt erhalten lässt. Aber diesbezüglich besteht eine verblüffende Scheu vor dieser größten menschlichen Energiequelle, über die nach hinduistischer Auffassung die Schlange der Kundalini-Energie wacht. Mein einziger wirklicher Flop im Buchbereich war das Buch *Mythos Erotik*. Sogar das inhaltsgleiche Taschenbuch *Wenn Sex und Liebe sich wieder finden* tut sich sehr schwer, obwohl es so leichten, beflügelnden Stoff bietet. Offenbar hat die bürgerliche Welt, deren Kinder wohl die meisten von uns sind, ziemliche Scheu und sogar Angst, dieser größten Energiequelle lange und nachhaltig auf den Fersen zu bleiben. Wobei Angst als Kind der Enge – lateinisch *angustus* heißt Angst – natürlich ein besonderes Hindernis darstellt, wenn wir uns der Weite und Offenheit der Liebe nähern und in sie eintauchen wollen. *Lieben heißt die Angst verlieren*, heißt ein Buchtitel von Gerald Jampolsky. Liebe ist Weite und Angst Enge. Wer der Enge mit Weite oder Liebe begegnet, löst die Enge der Angst auf, genau wie jener, der Dunkelheit mit Licht begegnet. Da braucht es in beiden Fällen gar keinen Kampf gegen Enge und Dunkelheit, sie weichen der Weite und Liebe gleichermaßen.

Der Atem als zweite bezaubernd groß(artig)e Energiequelle löst immer noch genug, aber doch deutlich weniger Angst aus. Atemtechniken und hier vor allem der »verbundene Atem« sind tatsächlich vorsätzlich zu erleben und ein Bad im Energieüberfluss eigener Lebensenergie. Diese Atemmethode kann mit Vorsatz zum Erlebnis unseres enormen Energiereservoirs führen. Nach über fünf Jahrzehnten spiritueller Suche bin ich mir da aus persönlicher Erfahrung und der mit so vielen SeminarteilnehmerInnen völlig sicher.

Wer einmal erkannt hat, wie gewaltig unsere wahre Energie ist, wird das erstens nie mehr vergessen und vor allem sich zweitens so nachhaltig daran erinnern, dass diese Erfahrung für immer lebendig und mit einer großen Sehnsucht verbunden bleibt.

Der Sufi-Mystiker Georges Gurdjieff verdeutlichte das mit einem Gleichnis. Er sagte sinngemäß: Wer den ganzen Tag und die Nacht und den folgenden Tag hart gearbeitet hat, wird rechtschaffen müde heimkehren und sich nach nichts so sehnen wie nach seinem Bett und erholsamem Schlaf. Kommt er aber so erschöpft nach Hause und sein Nachbar erzählt ihm atemlos von Diamantenfunden auf einem Acker ganz in der Nähe, wird er – vorausgesetzt, er kann Geld brauchen – sogleich dorthin mit aufbrechen. Falls er gleich zu Beginn fündig wird, kann er noch die ganze Nacht im Licht seines Handys seinem Diamantenfieber nachjagen. Am nächsten Morgen völlig am Ende aller Kräfte nach Hause gekommen, mag er sein Haus in Flammen sehen und doch noch Kräfte mobilisieren, um erst die Kinder und dann wertvolle Materie in Sicherheit zu bringen und so einen weiteren Tag hart rettend, schuftend, bergend und löschend verbringen. An diesem Abend scheinbar am Ende seiner letzten Kraft, habe er aber noch längst nicht seine wahre Energie entdeckt. So weit der Sufi-Mystiker.

Alle, die sich mit Lebensenergie beschäftigen, sind sich sicher: Wir haben eine ungeheure Kern-Energie in uns. Aber trotz um sich greifender Energiemangel-Syndrome, die immer mehr moderne Menschen in ihren Bann schlagen, greifen die meisten nur ausgesprochen zögerlich danach.

Die Überschwemmung mit der Lebensenergie Prana beim »verbundenen Atem« kann uns in einem Ausmaß begeistern und mit Energie versorgen, wie das die allermeisten noch nie erlebt haben. Trotzdem haben sie davor so großen Respekt, dass eine große

Mehrheit diese enorme Energiequelle in sich gar nicht erst anzuzapfen wagt, obwohl das mit dem »verbundenen Atem« so einfach und bezaubernd leicht und beglückend möglich ist.

Immerhin atmen wir alle schon seit Jahrzehnten erfolgreich. Das reicht zum Überleben, aber zum Leben bewusst zu atmen, ist so viel mehr. Warum nur versuchen es nicht landauf, landab Millionen – um ihr Energiemangel-Problem aufzulösen und ihr wahres Potenzial zu entfalten?

Schließlich weiß aber jeder von uns auch ohne solche Erfahrungen im Land der Liebe und der Lebenskraft Prana, dass er in Begeisterung eine geradezu unheimliche und unwiderstehliche Energie in sich in Gang setzen und genussvoll spüren kann. Wer sich für irgendetwas, und sei es das Leben im Allgemeinen, begeistert, ist energetisch kaum zu bremsen. Für etwas zu brennen und vor Begeisterung Feuer und Flamme zu sein, kann tatsächlich Berge versetzen und jedenfalls erlauben, vorher für unmöglich Erachtetes zu bewältigen und wahre Wunder zu (be)wirken. Ich glaube und hoffe, jede(r) hat so etwas schon einmal erlebt. Und was wir einmal zuwege brachten, können wir wieder tun.

Als wir in Gymnasialzeiten unsere Amnesty-International-Gruppe gründeten, brannten wir dafür und schafften es sogar, wildfremde Menschen auf der Straße anzubetteln und zum Spenden zu bewegen. Wir spielten begeistert Geheimagenten für die gerechte Sache, fuhren zu Ostblockzeiten nach Prag und schmuggelten unter einiger Gefahr ziemliche Geldsummen durch den Eisernen Vorhang.

Lassen wir Begeisterung aufkommen, scheuen wir weder Mühen noch Gefahren und wachsen mit Elan über uns hinaus, selbst wenn wir ansonsten von unserem Naturell her noch so bequem oder sogar faul sind und nicht dazu neigen, unsere Komfortzone freiwillig zu verlassen.

Es gibt also einige sehr wohlvertraute Energiequellen, die wir uns aus welchen Gründen auch immer kaum gönnen, obwohl das Ergebnis geradezu berauschend wäre.

ENERGIEERHALTUNGSSÄTZE

Die moderne Physik geht heute davon aus, dass die wichtigsten die Spiegelgesetze seien und die zweitwichtigsten die Energieerhaltungssätze. Das heißt, wir können Energie nicht vernichten, sondern nur verschiedene Formen von Energie ineinander umwandeln. Energie lässt sich verbrauchen, etwa wenn wir Holz oder Öl verbrennen oder Kalorien in unserem Organismus, indem wir uns intensiv bewegen. Aber auch das ist letztlich nur eine Energieumwandlung.

Wir können Wasser in seiner festen Form, nämlich Eis, durch Erwärmen wieder in Wasser, seine flüssige Form, umwandeln und dieses durch Erhitzen in Wasserdampf, seine gasförmige Form. Durch Abkühlen wird der Dampf wieder zu Wasser und dieses wieder zu Eis. Aber die Energie bleibt in den verschiedenen Aggregatzuständen exakt die gleiche oder, anders ausgedrückt, die Zahl der H_2O-Moleküle bleibt genau dieselbe.

Ein Gramm Fett enthält fast doppelt so viel Energie wie ein Gramm Kohlenhydrat oder Eiweiß. Fettgewebe ist Speicher- oder potenzielle Energie. Wenn wir Fett verbrennen, wandeln wir dieses zum Beispiel in kinetische, also Bewegungsenergie, um. Aber Energie vernichten können wir nicht, es ist völlig unmöglich, die Zahl der Kalorien bleibt gleich wie die Zahl der H_2O-Moleküle.

Wenn sich heute so viele Menschen energielos fühlen, stimmt das nicht wirklich. Denn wir haben zwar mehrheitlich nicht mehr 37, sondern eher nur noch 36 °C Körpertemperatur. Aber so viele Milliarden Zellen auf einem so relativ hohen Energieniveau zu halten, braucht doch eine ganze Menge Energie. Sind viele von uns eng gedrängt in einem Raum zusammen, spüren wir die Heizungswirkung, die dadurch zustande kommt. Wir haben eine Unzahl von kleinen, dezentralen Heizkraftwerken in uns. In jeder unserer Zellen gibt es 1000 bis 2000 solche Mitochondrien genannte Zellkraftwerke, die im Zytoplasma der Zellen liegen. Nach Prof. Hockerts von der Universität St. Gallen gibt es sogar Zellen mit bis zu 20 000 Mitochondrien. Wobei für unser Energieniveau wichtiger als deren Zahl ihre Vitalität ist. Entscheidend ist, ob es sich um überwiegend aktive oder weniger aktive, eher heruntergewirtschaftete, geschwächte Zellkraftwerke handelt. Natürlich ist auch entscheidend, wofür wir unsere Energie verwenden.

DIE QUELLE DER ENERGIE IN UNS

Bevor wir uns den geistig-seelischen Geheimnissen der Lebensenergie nähern, wollen wir uns ganz an den Anfang wagen, in dem nach dem dritten der Schicksalsgesetze schon alles (begründet) liegt. Kümmern wir uns um die letzte Energiestrecke auf Körper- beziehungsweise Zellebene, wo alle wie auch immer mobilisierte Energie, auch diejenige aus geistig-seelischen und sinnlichen Quellen, auf die Körperebene übertragen wird. Ganz offensichtlich brauchen wir sowohl die Atemluft, die uns Sauerstoff oder Lebensenergie Prana zuführt, wie auch die Energie aus Nahrungs- oder besser noch Lebensmitteln und die aus Ruhe und Regeneration. Selbst die Kraft der Verliebtheit oder Begeisterung für ein großes Engagement muss, um zur Entfaltung zu kommen, die Brücke zur biochemischen Ebene schlagen.

Was ist die Quelle der Lebensenergie im Körperland, die letztlich die Lebensgeister in uns wachhält, uns Vitalität und Lebensfreude schenkt und jeden Morgen die Kraft verleiht, wieder aufzustehen – um unser Leben neuerlich in Angriff zu nehmen und anzugehen und bestenfalls sogar zu lieben? Kehren wir zurück zur kleinsten Energieeinheit, die all die Lebensprozesse im Körper in Gang setzt, die letztlich auch die Flamme der Begeisterung entfacht und lodern lässt, wenn von der Seele angestoßen. Sie ist auch immer im Spiel, sobald sich soziale oder politische Bewegungen ausbreiten, die durchaus ebenfalls über die Psyche Begeisterung entfachen können.

Kein Weg führt an der Seele vorbei. Ganz entscheidend werden wir von der Psyche gelenkt, sind es doch Ideen und damit Bilder, die uns in Gang bringen, oder Gefühle, ob in partnerschaftlicher, sozialer, politischer, wirtschaftlicher oder auch spiritueller Art.

Das griechische Wort für »Bild« heißt »idea«. Und ganz offenbar können uns Bilder – etwa von Menschen – *ganz schön* aus dem energetischen Gleichgewicht bringen, aber auch ihre Düfte und der Klang von Stimmen, ihr Humor oder auch ihre Vorstellungen, Visionen, Utopien, Sehnsüchte und Träume. Bei genauerem Hinsehen verbergen sich jeweils Bilder im Hinter- und Tiefengrund wie auch in jeder *Motiv*ation, wo schon das Motiv, das Bild, mit aufscheint. Für was immer wir motiviert oder begeistert sind, wir brauchen Energie, um die Motive zu verwirklichen.

Der Kern des Energiegeschehens auf körperlicher Ebene stellt das schon eingangs erwähnte Molekül ATP dar. Die Zusammenhänge um diesen Grundbaustein unseres Energiesystems sind wissenschaftlich gut geklärt. Insofern werfen wir darauf gleich einen längeren Blick, ohne zu wissenschaftlich und hoffentlich auch nicht zu langweilig zu werden. Aber wer sich nur für die Ergebnisse interessiert, kann diesen Ausflug auch problemlos weglassen.

ATP – UNSER KLEINER WUNDER-AKKU

ATP besteht, wie sein Name Adenosintriphosphat schon anklingen lässt, aus mehreren Teilen. Das Grundgerüst bilden Adenosin und Ribose, die auch unser Erbgut entscheidend mitprägen, sowohl die DNS, unser Genom mit seinen Genen, wie auch dessen Boten, die sogenannte Messenger-RNS (mRNS). Das Energiephänomen spielt sich an den drei beziehungsweise zwei Phosphatgruppen ab, die an diesem Grundgerüst hängen. Die Abspaltung einer Phosphatgruppe setzt Energie frei. Anschließend wird das verbliebene ADP (Adenosin-Di-Phosphat) wieder aufgeladen und neuerlich zum Energieträger und -spender (Adenosin-Tri-Phosphat) aufgerüstet. Es spielt tatsächlich die Rolle eines biologischen, nachhaltigen Akkus.

Verfügen wir über reichlich ATP, fühlen wir uns energiegeladen und im Vollbesitz unserer Kräfte. Lebensmut und Freude, Lebenslust und -glück, aber auch ansteckende Gesundheit, alle münden sie hier. Was immer wir vorhaben, ständig brauchen wir ATP, das zur Energiefreisetzung in ADP umgewandelt und anschließend schleunigst wieder aufgeladen wird. Letztlich ist es dieser geniale, in der Evolution entwickelte Prozess, der uns Vitalität verleiht und über unser Lebensgefühl und -glück entscheidet.

Bei all den unzähligen mittlerweile an Energiemangel leidenden Depressiven, Burnout-, CFS-, Long-Covid- und Post-Vac-PatientInnen liegt hier das entscheidende Problem. Ob das Geschehen von der Seele ausgeht, wie im Taschenbuch *Seeleninfarkt* beschrieben, weil die Seele streikt und gar kein ATP mehr abruft, oder das Problem auf körperlicher Ebene bei der ATP-Herstellung selbst liegt, ist dabei gleichgültig. Schauen wir uns also an, was ATP so alles kann, bevor wir uns den biochemischen Vorgängen seiner Entstehung widmen.

ATP ist ein wahrer Tausendsassa, es bringt nicht nur die Energie vorbei, sondern fungiert auch als Bote im Sinne eines

Neurotransmitters, der etwa Botschaften von Sinneszellen übermitteln kann. Selbst bei der Steuerung von Organen wie Herz, Darm und Blutgefäßen hilft es mit. Ausreichende Energieversorgung, gute Kommunikation und Lenkung sind Garanten für Gesundheit, das Gefühl, in seiner Kraft und dem Leben gewachsen zu sein.

Außerdem steigert ATP die Wirkung des Wohlfühlhormons Serotonin und des Glücks- und Kreativitätshormons Dopamin. Je mehr ATP vorhanden ist, desto größer ist dieser Verstärkereffekt. Viel Energie, sprich ATP, bedeutet also auch ausreichend Wohlfühl- und Glücksgefühle. Dopamin ist auch für die erst relativ neu entdeckte Resilienz zuständig, die rasche Erholung von schwierigen Herausforderungen. Beide Neurotransmitter erhöhen obendrein die Konzentrationsfähigkeit und ATP unterstützt sie auch dabei. Die kleine rote Pille Amorex[2] bringt nicht nur für Peace-Food-Esser die beiden Vorstufen dieser Neurotransmitter ins Spiel (des Lebens), sondern unterstützt alle dabei, in ihre Energie zu kommen.

ATP hat darüber hinaus die lebenswichtige Fähigkeit, Gene für die Neuproduktion von Zellen aller möglichen Organe einschließlich Nervenzellen einzuschalten. Der Haut verschafft es so ein unverbrauchtes Aussehen, einen fitten und jungen Eindruck, am Knochen verhindert es Osteoporose und hält unser Knochengerüst stabil, dem Immunsystem schenkt es Abwehrstärke. Mit einem Überfluss an ATP sind wir folglich gut gerüstet selbst bezüglich Krebs und geschützt vor Allergien und Autoimmunerkrankungen, denn erhöhte Abwehrkraft verhindert nicht nur die Entartung von Zellen, sondern schützt den Organismus auch vor Abwehrkämpfen gegen Erreger und eigenes Gewebe. Ein intaktes vitales Abwehrsystem ist der beste Garant für ein langes, gesundes, glückliches Leben. Tatsächlich hält genügend ATP all unsere Organsysteme fit. Ein Leben in der Energiefülle braucht also einen ATP-Überfluss, und dieser ermöglicht wiederum ein glückliches, erfülltes Leben.

Das Geheimnis von Menschen in solch einem Energieüberfluss kann viele Ursachen haben. Schauen wir uns an, was die Produktion von ATP auf körperlicher Ebene anregt und wie wir sie fördern und andererseits auch den Widersachern von ATP beikommen können.

DAS ATP-GEHEIMNIS

Unser ganzer Organismus mit all seinen Organen funktioniert über ATP, es hat absolut keine Konkurrenz und findet nirgendwo seinesgleichen. Überall, vom Pflanzen- über das Tier- bis zum Menschenreich ist es die Energiequelle schlechthin und also der universelle, natürliche, erneuerbare Energieträger. Mutter Natur hat mit ihm das Recyclingproblem längst gelöst und ein perfektes Vorbild für die Lösung aller Energie(-Mangel)-Probleme geschaffen.

Der Geburtsort des ATP liegt in den Zellkraftwerken, den schon erwähnten sogenannten Mitochondrien. Fast jede unserer Milliarden Zellen verfügt über 1000 bis 2000 solcher Kraftwerke und eben manche bis zu 20 000, die ungefähr ein Viertel des gesamten Zellvolumens stellen.

Körperliche Anforderungen, ob Arbeit oder Sport, aber auch intensives Denken, alles, was den Körper herausfordert, fördert die Energie- und damit ATP-Produktion. Aber nicht nur die Wiederaufladung von ADP in ATP, sondern auch die Entstehung neuer ADP-ATP-Moleküle und Mitochondrien wird durch entsprechende Anforderungen gefördert. (Denk-)Sport ist also ein energiespendendes Lebenselixier, genau wie Atemübungen und Liebesfeste.

Was braucht unser Organismus zur ATP-Herstellung? Neben Fetten, Kohlenhydraten, Proteinen und Sauerstoff, von denen wir es alle wissen, gibt es eine Menge kleiner Hilfsmittel, die eine wichtige Rolle spielen. Andererseits funken aber auch Schadstoffe wie Aluminium und Quecksilber dazwischen, weil sie die Zellkraftwerke in ihrer Arbeit behindern und uns deshalb Energie abgraben. Solche (h)ausgemachten Energieräuber können wir meiden und die Energiebeschaffer fördern.

TAUSENDSASSA ATP

Wie schon erwähnt, setzt der Übergang von ATP, dem Adenosin-Tri- zum -Di-Phosphat mit der Phosphatgruppe Energie frei, die überall gebraucht wird. Zu wenig ergibt ein schlappes Körpergefühl und resultiert in Müdigkeit und Desinteresse am Leben und seinen Vorgängen und Reizen. Genug ATP fühlt sich dagegen vital und energiegeladen an.

Moderne Krankheitsbilder von Long-Covid und Post-Vac über CFS, das chronische Müdigkeitssyndrom, bis zu Burnout und Depression beruhen auf Energie- und damit ATP-Mangel. Auch was ich im früheren Buch *Seeleninfarkt* beschrieb und sich wie ein Generalstreik der Seele anfühlt, ist letztlich Energie- und damit ATP-Mangel. All die unzähligen Stoffwechselvorgänge in jeder Sekunde beruhen auf ausreichend ATP.

Neben seiner Funktion als Energiespender erfüllt es – wie erwähnt – auch die eines Boten im Organismus, dient also als Neurotransmitter, der die Kommunikation zwischen den Zellen und zusammen mit anderen die Steuerung im Körper sicherstellt.

Es ist also für den Rhythmus der Verdauung, die Peristaltik, genauso zuständig wie für den des Herzens. Es regelt aber auch die Übertragung der Nervenimpulse der Sinnesorgane und ist – über die Gehirndurchblutung – an der Entwicklung von Intelligenz beteiligt. Deshalb sind gut mit Energie versorgte Menschen, die in (ihrer) Form sind, auch durchschnittlich messbar intelligenter als etwa Übergewichtige außer Form, deren Gehirn natürlich wie der Gesamtorganismus unter Energiemangel leidet. Ausreichend ATP macht uns also auch schlau, erhält Konzentrationsfähigkeit und Erinnerungsvermögen und bewahrt so vor vorzeitigem Altern des Gehirns und folglich Demenz.

Vor allem aber trägt ausreichend ATP entscheidend zu unserem Lebensglück bei, da es – wie schon gesagt – die entscheidenden Neurotransmitter Serotonin und Dopamin in ihrer Wirkung unterstützt. Sobald der Organismus das Wohlfühlhormon Serotonin und das Belohnungshormon Dopamin ausschüttet, wird auch ATP frei. Je mehr, desto intensiver fällt auch die rückkoppelnde Wirkung auf beide Glückshormone aus.

Serotonin sorgt für Wohlgefühl und Zufriedenheit bis hin zur Herzensekstase bei Verliebtheit. Dopamin fördert Motivation und Kreativität, lässt Symptome und Probleme als Herausforderungen erscheinen, die uns weiterbringen. Beide werden durch ATP in dieser Glücksspirale noch zusätzlich verstärkt und sind zusammen das eigentliche Geheimnis hinter der kleinen roten Pille Amorex, die ich nicht nur Peace-Food-Essern so gern empfehle.

Oxytocin, das Kuschelhormon, früher auch Stillhormon genannt, weil es beim Stillen freigesetzt wird und in diesem Zusammenhang zuerst entdeckt wurde, sorgt für eine starke Mutter-Kind-Bindung. Es fördert aber auch andere, etwa partnerschaftliche, Bindungen. Ebenso das Wachstumshormon STH (somatotropes Hormon) oder HGH (Human Growth Hormone), das nach sechs Stunden Nahrungskarenz ausgeschüttet wird. Es sorgt für die vom Fasten bekannte Aufbruchsstimmung. Auch diese beiden Neurotransmitter brauchen ATP, und es fördert beide, denn sowohl um Bindungen zu entwickeln, als auch die Initiative dazu zu ergreifen, brauchen wir Energie.

Ausreichend Energie und damit ATP ist entscheidend für ein gut funktionierendes Immunsystem. Damit ist es auch wesentlicher Schutz nicht nur vor Entzündungen, Allergien und Autoimmunkrankheiten, sondern auch vor Krebs, der vor allem nach einem Zusammenbruch des Immunsystems ausbricht, wie wir Ärzte so tragisch nach den sogenannten Corona-»Impfungen« erlebten.

Ganz entscheidend für die herausragende Wichtigkeit von ATP ist obendrein seine Funktion bei der Gen-Steuerung, die uns erst nach Entdeckung und Anerkennung der Epigenetik bewusst wurde. *Epi* ist griechisch für »oben, darauf, über« und steht noch über der Genetik, das heißt, die Epigenetik kann den Ausdruck der Gene und damit die Vererbung regeln.

Ausreichend ATP bringt zusätzlich die Zellerneuerung in sämtlichen Organen einschließlich des Nervensystems in Gang. Insofern trägt es auch zur Verwirklichung eines uralten Traums der Menschheit bei: Es hält lange jung durch stetige Erneuerung von Hautzellen, aber ebenso der Muskel- und vor allem der Zellen des Nervensystems wie auch der Knochenzellen. So hilft es, Osteoporose vorzubeugen.

ATP ist also entscheidend für unser Lebensglück und -gefühl vom Anfang bis zum – durch seine Mithilfe – besonders späten Ende. Es steht im Mittelpunkt unseres Lebens und macht dieses erst lebenswert. Wir sind also gut beraten, seine Gegenspieler im Organismus niedrig und seine Unterstützer hoch zu halten und dafür zu sorgen, dass seine Heimat, die Mitochondrien, gut versorgt und in Form bleiben.

ATP UNIVERSELL

ATP hat etwas Universelles, denn nicht nur ist dasselbe ATP-Molekül bei allen Energievorgängen im ganzen menschlichen Organismus im Spiel, exakt dieses ATP-Modell liegt auch allen Energievorgängen im gesamten Tier- und Pflanzenreich zugrunde. Das mag uns daran erinnern, dass alles Leben aus einer einzigen Quelle stammt und wir mit allem Leben vom Menschen über das Tier- bis zum Pflanzenreich verwandt sind. Entsprechend verantwortlich könnten wir uns mit großem Gewinn für alles Leben auf dieser Erde verhalten.

Obendrein ist ATP ein ideales Modell für erneuerbare Energien – nicht nur im Mikrokosmos Mensch, sondern auch im Makrokosmos Erde. Es wird ständig recycelt und obendrein bei Bedarf regional neu hergestellt. Mit vollwertiger Ernährung leisten wir dem ebenso Vorschub, indem wir die notwendigen Grundstoffe, die vielen Vitalstoffe, zur Verfügung stellen, wie auch mit ausreichender Bewegung. Wer seinen Körper fordert, fördert ihn auch zugleich. Das bezieht sich auf die Muskeln, aber auch auf alle anderen Organe. Wir sollten sie alle benutzen, um sie und uns in Form zu halten. »*Use it or loose it* – nutze sie oder verliere sie«, sagen US-Amerikaner und haben damit auch einmal recht.

Wer seine Haut durch entsprechende Regeneration ständig erneuert, schaut gut darin aus, wer seinen Knochen mit diesem Programm begegnet, kann sich lange auf sie verlassen und stützen und wird sie stabil und sich stark erhalten.

Das gilt ganz besonders fürs Gehirn. Insofern halte ich »Mind Food« für noch deutlich wichtiger als »Peace Food«. Geistige Nahrung ist ungleich entscheidender für unsere Lebensqualität als körperliche, die aber auch schon einen großen Unterschied macht.

ATP-HERSTELLUNG IM KÖRPER

ATP stellt unser Körper vorwiegend in den Mitochondrien her, den erwähnten Zellkraftwerken, die in letzter Zeit sehr in den Vordergrund des (wissenschaftlichen) Interesses gerückt sind. Das dürfte damit zusammenhängen, dass die erwähnten Energiemangelsyndrome so im Vormarsch sind. Die Mehrzahl unserer Zellen besitzt Tausende Mitochondrien. Bei der riesigen Zahl unserer Körperzellen ergibt sich damit eine Gesamtzahl von 25 bis 50 Billiarden Mitochondrien, eine unvorstellbar große Zahl von Mini-Kraftwerken, die in einem fort für uns ATP-Moleküle und damit Energie produzieren. Ausgeschrieben sähe die konservativ geschätzte Gesamtzahl so aus: 35 000 000 000 000 000 Kleinkraftwerke, die sich jeweils vor Ort, also dort, wo sie gebraucht werden, regional und völlig dezentral, befinden.

Die inneren Oberflächen dieser Kraftwerke sind enorm vergrößert und übersät mit Enzymen aus Eiweiß zur ATP-Herstellung. Diese Oberflächenvergrößerung finden wir vielfach im Körper, die Lungen setzen darauf wie auch der Darm.

ENERGIEQUELLEN IN UNSERER NAHRUNG

KOHLENHYDRATE ALS ENERGIEQUELLE

Die folgenden Ausführungen können wir heute verstehen, die Wissenschaft kann diese Vorgänge erklären. Wir müssen das aber nicht nachvollziehen können: Tatsächlich genügt es, zu wissen, dass wir unserer Energieproduktion zuliebe keinerlei raffinierte Kohlenhydrate zu uns nehmen sollten. Sie überschwemmen die Zellkraftwerke im ganzen Körper mit freien Radikalen, die deren Funktion zunehmend reduzieren. Insofern sind raffinierte Kohlenhydrate im Speisezettel, was Energie angeht, das denkbar effektivste Selbstsabotageprogramm. Es gibt aber auch gesunde Kohlenhydrate (siehe Seite 58).

Die Zerlegung der Kohlenhydrate beginnt bereits im Mund durch das im Speichel enthaltene Enzym Amylase. Diese Aufspaltung geht im Darm weiter, bis nur noch Glukose bleibt, die dann resorbiert und in die Zellen aufgenommen wird. In deren flüssiger Innenwelt, dem Zytoplasma, wird in sogenannter Glykolyse nun über mehrere Schritte das energiereiche Coenzym Acetyl-CoA gebildet.

An der Glykolyse sind mehrere aus Aminosäuren bestehende Enzyme beteiligt, und für jeden Schritt ist ein anderes zuständig. Die zehn Enzyme der Glykolyse bedürfen sogenannter Co-Faktoren, die wie Katalysatoren wirken. Sie brauchen wiederum Vitalstoffe (Vitamine und Mineralien) zur optimalen Funktion. Allein sechs der zehn Enzyme benötigen Magnesium als Katalysator. Ein weiterer Schritt braucht Kalium, ein anderer Alpha-Liponsäure und das Vitamin Thiamin. Fehlt einer dieser Hilfsstoffe, kann weniger Coenzym Acetyl-CoA und letztlich weniger Energie gebildet werden.

Während Glukose zerkleinert und ins energiereiche Acetyl-CoA umgebaut wird, entsteht bereits etwas ATP, gleichzeitig wird auch Energie in Gestalt von Elektronen und positiv geladenem Wasserstoff auf den Energietransporter NADH geladen, der aus – unter anderem – Vitamin B_3 (Niacin) hergestellt wird. Ein weiterer Energietransporter ist FADH aus Vitamin B_2 (Riboflavin).

Wir haben also eine ganze Reihe wesentlicher Stoffe, die schon für diesen Akt der Energiegewinnung aus Kohlenhydraten wichtig sind, wobei Magnesium, das Herzstück des Chlorophylls, herausragt, an dem es den meisten Menschen im deutschsprachigen Raum mangelt.

Wichtige Hilfsmittel für die Glykolyse, die Verstoffwechslung von Kohlehydraten, sind also: Magnesium, Kalium, Alpha-Liponsäure, Thiamin (B_1), Carnitin, Riboflavin (B_2), Niacin (B_3), Folsäure (B_9), Cobalamin (B_{12}) und natürlich Aminosäuren.

FETT ALS ENERGIEQUELLE

Die Fettzerlegung findet überwiegend in den Mitochondrien selbst statt und nennt sich Beta-Oxidation. Für den Transport ist die Aminosäure Carnitin zwingend, die aus den beiden essenziellen Aminosäuren Lysin und Methionin auf natürlichem Weg entsteht. Methionin kann auch aus Homocystein entstehen, wenn genügend B_9 (Folsäure) und B_{12} vorhanden sind.

Fettsäuren müssen zu ihrer Verarbeitung erst durch ein Enzym aktiviert werden, dessen unbedingt notwendiger Co-Faktor wiederum Magnesium ist. Mangelt es daran, ist auch dieser Weg der Energiegewinnung behindert, ebenso bei Carnitin-Defiziten.

DER ZITRONENSÄUREZYKLUS DER ENERGIEGEWINNUNG

In diesem auch Citrat-Zyklus genannten Prozess entsteht zwar nicht direkt ATP, aber die Vorstufe GTP (Guanosintriphosphat), die später weiter zu ATP umgebaut wird, und es werden wiederum Elektronen und positiv geladene Wasserstoffionen gebildet, die später zur Produktion von ATP notwendig sind. Damit der Zyklus effektiv und rund läuft, braucht es Eisen und Schwefel und ein Enzym, das auf oxidativen Stress, also sogenannte freie Radikale, ausgesprochen empfindlich reagiert. Insofern sind diese freien Radikale in großer Menge ebenso wie ein Mangel an Eisen (Fe) und Schwefel (S) eine Bedrohung für die Energieproduktion. Eine wesentliche Hilfe ist hier Glutathion, zusammen mit den Vitaminen C und E eines der wirksamsten Antioxidantien des Organismus. Für die nächsten Schritte ist wiederum Magnesium von entscheidender Wichtigkeit, außerdem Thiamin (B_1). Das Ergebnis sind nochmals positiv geladene Wasserstoffionen und Elektronen. Sie werden mit den Energietransportern NADH, die der Organismus aus Niacin (B_3) und Tryptophan herstellt, und FAD, das er aus Riboflavin (B_2) gewinnt, weitertransportiert auf dem Weg zur nächsten ATP-Produktionsstätte.

Schwerwiegende Auswirkungen auf den Citrat-Zyklus und damit den Energiestatus hat der Mangel an Magnesium, Eisen, Schwefel, Thiamin (B_1), Riboflavin (B_2), Niacin (B_3) und Tryptophan.

OXIDATIVE PHOSPHORYLIERUNG

Der letzte und wesentlichste Schritt der Energieherstellung ist die sogenannte oxidative Phosphorylierung, bei der die Sauerstoffversorgung entscheidend ist für die Koppelung der Phosphatgruppen an die ADP-Moleküle, um sie zu ATP zu recyceln. Während der erste Schritt der ATP-Produktion ohne Sauerstoff, also anaerob, geschieht, ist der Sauerstoff im entscheidenden letzten Schritt unabdingbar. Er sammelt nämlich die im Citrat-Zyklus entstandenen Elektronen wieder ein und ermöglicht so das Anhängen der Phosphatgruppen ans ADP. Das geschieht an den inneren Membranen der Zellkraftwerke. Hier entsteht mit Abstand am meisten ATP. Dafür wichtige Faktoren in diesen Membranen sind Fette (Lipide), Proteine und Ubichinon (Coenzym Q_{10}).

In einem relativ komplizierten Prozess wird Sauerstoff verwendet, um die gesammelten Elektronen zu nutzen und über aufgebaute Ladungsunterschiede Phosphatgruppen neuerlich an ADP zu hängen, um so neue ATPs herzustellen. Hierzu ist genügend Sauerstoff in den Mitochondrien unabdingbar. Fehlt er, können die Elektronen nicht mehr vom Sauerstoff aufgenommen und mit den Wasserstoffatomen zu Wasser neutralisiert werden. In der Folge lässt die Energieproduktion allmählich nach und kommt schließlich zunehmend zum Erliegen.

Dann bleibt nur noch die Herstellung von Energie durch die Zerlegung von Glukose oder Glykogen übrig, also die anaerobe Variante der Glykolyse, wobei die aerobe ungleich produktiver ist. Krebszellen setzen einseitig auf die erste Variante.

Für die dritte und effektivste aerobe Energiegewinnung braucht der Organismus genügend Coenzym Q_{10} (Ubichinon). Mangelt es daran, fühlen wir uns energielos und schlapp, die moderne Seuche der Energielosigkeit beziehungsweise des Seeleninfarktes.

Früher war das bei jungen Menschen kein Problem, wird jetzt aber zusehends auch für sie dazu, bei älteren ist Coenzym-Q_{10}-Mangel noch häufiger.

Die Membranen der Mitochondrien bestehen aus vielen Fettsäuren und einigen Proteinen. Bei den Fettsäuren sind es vor allem die Omega-3-Säuren EPA und DHA. Deren häufiger Mangel trägt ebenfalls zu Mangel an Energie bei. Insofern ist die bewusste Zufuhr von Omega-3-reichen Lebensmitteln nicht nur für die Gefäßgesundheit zu empfehlen, sondern auch für ausreichende Energieversorgung und vor allem für ein genussvolles Leben im Energieüberfluss.

Damit ATP aus den Mitochondrien seinen Weg ins Zytoplasma der Zelle findet, ist dort genügend Magnesium notwendig, das außerdem das relativ labile ATP stabilisiert, sodass es nicht zu früh und sinnlos wieder in seine Bestandteile ADP und Phosphat zerfällt.

Stoffe für den dritten und wesentlichsten Schritt der Energieversorgung sind Magnesium, Coenzym Q_{10} (Ubichinon), Omega-3-Säuren: EPA, DHA, Phosphat, Eisen, Schwefel und Kupfer.

ALTE UND NEUE ENERGIE-SITUATION

Dass unser Organismus sich aus allen drei Nahrungsarten, aus Kohlenhydraten, Fetten und Eiweiß, mit Energie versorgen kann, ist ein Sicherheitsfaktor. Während der Evolution war die Versorgung aus komplexen Kohlenhydraten und Fetten wohl der normale Weg, wie sich aus folgender Überlegung ergibt.

Reduzieren wir die Entwicklungszeit allen Lebens nach einer Idee des niederländischen Historikers Rutger Bregman auf ein Jahr, taucht der Mensch erst an Silvester auf und zwar eine Stunde vor Mitternacht.

Nehmen wir diese eine Stunde genauer unter die Lupe, ergibt sich folgende Aufteilung: Von den 60 Minuten waren wir gute 55 Minuten Sammler ohne Beherrschung des Feuers, ohne Werkzeuge und Waffen. Dann erst folgten gut 2 Minuten mit letzteren drei, wir wurden zusätzlich Jäger, und das Patriarchat brach an. Funde an Resten eingefrorenen Mammuts zeigen Erstaunliches. Die frühen Jäger waren wohl bald erfahren genug, nur das energiereiche Fett erlegter Tiere über lange Strecken zu transportieren. Beim Eiweiß des Muskelfleisches, das viele Moderne heute besonders schätzen, lohnte das wegen dessen nur halb so hohen Brennwerts kaum. Ein Gramm Fett hat über 8 kcal, 1 Gramm Protein dagegen nur 4 kcal, die gleiche Menge wie 1 Gramm Kohlenhydrate.

Erst die letzten 2 Minuten der Stunde entsprechen dem, was wir unsere Geschichte nennen. Die letzten hundert Jahre, in denen wir in den Industrienationen mehrheitlich von Hunger und Mangel an Kalorien zu deren Überfluss und von der Vollwertigkeit zur Minderwertigkeit wechselten, werden da praktisch zum Sekundenphänomen. Wegen dieser relativen Kürze der Zeit, gemessen an den langen Rhythmen der Evolution, blieben sie wohl ohne wesentliche Auswirkungen auf die Gestaltung unserer Genetik und unseres Stoffwechsels.

Bis zu diesem Zeitpunkt waren es vor allem natürlich und selbstverständlich vollwertige komplexe Kohlenhydrate aus ganzen Pflanzen, die die Sammler fanden und lange kauten, um sich die wenigen Kalorien einzuverleiben. Diese Kohlenhydrate stellen bis heute kein Problem dar, da sie langkettig und schwerer resorbierbar, für den Organismus nur langsam aufzubereiten sind. So fällt die spärlich daraus zu gewinnende Glukose auch nur langsam in den Zellkraftwerken der Mitochondrien an, ohne diese zu überfordern.

Tierprotein stand in der langen Zeit des Sammelns kaum zur Verfügung und jedenfalls nicht in relevanter Menge. Als der Mensch noch ohne Waffen war, musste ein Tier schon tot vor den Sammlern zusammenbrechen, und selbst dann hätten sie es mit ihrem Gebiss sehr schwer gehabt, einem Reh oder Hasen ans Fleisch zu kommen.

Öle spielten mangels Fähigkeit zur Raffinierung gar keine Rolle und Fette nur in dem Ausmaß, wie sie in gesammelten Pflanzen und ihren Teilen vorkamen.

Die letzten zwei Minuten sind gemessen an der ganzen Stunde für die evolutionäre Entwicklung weitgehend irrelevant. Unsere Körper konnten sich in dieser Kürze nicht den raffinierten Kohlenhydraten der letzten Sekunden der letzten beiden Minuten anpassen. In den 12 000 Jahren seit Entwicklung der Tierzucht gelang etwa die Anpassung an Kuhmilch nicht einmal der Hälfte der Menschen. Die andere knappe Hälfte hat nicht genug vom Ferment Laktase, das die Laktose, den Milchzucker, aufspalten kann. Auch die Anpassung an all die Fraßschutzgifte und Keimhemmer in den ähnlich jungen Getreidearten, die aus den Gräsern gezüchtet wurden, ist bisher nur einem Teil der Menschheit gelungen. Ein gar nicht so kleiner Anteil tut sich mit deren Verdauung weiterhin schwer.

Gewöhnt ist unser Organismus durch die bei Weitem überwiegende Sammlerzeit wesentlich an einfache, ursprüngliche Pflanzennahrung. Das sind vor allem sogenannte Ballast- oder Faserstoffe, die aus Zellulose und damit Glukosemolekülen bestehen, aber in einer für Menschen nicht aufschließbaren Form. Es blieb also nur die karge, kalorienarme Ernährung aus komplexen Kohlenhydraten und wenig pflanzlichem Fett und geringem Eiweiß in Pflanzen und minimalen Tierprotein-Funden. An diese Ernährung konnte sich unser Organismus über die längste Zeit und damit optimal anpassen.

ENERGIETIPP

Raffinierte Kohlenhydrate meiden

Einer der einfachsten Ernährungstipps für mehr Energie: Meide raffinierte Kohlenhydrate! Sie verstecken sich in Backwaren aus Weißmehl, etwa Brötchen, Weißbrot, Toastbrot, Kuchen, Torten, Gebäckteilchen. Aber auch in Nudeln und poliertem Reis und natürlich weißem Zucker und Sirup.

Insofern ist es kein Wunder, dass wir aus dieser Evolutionszeit heraus vor allem das Einsparen von Nahrungskalorien lernten und bis in die Gegenwart mitbrachten. So entwickelten wir Fähigkeiten, die heute gegen uns und unser Lebensglück ausschlagen. Um unser Großhirn zu entlasten, das sich als besonders gieriger Kalorienfresser entpuppte, war die rasche Entwicklung von Routinen lebenswichtig.

Heute sind es diese Routinen, die unsere Partnerschaften ebenso ruinieren wie unsere Berufe. Mittlerweile könnten wir es uns ohne Weiteres leisten, unser Gehirn zu nutzen, ja es anzustrengen, um kollektiv nicht so zu verfetten und bessere Lösungen zu erreichen.

Eine wundervolle Lösung, um die kollektive Verfettung zu verhindern, wäre etwa, die unbewussten Routinen in bewusste Rituale zu wandeln. Das aber ist den meisten modernen Zeitgenossen zu anstrengend, also zu energieraubend.

An dieser Art von Energie, der aus Nahrungskalorien, haben wir jedoch inzwischen einen immer dramatischer werdenden Überschuss, der uns krank und letztlich energiearm oder sogar -los werden lässt. In mehr Essen, um dem modernen Energiemangel zu begegnen, kann unsere Lösung heute keinesfalls liegen.

Tatsächlich sind unsere Mitochondrien in der Lage, mit komplexen Kohlenhydraten und geringen Mengen an Fett und Eiweiß aus ganzen Pflanzen bis heute gut umzugehen. Mit raffinierten Kohlenhydraten sind sie dagegen völlig überfordert. Der Organismus verwechselt den von diesen verursachten rasanten Anstieg des Blutzuckers (Glukose) mit einer sehr großen Kohlenhydratmenge und reagiert folglich mit einer enormen Ausschüttung von Insulin. Dieses wiederum drückt die in Wahrheit gar nicht so große vorhandene Glukosemenge rasch in Zellen und Mitochondrien.

Dort führt sie zu einer Überforderung durch eine Flut von freigesetzten freien Radikalen. Zwar fallen sie bei jeder Energieproduktion an, aber nie in einem Ausmaß wie bei der Verarbeitung raffinierter Kohlenhydrate.

Das Problem mit den freien Radikalen ist ihr Herumvagabundieren durch die Zellkraftwerke auf der Suche nach ihnen fehlenden Elektronen. Normalerweise treten Elektronen paarweise auf und sind dann auch ganz mit sich und der Welt zufrieden, was sich auf ihre Atome und Moleküle überträgt. Fehlt ihnen aber solch ein Elektronenpartner, versuchen sie, ihn anderen Molekülen im Zellkraftwerk zu entreißen. Ungepaart sind sie äußerst offensiv und schädigen, eben weil sie so reaktiv sind, mit ihrer aggressiven Partnersuche die Mitochondrien nachhaltig, indem sie deren Proteine angreifen. Diese müssen dann ausgemustert werden. Verliert aber ein Zellkraftwerk zu viele solcher Stoffe, ohne sie ersetzen zu können, wird seine Energieleistung zunehmend schwächer.

Die ausgemusterten, weil zu beschädigten Moleküle begehen Selbstmord, die sogenannte Apoptose. Sie bleiben aber anschließend nicht einfach im Gewebe liegen, sondern werden von Zellen des Immunsystems bekämpft und entsorgt. Das wiederum führt zu vielen kleinen Entzündungen. Nehmen diese überhand, entwickeln sich chronische Entzündungsherde. Im angelsächsischen Raum hat sich der Ausdruck *silent inflammation*, stille Entzündung, eingebürgert. Früher sprachen wir von chronischen Entzündungsherden. Diese fördern, schon lange bevor sich daraus moderne Zivilisationskrankheiten wie Krebs, Herzinfarkte, Autoaggressionskrankheiten, Alzheimer, Diabetes 1, 2, 3 entwickeln, Energiemangelsyndrome wie chronische Müdigkeit.

Hinzu kommt obendrein noch die Schädigung der Erbsubstanz DNS durch freie Radikale in der gleichen elektronenräubernden Unart.

Im Blut führt die überschießende Insulinausschüttung aufgrund der Glukosespitze schon nach kurzer Zeit zu Unterzucker und der wieder zu Heißhunger, Fahrigkeit, Reizbarkeit und Konzentrationsmangel. Der moderne Mensch reagiert darauf mit dem Verzehr weiterer raffinierter Kohlenhydrate, weil diese das Glukosedefizit am raschesten ausgleichen. Und schon geht die Geschichte in die nächste Runde beziehungsweise von vorne los: Glukosespitze – Insulingipfel … eine Zucker-Hunger-Schaukel, und die entsprechende Orgie freier Radikaler in den Zellkraftwerken.

Auf das erste diesbezüglich verheerende Frühstück folgt das zweite, beziehungsweise die zweite Jause der Österreicher oder »'s Nüni« der Schweizer, und so kommt man schon mit Heißhunger zum Mittagessen. Das bringt in aller (modernen) Regel wiederum eine Überlast an raffinierten Kohlenhydraten (Mehl, Stärke ...) sowie Tierprotein. Letzteres beschert uns nach zwei Studien der Schweizer Regierung 92 beziehungsweise 93 Prozent der insgesamt verspeisten Gifte.

Anschließend braucht es wegen neuerlichem baldigem Heißhunger den nachmittäglichen Kaffee und Kuchen, was eine weitere Überschwemmung mit raffinierten Kohlenhydraten und einer darauffolgenden Radikalen-Flut in den Kraftwerken nach sich zieht. Das Abendessen bringt immer mehr vom selben ins Spiel, und anschließend geht es mit entsprechenden Knabbereien und Süßigkeiten weiter, von den Snacks zwischendurch ganz zu schweigen.

Diese Achterbahn von Glukosespitzen mit all ihren Konsequenzen überfordert die Kompensationsfähigkeit des Organismus. Er kann zwar mit Glutathion eines der effektivsten Antioxidantien selbst produzieren, aber nicht in den Mengen, wie sie der moderne Lebensstil erfordert. Auf Dauer sinkt die Fähigkeit der Zellkraftwerke, ATP herzustellen, und wir landen im modernen Energiedefizit, das sich immer mehr zur Volkskrankheit entwickelt, einer Art moderner Seuche.

Der alte Lebensstil andererseits mit hauptsächlichem Verzehr komplexer und selbstverständlich vollwertiger Kohlenhydrate und Fette und geringer Mengen pflanzlicher Proteine war dagegen ein gut gelerntes Kinderspiel für den Organismus und seine Kraftwerke. Alle drei Nährstoffe kann unser Körper ohne

Anfall von Unmengen freier Radikale geradezu bequem verarbeiten. Vom Organismus selbst hergestellte Antioxidantien wie Glutathion werden mit ungleich weniger freien Radikalen bequem fertig und können sie weitestgehend entschärfen.

Diese über die Jahrmillionen der Evolution eingespielten Abläufe änderten sich erst spät, aber dafür krass »in den letzten Sekunden« der menschlichen Entwicklung. Raffinierte Kohlenhydrate mit ihrem ungewohnten, extrem schnellen Anstieg der Glukosespiegel, darauffolgenden rasanten Insulinanstiegen und unbeherrschbaren Mengen freier Radikaler überfordern den Organismus insgesamt und seine Mitochondrien speziell und brachten ihn in die heutige Energiemangelkrise. Die Produktion von ATP geht radikal zurück und bricht bei Krankheitsbildern wie Depression, Burnout, CFS, Long-Covid und Post-Vac beinahe zusammen. Das bewirkt den erlebten weitgehenden Energiemangel und die zugehörige Antriebslosigkeit, die über das Gefühl ständiger Müdigkeit bis in Lebensmüdigkeit und Suizidtendenzen münden kann.

Aus Sicht der Krankheitsbilderdeutung ist die Situation des Energiemangels und Seeleninfarktes mit dem Auftrag verbunden, sich und dem Organismus Ruhe und Regenerationszeit zu gönnen. Es ginge darum, innere Ruhe zu finden, statt die Ruhigstellung auf den Körper abzuschieben, der dann notgedrungen mit Antriebsmangel und völliger Lustlosigkeit ausbadet, was geistig-seelisch versäumt wurde.

Körperlich ist diese Situation nicht selten auch mit einer Glykierung, der inwendigen Verzuckerung der Zellen, verbunden. Die führt über das metabolische Syndrom zu Insulinresistenz und Typ-2-Diabetes, einer Katastrophe für den gesamten Stoffwechsel. Auf Gehirnebene ergibt sich daraus obendrein die zunehmende Entwicklung von Typ-3-Diabetes, der Verzuckerung des Gehirns oder der modernen Bezeichnung für Alzheimer-Demenz. Til Schweiger nannte seinen genialen Film über Alzheimer *Honig im Kopf*[3].

Auch hier handelt es sich um eine Verschiebung einer zentralen geistig-seelischen Lernaufgabe auf die Körperebene. Es geht natürlich nicht darum, kindisch zu werden durch Alzheimer, sondern kindlich, tatsächlich wieder zu werden wie die Kinder im biblischen Sinn, um das Himmelreich Gottes in uns zu verwirklichen. Das »innere Kind« gilt es zu entwickeln, die staunenden Augen des kleinen Prinzen angesichts des Wunders des Lebens. Wer sein »inneres Kind« rechtzeitig integriert, verwirklicht insofern die wirksamste Demenzvorbeugung. Auch das zeigt der Film *Honig im Kopf* in geradezu prophetischer Weise.

Auf Körperebene werden obendrein auch noch die Gefäße Opfer dieses modernen Lebensstils, mit Arterienverkalkung und Hochdruck, was bis zu Herzattacken und Schlaganfällen gehen kann. Und auch die moderne Volkskrankheit Krebs, die seit der Pandemie bei der Zahl der Todesopfer gerade den Spitzenplatz erobert, hat mit der um sich greifenden Energiemangelsituation und zunehmenden Zusammenbrüchen des Immunsystems zu tun.

HERDSANIERUNG UND ENERGIERÄUBERENTMACHTUNG

Wie es Schlafdefizite zu sanieren lohnt, weil sie Energiemangel anzeigen, bringt auch die Ausheilung chronischer Krankheitsbilder Energie zurück. Natürlich schwächen auch akute Krankheitsbilder unsere Energiesituation, aber chronische Verläufe können sich noch gefährlicher dazu entwickeln, weil sie still, heimlich und oft lange unbemerkt zu schrecklichen Energieräubern werden.

Wer beispielsweise unter einer Allergie leidet und schon zu Frühjahrsbeginn diese mit Kortison bekämpft, verliert unglaublich viel Energie durch den Bürgerkrieg der Allergie, bei dem das eigene Immunsystem geradezu Amok läuft gegen zumeist physisch harmlose Allergene wie Blütenpollen oder Hausstaub. Solch ein Krieg, der bei jeder Gelegenheit neuerlich heftig entflammen kann, kostet enorm viel Kraft und damit Energie. Zusätzlich blockieren schulmedizinische Kortisongaben das Grundsystem des Bindegewebes und zusätzlich die Psyche. Wer sich all das durch mutige und oft notwendigerweise radikale Konfrontation seiner Aggressionsproblematik durch Krankheitsbilder-Deutung vom Hals schafft, bekommt die bisher in Krieg und Blockade gebundene Energie zurück und wird das als alles erleichternden Energieschub erleben.

Ganz ähnlich ergeht es jenen, die ihre Konflikte auf Körperebene sinken lassen, verweigerte Auseinandersetzungen aus dem Bewusstsein verdrängen, auf die Körperbühne schieben und in diesem Sinn verkörpern. Schwelen sie chronisch weiter vor sich hin, sprachen wir früher, wie weiter oben schon erwähnt, von Herden und heute von *silent inflammation*. Die Sanierung sollte am besten auf seelischer Ebene oder besser noch zusätzlich körperlich-funktional durch Fasten geschehen sowie durch Umstellen von Ernährung und Lebensstil auf Peace Food, was beides den Entzündungsmarker des CRP-Wertes senkt.

Die Ähnlichkeit zwischen solch chronischem Konflikt im Mikrokosmos Mensch zu einem festgefahrenen Stellungskrieg im Makrokosmos Welt ist unübersehbar. Im Ersten Weltkrieg forderte und verschlang diese Kriegsvariante zwischen Deutschland und den Alliierten enorm viel Kraft, selbst wenn kaum noch heiße Kämpfe stattfanden. Es war ein Segen und unglaublicher Energiegewinn, als die Obrigkeiten endlich und Jahre zu spät zu Vernunft und Frieden zurückfanden.

ENERGIERÄUBER IM MUND

Bezüglich Herdsanierung könnte ein kurzer Einblick in die biologische Zahnmedizin für viele ein guter Tipp sein, denn die Energieräuber in unserem Mund bleiben in der Medizin oft relativ unbeachtet.

In keinem anderen Fachgebiet würde man tote Organe oder totes Gewebe im Körper belassen. Hier werden aufgrund tiefreichender Karies oder von Traumata abgestorbene Zähne im Körper belassen, die wurzelbehandelt und damit tot sind. Dabei handelt es sich weniger um eine Behandlung als um Euthanasie bezüglich der Zähne. Daraus entstehen Leichengifte im Körper wie Thioether und Mercaptan, die nachweislich schaden.

ENERGIETIPP

Zähne kontrollieren lassen

Energiemangel, Mattigkeit, Erschöpfung können ihre Ursache im Mund haben. Wurzelbehandelte, also tote, Zähne können stille Entzündungen hervorrufen, ebenso wie schlecht verheilte Wunden nach Zahnextraktionen. Auch chronische Parodontitis, also ein dauerentzündeter Zahnhalteapparat mit tiefen Taschen im Zahnfleisch bis zum Knochenabbau, ist weitverbreitet und sollte von einem naturheilkundlich orientierten Zahnarzt behandelt werden.

Insofern sind alle wurzelbehandelten Zähne regelmäßig mittels Panoramaaufnahmen auf Beherdung zu kontrollieren. Sind abgetötete Wurzeln aber ohne Herde und insofern reizlos, geht das Gros der Zahnärzte davon aus, sie seien harmlos.

Eine moderne Alternative dazu sind Zirkonimplantate, die sehr gut verträglich in den Knochen einwachsen. Titanimplantate sind in einer Welt permanenter Strahlenexposition keine so gute Wahl, da sie im Mund zur Antenne werden können und sich bei jedem Telefonat mit Handy am Ohr erwärmen. Eine vorübergehende Kompensation dieser Toxine ermöglicht das Mittel MSM. Neben wurzelbehandelten Zähnen können manchmal auch ehemalige Zähne, wie gerissene Weisheitszähne, ein Problem darstellen, denn hin und wieder verheilen entsprechende Wunden nach der Operation nicht optimal im Kiefer, und eine chronische Entzündung bleibt zurück. Zum Auffinden solcher Herde wurde mittlerweile ein spezielles Ultraschallgerät entwickelt, das sich Cavitau nennt. Das viel größere Problem aber sind die chronischen Parodontiden, die einen Großteil der Bevölkerung im Laufe ihres Lebens quälen. Hier bleibt die Sanierung von Darm- und Immunsystem.

Wer also schon mit vielem durch ist, ohne seine Energiegewinnung wiederherstellen zu können, für den lohnt sich der Besuch eines naturheilkundlich orientierten Zahnarztes.

CHRONISCHE INFEKTIONEN ALS ENERGIERÄUBER

Seit Corona haben auch andere chronische Infektionen in unserem Körper wieder Hochsaison. Ob Long-Covid oder Post-Vac-Syndrom, bei beiden spielen oft reaktivierte Viren, die vorher im Körper friedlich waren, entscheidende Rollen. Das heißt, unser Immunsystem muss Energie aufwenden, um die chronische Infektion durch Epstein-Barr- oder Herpes-Viren in Schach zu halten, ist aber gleichzeitig schon mit der Elimination der

Spike-Proteine beschäftigt und oft überfordert. Das kann dann manches System zum Kollaps bringen. Hier eignen sich vielerlei Mittel aus der Phytotherapie, Orthomolekularmedizin mit Mikronährstoffen und Mikroimmuntherapie zur Behandlung.

UMWELTTOXINE ALS STÖRFAKTOREN IN DEN MITOCHONDRIEN

Mikroplastik, Schwermetalle, Pesti-, Fungi- und Herbizide und viele andere Toxine in der Umwelt belasten unseren Körper. Die chronische Vergiftung unseres Organismus lässt oxidativen und nitrosativen Stress entstehen, fördert die stille Entzündung und hält unser Immunsystem auf Trab. Der erste wichtige Schritt wäre pflanzlich-vollwertige Ernährung im Sinne von Peace Food. Zur Entgiftung gibt es neben Fasten auch verschiedene pflanzliche Heilmittel wie Chlorella oder Heilerden oder Zeolith, die Schadstoffe im Darm binden und ausscheiden. Durch das Steigen der CFS-Fälle und die Nachwehen der Pandemie hat auch die Inuspherese oder Apherese einen Aufschwung erlebt.

Diese Form der Blutwäsche kann gezielt Schadstoffe und Entzündungsbotenstoffe aus dem Blut waschen und somit den Körper sehr schnell und effektiv entlasten. Allerdings hält der Effekt bezüglich der Spike-Proteine bei einigen PatientInnen nur etwa vier Monate an. Eine neue Variante, die sogenannte Hämoperfusion, soll noch effizienter sein.[4] Hier tut sich also einiges, auch wenn noch keine abschließende Beurteilung möglich ist, und der Hinweis auf entsprechende Nebenwirkungen verdeutlicht, wie notwendig die Maßnahme sein muss.

Die wichtigsten Nährstoffe mitochondrialer Medizin

Mittlerweile hat sich ein Fachgebiet zur Diagnostik und Therapie der Mitochondriopathien entwickelt. Mittels Blutanalyse ist es gut möglich, die Funktion der Mitochondrien und die Menge des ATP zu überprüfen. Denn oft hört man nach einem Standardblutbild, alles sei in Ordnung, obwohl Betroffene trotzdem so krank sind, dass sie ihren Alltag kaum bewältigen können. Mit dieser Diagnostik lassen sich CFS, Long-Covid und Post-Vac diagnostizieren.

Was sind die gängigsten Therapeutika in diesem Bereich? Im Zentrum steht Magnesium, aber auch das aktive Coenzym Q_{10} (Ubichinol). Es ist ein Vitaminoid, das oft schon ab dem 20. Lebensjahr zu sinken beginnt. Deshalb lohnt es sich, den diesbezüglichen Blutwert prüfen zu lassen. Ein Spiegel von 2,5 mg/l ist anzustreben, um therapeutische Wirkung zu erzielen. Q_{10} spielt eine wesentliche Rolle in der Energieproduktion und wirkt hier auch als Antioxidans. Vor allem bei der Einnahme von Fettsenkern aus der Gruppe der Statine ist die Supplementierung von Q_{10} essenziell. Die Einnahme von Vitamin-B-Komplex ist ebenfalls förderlich, um die Verarbeitung von Kohlenhydraten und Fett in Energie zu ermöglichen. L-Carnitin kann dabei unterstützen, schlank zu bleiben. Betrachtet man die wissenschaftliche Datenlage genauer, schneidet es bezüglich der Stimmung besser ab als Psychopharmaka. L-Carnitin ist in erster Linie dafür verantwortlich, Fettsäuren in die Mitochondrien zu transportieren, und sinkt auch mit dem Alter zunehmend ab. Omega-3-Fettsäuren sind wesentliche Bestandteile unserer Zellmembranen und sorgen dafür, dass diese flexibel und beweglich bleiben. So sind sie auch essenziell bei der Behandlung stiller Entzündungen, bei denen gleichzeitig die Zufuhr entzündungsstiftender Omega-6-Fettsäuren reduziert werden sollte.

ENERGIETIPP

Auf gute Fettsäuren achten

Hochungesättigte Fettsäuren sind gesund, unter anderem bekämpfen sie im Körper stille Entzündungen. Aber Achtung: Das gilt nicht für alle! Omega-3-Fettsäuren (Alpha-Linolensäure, EPA: Eicosapentaensäure, DHA: Docosahexaensäure) sind essenziell, unser Körper kann sie nicht selbst herstellen. Wir müssen sie deshalb mit der Nahrung zu uns nehmen, am besten in Algen- und Leinöl, Hanf- oder Walnussöl, oder natürlich in den entsprechenden Samen und Nüssen selbst oder in Algen. Ebenfalls hochungesättigt ist die Omega-6-Fettsäure, unter anderem in Sonnenblumenkernen und -öl enthalten. Sie gilt aber als entzündungsfördernd und sollte deshalb möglichst gemieden werden.

Ein extremes Beispiel sind Sonnenblumenkerne und -öl, die fast keine Omega-3-, aber jede Menge Omega-6-Fettsäuren enthalten. Sonnenblumenkerne und ihr Öl sind aber eine Art Standardbestandteile veganer Brotaufstriche und anderer veganer Produkte, wohl einfach, weil sie billig sind und ihre Schädlichkeit noch wenig bekannt ist. Wesentliche Ursache dürfte auch der krasse Irrtum der Schulmedizin sein, die generell alle hochungesättigten Fettsäuren für gesund erklärt und alle gesättigten pauschal für ungesund und gefährlich. Omega-6-Fettsäuren wie im Sonnenblumenöl sind aber wegen ihrer entzündungsfördernden Eigenschaft sehr ungesund. Gesättigtes Kokosöl ist dagegen eine wundervolle Medizin und kann Alzheimer vorbeugen, wie die US-amerikanische Kollegin Mary Newport in »Alzheimer vorbeugen und behandeln« schreibt, mit dem sie ihren Mann Steve aus der progredienten Demenzform zurückholte. Diese ist im Film *Still Alice*[5] sehr stimmig von Julianne Moore dargestellt, wofür sie den Oskar erhielt. In unserem

Buch *Spielfilmtherapie* ist der Film neben einigen anderen guten Alzheimer-Filmen gedeutet.

UNSER GUTES ALTES ERBE

Keineswegs war früher alles besser, aber einiges doch leichter. In den frühen Zeiten der Menschheitsgeschichte haben wir in überschaubaren Gruppen eng zusammengelebt und -gehalten. Hätten wir nicht allnächtlich gekuschelt, wären wir in den Höhlen der Frühzeit erfroren. Stattdessen haben wir uns wohl gegenseitig gewärmt und Oxytocin, das wundervolle Kuschelhormon, entwickelt. Den wenigen Besitz haben unsere Vorfahren notgedrungen geteilt und als Nomaden wohl nur das Nötigste mit sich genommen, um die damit verbundene Schlepperei möglichst gering zu halten. Besitz war be*schwer*lich und musste abwechselnd getragen und das harte Leben gemeinsam ertragen werden.

Dic Evolution hat uns entsprechend ausgerüstet. Neben dem Kuschelhormon Oxytocin als Belohnung für Nähe und Wärme und Garant des Gruppenzusammenhalts entstanden das Wohlfühlhormon Serotonin und das Belohnungs- und Glückshormon Dopamin, um die Herausforderungen in diesen auf ihre Weise schweren frühen Zeiten besser zu bewältigen. Die Nahrung war zwar vollwertig, aber viel zu knapp, die Gefahren gingen von der Natur aus und weniger von Kultur, Technik und Wirtschaft.

Die Mengen dieser Hormone oder Neurotransmitter haben sich im Laufe der Evolution *natür*lich an die frühen Bedingungen angepasst. Sie reichen bei den enorm gestiegenen Anforderungen durch das moderne Wirtschaftssystem, den wachsenden Belastungen durch Besitz und die Herausforderung durch den modernen Lebensstil nicht mehr annähernd für den ganzen Tag, sondern höchstens und je nach Anforderungen bis zum Nachmittag. So wurde aus den ursprünglichen *Feier*abenden jenes frustrierende Tagesende, wo das Primär-Elend des Jobs in das Sekundär-Elend des Fernsehprogramms übergeht. Es (ver)führt zum Nachtleben, weil das Tagesleben nichts mehr oder jedenfalls nicht genug hergibt.

Das somatotrope oder Wachstumshormon (STH), neudeutsch HGH (Human Growth Hormone), wird bereits nach sechs Stunden Nahrungskarenz ausgeschüttet. Es sorgt für das vom Fasten vertraute Gefühl des Packen-wir-es-an, den Optimismus des Wir-schaffen-das. Damit ließen sich wohl auch die frühen häufigen Hungerzeiten ertragen und große Herausforderungen bewältigen.

Vor allem aber gelang es, diese frühe Zeit mit ihren Hungerphasen zu überleben, indem unser Organismus lernte, von Fett zu leben und zu zehren. Er entwickelte wohl schon in frühen Zeiten der Evolution den sogenannten Fettstoffwechsel als eine Art ketogener Ernährung. Unsere Vorfahren lernten, bei jeder Gelegenheit Fettpolster anzulegen, auf die sie in schwierigen Hungerzeiten zurückgreifen konnten. Heute erleben wir längere Fettstoffwechselphasen fast nur noch in bewussten Fastenzeiten, die wir glücklicherweise zunehmend genießen. Diese ketogene Stoffwechselvariante müssen wir so früh in der Evolution entwickelt haben, dass wir sie bis heute an jedem Tagesbeginn erleben. Morgens erwachend, ist die ungefähr 800 kcal umfassende Kohlenhydratreserve (Glykogen), die wir in Leber und Muskeln speichern, verbraucht und wir schalten automatisch auf Fettstoffwechsel um. Laut David Perlmutter M.D., einem bekannten US-amerikanischen Neurologen und Autor (*Dumm wie Brot*), arbeiten sowohl unser Herz als auch unser Hirn auf dieser Fettstoffwechselbasis etwa 25 Prozent effektiver als im Kohlenhydratmodus. Zwar kann Fett nicht direkt die sogenannte Blut-Hirn-Schranke passieren, aber Ketonkörper, die im Fastenmodus sogleich entstehen, können das Hirn und uns damit bestens versorgen. Wir erinnern uns, Fett enthält fast doppelt so viel Energie wie Proteine und Kohlenhydrate, und seine Ausbeute an ATP ist entsprechend größer.

Aus Sicht der Evolution ist das gut verständlich. Die positiven Effekte kann ich aus persönlicher Erfahrung bestätigen, verzichte ich doch seit mehr als vier Jahrzehnten auf die erste oder letzte Mahlzeit, meist aber das Frühstück. Nüchtern und also im Fettstoffwechsel kann ich spürbar besser denken, schreiben und überhaupt geistig arbeiten. Meine Konzentration ist noch besser und das Abstraktionsniveau tiefer. All meine viel-und-achtzig Bücher sind zwischen Sonnenaufgang und Mittag entstanden, bevor ich gegessen hatte.

Diese Fettstoffwechselversorgung ist also aus der Evolution bestens erprobt und stellt kein Problem für den Organismus und die riesige Zahl seiner Kleinkraftwerke dar.

Auch die Verdauung von Sprossen, Keimen, Knospen, kleinen harten Früchten, sauren und bitteren Blättern, ganzen Stängeln, Wurzeln, Pilzen, also überwiegend aus Ballast- bzw. Faserstoffen bestehenden Pflanzen, ist keine Überforderung. Im Gegenteil: Unser Organismus ist über lange Zeiten gewohnt, durch gutes, langes Kauen aus solch »schwieriger« Nahrung das Notwendige herauszuholen und die komplexen, langkettigen Kohlenhydrate zu verstoffwechseln. Wir brauchen sie so dringend und so sehr, wie uns die raffinierten schaden. Die gesunden, wenn auch nur schwierig und langsam aufschließbaren Lebensmittel sind keineswegs oder nur mit großem Schaden mit der weichen Zivilisationsnahrung aus raffinierten Kohlenhydraten zu vertauschen, die wir kaum noch zu kauen brauchen und deshalb oft einfach verschlingen. Diese Raubtierart der Nahrungsaufnahme widerspricht aber sowohl unserem Gebiss als auch unserem Verdauungssystem, das lang ist und dem von Pflanzenfressern viel mehr als dem von Raubtieren gleicht.

Wenn wir zwischen einer Kuh oder einem Reh und auf der anderen Seite einem Löwen oder Tiger unseren Platz suchen, landen wir sehr nah bei den Pflanzenfressern und sehr weit entfernt von den Raubtieren. Das Reh äst in Ruhe, die Kuh hat mit ihrer Wiederkäuerart sogar einen besonders langsamen, gründlichen Kaustil und die entsprechenden Zähne entwickelt. Die Raubtiere haben statt Mahl- aber Reiß- und Schneidezähne und einen kurzen Darm.

ENERGIETIPP

Komplexe Kohlenhydrate bevorzugen

So ungünstig raffinierte Kohlenhydrate sich auf unseren Körper auswirken, so gut sind komplexe Kohlenhydrate für ihn: Pflanzen, die überwiegend aus Faser- und Ballaststoffen bestehen und die wir gut kauen müssen, entsprechen unserem in der Evolution entwickelten Verdauungssystem. Diese Kohlenhydrate schießen nicht als schneller Zucker ins Blut, sondern werden langsam aufgeschlossen und resorbiert und sorgen – so wichtig! – für ein gesundes Mikrobiom im Darm.

Wer seine Energie aus komplexen Kohlenhydraten und guten Fetten nach einem einmaligen Ölwechsel bezieht, wird so leicht keine Energieprobleme bekommen. Er gewinnt sein ATP geradezu spielend und völlig ausreichend aus Fett und komplexen Kohlenhydraten, ohne seine Zellkraftwerke mit einer Orgie an freien Radikalen zu schädigen.

Andererseits erleiden moderne Zeitgenossen, die ihre Energie überwiegend aus raffinierten Kohlenhydraten beziehen, auf die Dauer fast ausnahmslos ein eskalierendes Energiedefizit mit den beschriebenen Folgeschäden.

Unsere kollektive Gesundheit erlebte einen dramatischen Fortschritt auf so vielen Ebenen, würden wir die raffinierte Industriekost komplett vermeiden. Insofern plädiere ich nicht nur für vegane Ernährung, sondern ganz entschieden für pflanzliche Peace-Food-Vollwertkost. Die Nahrungsmittelkonzerne sind nach anfänglichem, teils erbittertem Widerstand voll auf den veganen Zug aufgesprungen und produzieren inzwischen eine Fülle von veganem Industriemüll. Allein die käuflichen Smoothies sind mit ihrer Zuckerflut eine scheußlich schädliche Karikatur von Gesundheit und verursachen die beschriebenen Glukose- und Insulinspitzen, die unseren Zellkraftwerken auf die Dauer den Garaus machen. Weißmehl und -zucker, Whiskey, Wodka und Corn (Mais) als Schnaps und Sirup, Zigaretten, Zigarren und Zigarillos sind so vegan wie ungesund.

Mit einfacher pflanzlicher Kost, die reichlich komplexe Kohlenhydrate und entsprechende Fette und Öle der Omega-3-Schiene enthält, sind wir auf gutem Weg zurück zu unserer angestammten Ernährung und Energie. Denn immerhin sind wir, die Nachkommen der Cromagnon-Menschen, ein ausgesprochenes Erfolgsmodell, die einzige übrig gebliebene Menschenart. Aus dem Neandertal hört man jedenfalls nichts mehr.

Wir dagegen hatten offenbar immer genug Energie und können sie uns widrigenfalls zurückerobern. Diese heutige krisenschwangere Zeit scheint mir sogar ideal dafür. Es ist keinen Moment zu früh, allerdings wohl auch noch nicht zu spät.

Hier geht es aber bei Weitem nicht nur um die alte Ernährung, sondern auch um die Wiederentdeckung der Bewegung unserer nomadisierenden Vorfahren und vor allem die Wiederbelebung der Gemeinschaft und des Teilens des Gemeinschaftslebens. Die Griechen der Antike wussten noch: Der Mensch ist ein *zoon politikon*, ein gemeinschaftliches Lebewesen. Mit der Zeit aber haben wir vor lauter Konkurrenzkampf die Kooperation, die Zusammenarbeit und in Folge auch den Zusammenhalt immer mehr aufgegeben und heute schon fast vergessen. Dabei bietet die Rückbesinnung auf unsere guten Anfänge wohl die beste Chance auf eine l(i)ebenswerte Zukunft.

Natürliches Bio-Hacking

Hier öffnet sich im Hinblick auf Lebensenergie das Tor zu einer Art natürlichem Bio-Hacking: Indem wir uns viele alte Gebräuche und Gewohnheiten zurückerobern, können wir auch viel Gesundheit zurückgewinnen. Beim Barfußgehen etwa schenkt uns – wissenschaftlich bewiesen – Mutter Natur Elektronen, die ebenso bequem wie kostenlos die Funktion von Antioxidantien übernehmen. Insofern kommt es den ATP-Akkus auf einfache Art und Weise zu Hilfe.

ENERGIETIPP

Kraft aus der Natur holen

- Geh so oft wie möglich draußen barfuß: Die Verbindung der bloßen Fußsohlen mit dem Erdboden lässt negativ geladene Elektronen aus dem Erdboden im Körper die freien Radikale neutralisieren und reduziert Stress, schlechte Laune und Entzündungen und fördert guten Schlaf.
- Schlafen im Freien, im Wald oder auch »nur« auf dem heimischen Balkon fördert nicht nur guten Schlaf, sondern auch die Erholung und wirkt ebenfalls gegen Stress.
- Baden im kalten See fördert nachweislich Gesundheit und schenkt Energie. Auch eine kalte Dusche als Abschluss der morgendlichen Toilette hat ähnliche Effekte.

Waldbaden ist – ebenfalls wissenschaftlich (Universität Nagano) belegt – eine durch nichts überbietbare Immun-Energie-Aufladung. Eine einzige Stunde im Wald erhöht die Zahl der Abwehrzellen gegen Viren, die natürlichen Killerzellen, um über 50 Prozent. In unserem Zentrum TamanGa verbringen wir in den Waldsälen ganze Tage draußen, was die Immunsituation über Monate hinaus verbessert.

Draußen, etwa auch im Wald, zu schlafen, ist eine verblüffende Energiequelle. Wir schlafen kürzer und wachen erfrischter auf. Selbst auf dem Balkon ist ein Effekt noch deutlich zu spüren, wahrscheinlich liegt der tiefere Grund in der Rückkehr zum natürlichen Rhythmus.

Kaltwasser-Anwendungen sind seit den Naturheilkundlern Prießnitz und Pfarrer Kneipp, den Kaltwasserpäpsten, für ihre beeindruckenden Gesundheits- und insbesondere Abwehrsteigerungen bekannt. Sie erleben heute mit dem Niederländer Wim Hof eine weltweite Renaissance. Darüber hinaus lehrt er ein geradezu radikales Abhärtungstraining, das den meisten von uns sehr guttäte. Allerdings ist dabei auch zu bedenken, dass extreme Kälte nur auf einen gesunden Organismus gesundheitsfördernd wirken kann, nicht aber auf einen, der schon unter Energiemangel oder unter der Windkrankheit leidet, wie das die TCM nennt, oder wie wir im Westen sagen, durch den Wind ist.

Kaltes Duschen am Ende der Morgentoilette konnte in einer Studie hochsignifikant, das heißt, um über 50 Prozent, die Erkältungstage reduzieren. Der indische Yogi Sadhguru empfiehlt Duschen auch am anderen Ende des Tages, nämlich am Abend, um Fremdenergien bewusst abzuwaschen. Selbstverständlich wäre die Kälteanwendung ideal mit diesem spirituellen Reinigungs-Exerzitium zu verbinden und bei ausreichender innerer Wärme.

Zusammengefasst lässt sich erkennen: Sinnenreize tun uns gut, ob Kälte oder Wärme, etwa im Hot Tub oder in isländischen, japanischen oder allen möglichen heißen Bädern dieser Welt. Ob Wind oder Wetter, beim Segeln oder wo auch immer, unsere Haut und über sie der ganze Organismus profitieren von wechselnden Reizen, die unsere Lebensenergie anregen und geradezu anfachen. Ideal, wenn wir etwa schon morgens immer wieder vom Hot Tub in den kalten Pool zum Schwimmen springen. Und das kann auch am Abend nochmals die Lebensgeister so richtig wecken.

Überhaupt ist Abwechslung – auch in geistig-seelischer Hinsicht – eine wundervolle Energiequelle. Ein abwechslungsreiches Leben, wie ich es leben durfte und immer noch darf, ist geradezu ein Jungbrunnen auf lange wie auf kurze Sicht.

Am Morgen meditiere ich gern, anschließend schreibe ich oder halte Seminare, sowohl zur Theorie als auch Praxis, ob Fasten oder Wandern oder beides. Ich reise viel und durfte so einiges erleben. Abwechslung ist eine Art Lebenselixier und hält jedenfalls Langeweile fern, kann aber auch wundervoll Muße schenken.

VIER ENTSCHEIDENDE NEUROTRANS-MITTER FÜR GUTEN ENERGIEFLUSS

Dass Hormone unseren Energiefluss erheblich beeinflussen, wird niemand bestreiten, der schon einmal verliebt war. Aber auch außerhalb dieser wundervollen Situation, der wir uns noch widmen, haben Neurotransmitter und Hormone enorme Auswirkungen auf Stimmung und Energielage. Unser Lebensgefühl und die Lebensenergie hängen entscheidend von ihnen ab.

OXYTOCIN – DAS KUSCHELHORMON

Oxytocin wurde früher als Stillhormon bezeichnet, weil es beim Anlegen des Kindes an die mütterliche Brust als Bindungshormon wirkt und dabei auch zuerst entdeckt wurde. Stillende Mütter entwickeln eine deutlich tiefere und verlässlichere Beziehung zu ihren Neugeborenen und umgekehrt. Allmählich stellte sich aber heraus, dass Oxytocin auch beim Streicheln und Kuscheln freigesetzt wird und dabei ebenfalls be- und verzaubernde Beziehungsgefühle auslöst.

Laut griechischem Mythos gewann so etwa Zeus als jüngerer Bruder seine ältere Schwester Hera, die große Göttin, zur Frau, die aus ihren Brüsten unsere Milchstraße schuf. Zuerst als kleiner Bruder von ihr entschieden abgelehnt, verwandelte er sich, um ihre Tierliebe wissend, in eine Taube, die sie an ihre Brust drückte. Dort angekommen, nahm er wieder seine wahre Gestalt als Zeus an, war aber nun schon an ihrer Brust beziehungsweise ihrem Herzen und damit am entscheidenden Ort und gewann sie im Handstreichverfahren. Wobei hier schon der Schatten deutlich wird, denn kaum zu ihrem Ehemann avanciert, verlor er – bis auf das an den gemeinsamen Kindern – weitgehend das Interesse an ihr und machte sich flächendeckend befruchtend über Europa her und nicht nur darüber. Hera stufte er damit zur eifersüchtigen

Herrin von Hof und Herd herab, die zeternd und schimpfend ihrer großen Vergangenheit keineswegs mehr gerecht wurde.

ENERGIETIPP

Kuscheln schenkt Energie

Durch Kuscheln und Streicheln wird nachweislich das Bindungshormon Oxytocin ausgeschüttet, das am Anfang des Lebens auch dazu beiträgt, dass Mütter beim Stillen eine enge Bindung zu ihrem Baby entwickeln. Wer friert und statt die Heizung aufzudrehen ein Kuschelstündchen mit Partner oder Partnerin einlegt, wird mit Oxytocin belohnt, das angenehme Stimmung, gute Laune und viel Energie verleiht.

Diesem Muster gehorchen wir instinktiv bis heute. Männer wollen (zurück) an die Brust, und Frauen lassen nicht jeden, wohl ahnend, dass sein Saugen an ihr sie ungleich stärker bindet als ihn. Männer wollen das aber unbedingt, denn sie wissen oder ahnen doch, wenn dieses Fort fällt, ist das ganze Land sturmreif.

Oxytocin hat sich wohl schon bei unseren frühesten Vorfahren in den Höhlen gebildet. Sie mussten jede Nacht kuscheln, weil es so kalt war und sie anderenfalls erfroren wären. Es war also ein überlebenswichtiger Neurotransmitter und Faktor. Inzwischen haben wir unser Überleben bezüglich der Kälte längst anders gesichert und verzichten auf allnächtliche Oxytocin-Produktion, aber zu welchem Preis?

Mit unseren Zentral- und Fußbodenheizungen haben wir diese menschliche, gesunde, weil dieses zauberhafte Hormon sichernde Wärme gegen eine ungesunde, Erkältungen und Fußpilz fördernde eingetauscht. Was für ein miserabler Tausch und welch schlechtes Geschäft! Wir heizen mittlerweile auf Teufel komm raus, in den USA, den Vorreitern des perversesten, ausschließlich materiellen Fortschrittsdenkens sogar schon Fußgängerzonen.

So gesehen haben wir diese Art allnächtlichen Kuschelns nicht mehr nötig, und die meisten Menschen verzichten auch weitestgehend darauf.

Obendrein haben wir uns Religionen geschaffen, denen es nach ganz anderen Anfängen darum ging, mittels Angstverbreitung Macht auszuüben. Sie erlaubten freies Kuscheln schon bald nicht mehr, denn Liebende sind schwer zu verängstigen und kaum gefügig zu machen. Unter den strengen Geboten der Religionen, die in Wahrheit vor allem auf Verbote hinauslaufen, entwickelte sich die Ehe und als Lebensform wenigstens in der Theorie die Monogamie. Sie erlaubte nur noch mit einem Menschen zu kuscheln. In der sogenannten Löffelchenstellung und jeder Nacht wäre auch das noch ein gangbarer Ausweg zu ausreichend Oxytocin.

Dann allerdings eroberten Machtspiele die Beziehungen, und so gaben die meisten allmählich diese Schlafposition auf und vereinzelten auch auf dieser Ebene. Die Geld-Welt-Religion hielt Einzug, und das Leben verlor allmählich, aber sehr deutlich zunehmend alles Spielerische. Unsere inneren Kinder gingen durch Vernachlässigung zugrunde, und statt im Alter wieder zu werden wie Kinder, was ja immerhin die christliche Kultur so ausdrücklich empfiehlt, rutschten wir in den Schatten und wurden statt konstruktiv-erlöst kindlich im Gegenteil destruktiv kindisch, was wir heute Morbus Alzheimer nennen und – etwa in den deutschsprachigen Ländern – zum Massenschicksal geworden ist.

Parallel vereinzelten und vereinsamten wir immer mehr. Aus der Höhlengemeinschaft, die auf Gedeih und Verderb aufeinander angewiesen war, entwickelten sich Sippen und allmählich Großfamilien. Diese schrumpften zu Kleinfamilien, und der Trend wurde immer rasanter. In meiner Herkunftsfamilie waren wir noch zu sechst. Aber heute bringen Vier-Kinder-Familien im reichen Deutschland schon in sozial prekäre Situationen. Bald waren zwei Kinder schon das Höchste der Gefühle, dann eins und schließlich keins. Die Dinks (double income no kids) mit doppeltem Einkommen und ohne Kinder entwickelten sich zur Vorstufe der Singles. Die bilden in den Großstädten inzwischen schon die Mehrheit und hoffen auf One-Night-Stands, wobei die Frage ist, ob da noch von Beziehungen zu sprechen ist. Inzwischen sind viele – von Tinder animiert und organisiert – schon bei One-Evening-Stands – wohl um der morgendlichen Frage zu entkommen: Machst du noch Frühstück oder kannst du das auch nicht? Diese Vereinzelung bringt Vereinsamung mit sich und einen eklatanten Mangel an Oxytocin auf biochemischer Ebene.

Von den Hindus noch als Lila, das kosmische Spiel, bezeichnet, verkam das Leben für die Menschen der Industrienationen zu einem Drama aus Arbeit zur Geldbeschaffung und allabendlicher Fernsehanimation und -verdummung. Denn tatsächlich steigert – wissenschaftlich vom deutschen Genetiker Michael Nehls belegt – jede regelmäßige Fernsehstunde das Alzheimerrisiko um sage und schreibe 34 Prozent. Da der durchschnittliche Deutsche aber – laut Statistischem Bundesamt – 3,5 Stunden Fernsehen pro Tag konsumiert, ergeben sich da entsetzliche Demenzzahlen.

Die Feierabende verschwanden aus dem Leben und verkamen zum Abendfrust, die Zeit, wo das Primärelend, der Job, ins Sekundärelend, das Fernsehprogramm, überging.

Mit dem Einzug des Mottos »Zeit ist Geld« wurde die Zeit wie das Geld auch noch knapp. Indigene, die bei diesen Trends außen vor blieben, diagnostizierten es in knappen Worten: »Ihr habt die Uhren, wir haben die Zeit.«

Im Zuge dieser Geld- und Zeitverknappung wurden auch die Liebesspiele kürzer, das Spielerische verschwand auch hier zunehmend, und das Vorspiel wurde vielfach einfach eingespart. All das ließ die Oxytocinspiegel in der Welt der Moderne drastisch sinken und damit auch das kuschelige Wohlgefühl, das es ursprünglich mit sich brachte. Eine kleine Minderheit (er)lebt es aber auch weiterhin. Und immer wieder ersannen Menschen Gegenbewegungen wie etwa im Osten den tantrischen Buddhismus oder in Italien Karezza und in Skandinavien Hygge, wenn auch Letztere ohne den sinnlich erotischen Touch. Aber gegen die Macht des Geldes und seiner Herren hatten diese wenig Chancen, ein großes Feld zu schaffen, und so *bürgerte* sich Oxytocinmangel geradezu ein. Moderne Gegenströmungen wie etwa die Sannyas-Bewegung von Bhagwan-Osho, die sich zeitweilig in den meisten Industrienationen unter der Jugend verbreitete und Sinnlichkeit, Erotik, Sexualität und Liebe sehr hochhielt, ja sogar viel gescholten offen propagierte, hatten gegen die Übermacht der Geld-Welt-Religion auf Dauer nie eine Chance. Allerdings blieben auch immer noch einige Enklaven, wo sich kleine Gruppen weiterhin eines oxytocinreichen, kuscheligen Lebens erfreuen.

Auswege aus der Oxytocinmangel-Falle

Die natürlichste Lösung ist eine Beziehung, die Form und Inhalt, Sex und Liebe, noch in heute schon geradezu altmodischer Weise verbindet. Da ist dann ganz natürlich viel Streicheln und Vorspiel Teil des L(i)ebens und auch die nächtliche Löffelchenposition kein Problem, sondern ein selbstverständliches allnächtliches Vergnügen und eine Quelle geradezu himmlischen Wohlgefühls.

Wo das partnerschaftlich gar nicht möglich erscheint, wäre auch ein Haustier eine Möglichkeit. Die Tierheime sind voll von liebesbedürftigen und -würdigen Katzen und Hunden, die ihrerseits nichts lieber täten, als Zuwendung zu schenken.

Die Uni Wien hat tatsächlich nachgewiesen, wie heilsam das Schnurren von Katzen ist, und sogleich einen Schnurrgenerator entwickelt, der inzwischen selbstverständlich käuflich ist. Aber was für eine armselige moderne Variante!

Seit einer Rippen-Serienprellung der heftigen Art weiß ich, was dieses Schnurren einer Katze an Heilkraft mobilisieren und an Wohlgefühl bewirken kann und wie es gängigen Schmerzmitteln sogar überlegen ist. Unsere zypriotische Katze Pesi war jedem Schmerzmittel deutlich überlegen und wuchs mir ganz nebenbei noch mehr ans Herz.

Ein zwar einsamerer, aber wirksamer Ersatz kann auch Bürsten sein. Seit Jahren von mir auf Rat eines italienischen Neurologenfreundes täglich eingesetzt, bin ich von der dadurch schon gleich morgens bewirkten Energetisierung restlos überzeugt. Abgesehen davon hat Bürsten und anschließendes Einreiben mit Kokosöl sogar schon Gelenkaustauschoperationen an Hüften und Knien erübrigt.

Das größte Organ unseres Organismus, die Haut, ist übersät mit Reflexzonen aller inneren Organe, Drüsen, Gelenke und Gewebe. Sie alle kann eine Ganzkörperbürstung mit einer entsprechend festen Bürste, wie sie sich in TamanGa seit Langem bewährt, aktivieren. Das hinterlässt ein prickelndes, geradezu vitalisierendes Gefühl von Lebensenergie. Es sei hier ausdrücklich wärmstens empfohlen und tut auch bei vollem Einsatz kuschelwilliger Partner zusätzlich sehr gut.

Natürlich kann es liebevolles Streicheln einer menschlichen Hand nicht ersetzen, aber ist doch von verblüffender Wirkung.

Es würde mich nicht wundern, wenn es sogar relevant Oxytocin freisetzen würde, jedenfalls fühlt es sich so an.

HGH – DAS WACHSTUMSHORMON

Auch dieses Hormon ist wie so vieles in und an uns ein Kind der Evolution. Sobald wir diesem uralten tradierten Lebensstil wieder näherkommen, geht es von daher mit unserer Gesundheit bergauf. Vorfahren, die sechs Stunden nicht mehr gegessen hatten, brauchten dringend Nachschub. Insofern war es wichtig, bei ihnen für Aufbruchsstimmung zu sorgen und sie in Gang zu bringen. HGH wurde so sicherlich zur Wunder- und Wanderdroge, wenn nicht gar zur Jäger-und-Sammler-Medizin.

Es bringt Bewegung ins Leben und die Energie, Ideen und Träume zu verwirklichen. Obwohl früher als somatotropes Hormon (STH) bekannt, was lateinisch »Körperwachstum anregend« bedeutet, ist es aber vor allem seelisch wirksam und bringt Lust auf Entwicklung ins Leben. Der Organismus produziert es nach sechs Stunden Nahrungskarenz, weil unsere Vorfahren spätestens nach dieser Zeit wieder etwas unternehmen mussten, um Nahrung zu finden. Insofern kommt es durch Fasten in unser Leben.

Wer allerdings dem modernen Trend folgend bis spät in die Nacht hinein knabbert, reduziert es enorm, möglicherweise drängt er es sogar ganz aus seinem Leben. Wenn er etwa schon um 6 Uhr morgens frühstückt und bis Mitternacht weiter isst, bekommt es gar keine Chance. Hier dürfte jenes moderne Leben seine Ursache haben, das sich ohne Schwung und Elan wie ein bleierner Wurm durch die Zeit schleppt.

Wer dagegen seine Essenszeit auf fünf Stunden begrenzt – etwa von 13 bis 18 Uhr, wie ich seit gut vier Jahrzehnten –, lebt von

Mitternacht 13 Stunden unter dem zauberhaften Einfluss von Wachstumsimpulsen. Wer acht Stunden isst und 16 fastet, hat immer noch zehn Stunden unter seinem hormonellen Zauber.

Hier liegt auch der entscheidende Unterschied zwischen dem Auslassen des Frühstücks und des Abendessens (Dinner-Cancelling). Im ersten Fall ist die Nacht ab Mitternacht und der ganze Vormittag bis zum ersten Essen unter dem Einfluss seiner Wachstumsimpulse. Beim Dinner-Cancelling beginnt sein Einfluss 6 Stunden nach dem Mittagsessen, also um etwa 19 Uhr und hält durch die ganze Nacht an bis zum Frühstück. Ich kenne beide Varianten, Dinner-Cancelling während der Vortragstouren und ansonsten Weglassen des Frühstücks. Auf Tour bin ich so abends gut in Form und fördere meine Träume durch die Nacht. Aber ohne Frühstück habe ich nach dem Abendessen um 18 Uhr von Mitternacht an diesen zauberhaften Einfluss schon während der Geisterstunde in der Nacht und über den Sonnenaufgang hinaus den ganzen Vormittag bis etwa 13 Uhr, zum Brunch.

Bei der sogenannten Warrior-Diät mit nur einer Mahlzeit pro Tag ist die Wirkungsdauer des HGH sogar 17 Stunden. Insofern erklärt das einen der vielen wundervollen Aspekte des immer mehr in Mode kommenden *Kurzzeitfastens*. In meinem Buch *Kurzzeitfasten* findet sich eine genaue Beschreibung dieser besonderen Fastenart und ihrer vielen Vorteile.

Komplette Fastenzeiten werden insgesamt von der ersten Nacht an von HGH bestimmt, denn schon nach sechs Stunden beginnt dessen Produktion und läuft durch bis zum *breakfast* oder Fastenbrechen.

Wir können also durch Essen energiereicher, pflanzlich-vollwertiger Kost unsere Lebensenergie steigern, aber noch wirksamer durch Weglassen einer oder zweier Mahlzeiten oder erst recht allen Essens für einige Zeit.

Ideal ist natürlich die Kombination von energiereicher Pflanzenkost mit Kurzzeitfasten oder sogar Warrior-Diät und zwei richtigen Fastenzeiten im Jahr und einer Rundumversorgung mit menschlichem Wachstumshormon, der zugehörigen aufgeräumten Stimmung und anmachenden Lust, das eigene Leben in Angriff zu nehmen.

SEROTONIN UND DOPAMIN

Auch diese beiden Neurotransmitter, das Wohlfühlhormon Serotonin und das Belohnungs- oder Glückshormon Dopamin, entwickelten sich in den frühen Zeiten der Evolution, um mit einer auf ganz andere Weise schweren Lage besser fertigzuwerden. In diesen vergleichsweise naturnahen und von natürlichen Rhythmen geprägten Zeiten reichten die vom Körper gebildeten Neurotransmitter durch relativ stressfreie Tage. Nicht einmal das Wort Stress existierte und wurde den Umständen entsprechend erst im letzten Jahrhundert vom Österreicher Hans Selye geprägt. Für die moderne Lebenssituation der Dauerüberforderung dient es der Schulmedizin heute als Standarderklärung für alle möglichen Beschwerden.

Hans Selye unterschied noch positive Herausforderungen und negative Überforderungen. Erstere bezeichnete er als guten Eustress und letztere als schlechten Distress. Inzwischen wird das Wort Stress aber ausschließlich für die negative Variante gebraucht, als sei der gute Eustress gleichsam aus der Mode gekommen.

Das Ausmaß des Distresses hat in der Moderne kontinuierlich zugenommen. Heutige Menschen sind weitgehend aus dem Gleichgewicht, ihr Leben ist in Dysbalance abgerutscht, wie sich am vegetativen oder Eingeweidenervensystem zeigt. Das ursprünglich ausgeglichene Zusammenspiel von archetypisch männlichem Sympathikus für aktive Kampf- und Flucht- (fight and flight) Situationen und solchen archetypisch weiblicher Ruhe- und Regenerationszeit ist längst zugunsten des ersteren, des männlichen Pols gekippt.

Sehr viele Menschen geben sich ständig die Peitsche, um mit den üblich gewordenen An- und Überforderungen überhaupt noch fertigzuwerden. Fast alle leben wir mit Weckern, die unsere Regenerationszeit abbrechen, bevor sie abgeschlossen ist. Dabei gehen diese hohen Forderungen uns schon gar nicht mehr auf den Wecker, so sehr sind wir diesen Stress bereits gewohnt. Viele werden mit ihrer Arbeit gar nicht mehr fertig. Das alte Maß des *Tagwerks* ist längst und systematisch überschritten und das rechte Maß seit Langem verloren. Das Geforderte übersteigt ein Tagewerk bei Weitem. Die meisten Menschen der Moderne in den Industrienationen sind überfordert, während eine stetig wachsende, aber insgesamt kleinere Fraktion es sich in wuchernden Bürokratien als Beamte in einer Unterforderungssituation bequem gemacht hat und daran auch wieder leidet. Eine frühe, inzwischen Jahrzehnte alte Studie ergab, dass die psychosomatisch belastetste Gruppe Deutschlands die seiner Verwaltungsbeamten sei. Das rechte Maß zu finden, war früher Aufgabe der Medizin, was vom lateinischen *medere* kommt und genau das meint. Die Mitte schwingt im Wort *Med*izin noch genauso mit wie in *Med*itation.

Der modernen Schulmedizin geht es aber nicht mehr darum, PatientInnen in ihre Mitte und zum rechten Maß zurückzubringen, sondern sie versucht notgedrungen wie eine Kriegsmedizin, das Gros der Soldaten kampffähig zu halten. Dort gilt die Devise, zuerst leicht Verletzte wieder kampffähig zu machen, sich dann um mittelschwer Verletzte mit demselben Ziel zu kümmern, für die Behandlung Schwerverletzter bleibt da kaum Zeit und jedenfalls kommen sie als Letzte. Die Aufdeckung dieser unmenschlichen und dem Eid des Hippokrates zuwiderlaufenden Bestimmungen für die Schlacht ermöglichten mir als Arzt, der deutschen Bundeswehr zu entkommen. Aber sie holten mich ein, da sie in abgeschwächter Form heute zunehmend für die Situation der ganzen Gesellschaft gelten. Diese hat sich zu einer Art Schlachtfeld entwickelt, in der der Schulmedizin notgedrungen nur die Rolle einer Art Kriegsmedizin bleibt, die leicht Beschädigte durch Unterdrückung der Symptome (Allopathie) wieder arbeitsfähig macht, mittelschwer Beschädigte bessert und schwer mitgenommene chronisch Kranke meist ohne subtanzielle Hilfe lässt.

In dieser Situation reichen die Neurotransmitter der Vermittlung von Wohlbefinden und Glück bei den meisten nicht mehr für den ganzen Tag, sondern gehen je nach Anforderungen schon in dessen Verlauf aus. PatientInnen, die beteuern, selbst in Situationen, in denen sie sich eigentlich wohlfühlen müssten, das nicht mehr zu können und glückliche Zeiten nicht mehr als solche zu empfinden, brachten mich auf diese Spur. Neben beglückenden Zeiten in Familie und sozialem Umfeld fehlen heute schon die zu deren Erleben *not*wendigen Neurotransmitter. Glücksmomente, die sogenannten *Peak-Experiences* oder Gipfelerlebnisse, deren Vielzahl in meinen Augen ein glückliches Leben ausmacht, fallen für viele inzwischen gänzlich aus. Von Abraham Maslow in der *Psychologie des Seins* beschrieben, sind sie die Basis der einzigen westlichen Theorie vom Glück.

Mein Vorschlag aus dieser Misere (von lat. *misericordia* = Mitgefühl, Mitleid) wäre natürlich an erster Stelle, das Grundproblem zu lösen. Von der Energieverfügbarkeit ausgehend, wäre das Tagespensum so realistisch zu gestalten, dass wir mit den Neurotransmittern aus körpereigener Produktion gut auskommen.

Wo das nicht oder nicht gleich zu realisieren ist, ließen sich wenigstens deren Vorstufen so reichlich zur Verfügung stellen, dass der Organismus bei Bedarf die notwendigen Hormone jederzeit nachproduzieren kann.

Ein natürliches Nahrungsergänzungsmittel, um das zu ermöglichen, ist Amorex, das sowohl die Vorstufen von Serotonin wie 5-HTP (aus der afrikanischen Schwarzbohne) und die Aminosäure L-Tryptophan als auch von Dopamin wie S-Adenosylmethionin (aus Hefe) enthält. Obendrein sind das für Veganer unerlässlich wichtige B_{12}, Methylcobalamin, wie auch 2000 IE, also die notwendige Grundausstattung, an Vitamin D_3, enthalten, sowie einige andere sinnvolle Stoffe wie Biotin, Folsäure und B_6, was mir hilft, meine Träume besser zu erinnern. Für mich und viele meiner PatientInnen und SeminarteilnehmerInnen hat es sich über Jahre gut bewährt.

AUSWEGE AUS DER ENERGIE-MANGELFALLE

Alles zum einzig(artig)en Energiewunder-Molekül ATP Erwähnte mag dazu verleiten, sein(e) Heil(ung) in Nahrungsergänzungsmitteln zu suchen. Aber dieser Ausdruck verrät schon die wirkliche Lösung: Zuerst und vor allem geht es um die Nahrung und dann erst und in zweiter Linie um ihre notwendige Ergänzung oder Komplementierung. Es ergibt absolut keinen Sinn, statt Lebens-Nahrungsmittel zu sich zu nehmen und diese dann auch noch so herunterkommen zu lassen, dass Ergänzung *not*wendig wird.

Das gilt für alle Bereiche unseres Lebens. Es ist so viel leichter, seine Muskeln zu erhalten, als sie verkommen und verfallen zu lassen, um sie dann mühsam wieder aufzubauen. Mit zweimal 10 Minuten Muskeltraining pro Woche oder noch besser mit viermal 5 Minuten können wir uns bereits ganz ordentlich in Form halten. Aber ein Wiederaufbau verkommener Muskeln ist damit nicht möglich.

Von Anfang an seine Muttersprache gut und umfassend zu lernen, ist in der Kindheit im wahrsten Sinne des Wortes ein Kinderspiel. Sie aber später aus beruflichen Gründen zu verbessern und aufzubauen, doch eher mühsam.

Gleich von Jugend an genug gutes Wasser trinken zu lernen, ist leicht und sehr bekömmlich. Aber es mit 70 erst neu zu lernen, um nicht in der Alterspsychiatrie einchecken zu müssen, ist für viele alte Menschen kaum mehr möglich.

PFLANZLICH-VOLLWERTIGE GESUNDHEITSKOST

Die ungleich bessere Lösung als Nahrungsergänzungsmittel ist ausgewogene, abwechslungsreiche, möglichst bunte pflanzlich-vollwertige Kost, die alles Notwendige enthält und obendrein und vor allem sehr gut schmeckt. Solange wir energetisch gesund sind, also weder an chronischer Müdigkeit noch an einem der Energiemangelsyndrome leiden, ist die normale pflanzlich-vollwertige Peace-Food-Kost bestens geeignet und vollkommen ausreichend.

Allerdings wird man nur durch Weglassen von Tierprotein anmachend guten Geschmack nicht erreichen. Schon das Wort »anmachend« zeigt die Richtung. Es braucht einen Geschmack, der »anmacht«, im Sinne von »anschaltet«, »in Gang bringt«. So schrieb ich gleich nach dem ersten Buch *Peace Food*, das schon einige Rezepte enthielt, um dem Schlimmsten vorzubeugen, *Peace Food – das vegane Kochbuch*. Dafür lud ich herausragende mir bekannte Köchinnen ein, ihre besten, beliebtesten veganen Gerichte einzubringen. Der große Erfolg zeigte, wie sehr auch *Peace-Food*-AnhängerInnen auf guten Geschmack Wert legen. Ähnlicher Absicht folgte *Das große Peace-Food-Buch* mit den schmackhaftesten 150 veganen Rezepten.

Bald merkte ich dann, wie viele Neuveganer einen großen Teil ihrer (Lebens)Zeit für Lebensmittelbeschaffung und deren Zubereitung aufwendeten. Zwar halte ich Ernährung für sehr wichtig, aber es gibt noch Wichtigeres – auch im Hinblick auf Lebensenergie und -freude. So kam es bald darauf zu *Peace Food – vegan einfach schnell*, und wiederum bestätigte der große Zuspruch, wie wichtig es so vielen war, neben dem Essen noch genug Zeit für anderes und noch Wichtigeres zu bewahren. Oder wie Johanna Maier, die österreichische Vier-Hauben-Köchin, sagte: »Nach einem guten Essen sollte man noch Lust auf Liebe haben.« Das gilt umso mehr, wenn wir bedenken, dass das Essen zwar wichtige Energie liefert, dass aber falsche Ernährung, wie vor allem raffinierte Kohlenhydrate, die gefährlichste Energiefalle darstellt. Und darüber hinaus ist die Liebe die weitaus größte Energiequelle, wie sich noch zeigen wird.

Natürlich lässt sich zusätzlich zu gesundem Essen, das an sich schon gut für den Erhalt und die Wiederherstellung der Lebensenergie ist, noch der Aspekt energiereiche Lebensmittel in den Mittelpunkt des Speisezettels stellen. Hier sei auf *Das Lebensenergie-Kochbuch* hingewiesen. All diese Rezepte sind pflanzlich-vollwertig und enthalten insofern keine der wirklich gefährlich gesundheitsschädlichen raffinierten Kohlenhydrate und nicht einmal Gluten, einen notorischen Energieräuber für viele. Dafür bringt es umso mehr der komplexen, aus ganzen Pflanzen und bevorzugt alten Obst- und Gemüsesorten herrührenden Kohlenhydrate ins Spiel des Lebens. Damit können gesunde Zellkraftwerke ohne Gefahr der Überlastung oder Schädigung durch freie Radikale gut und im sicheren Bereich ständig frische Lebensenergie aufbereiten. Das ist auch unbedingt notwendig, um im Gefühl von Energiereichtum und sogar -überfluss glücklich zu leben.

Zum Überleben reicht genug Energie, zum Leben aber, das so viel mehr ist als Überleben, braucht es diesen Überfluss, um sich im Vollbesitz seiner Kräfte und erfüllt von funkelnder und sprühender Lebensenergie zu fühlen.

Gluten ist ein Lektin, eines der Fraßschutzmittel, mit denen Pflanzen anderen Lebewesen den Geschmack an sich verderben wollen, um sich aus schlechter Erfahrung gar nicht erst von Tieren fressen zu lassen. Das ist ganz legitim aus pflanzlicher Sicht, und von diesen Stoffen gibt es sehr viele. Allerdings sind sie auch für uns Menschen oft unbekömmlich beziehungsweise brauchen wir enorm lange, um uns an sie zu gewöhnen. Nikotin etwa ist das Fraßschutzmittel der Tabakpflanze, das über lange Zeit erfolgreich war, bis Menschen sich nicht nur an Nikotin gewöhnten, sondern sogar süchtig danach wurden. Aber ansonsten funktioniert es – bei konsequenteren oder vielleicht sogar intelligenteren (?) Wesen – weiterhin gut. Bienen etwa verlassen fluchtartig ihren Stock mit all dem für sie so wertvollen, aufwendig gesammelten Honig, wenn sich Imker in Tabakrauchwolken hüllen. Rattenflöhe vermieden Raucher, was sich die Pestärzte beim Versorgen ihrer PatientInnen zunutze machten als Schutz vor dem Schwarzen Tod.

Wer unbewusst ständig durch Fraßschutzgifte unbekömmliche Nahrung zu sich nimmt, verbraucht viel Energie zu ihrer Neutralisierung – Energie, die ihm ansonsten fehlt. Bei Rauchern ist das gut zu erkennen. Nichts behindert den Blutfluss und damit alle Lebensfunktionen stärker als Tabak. Die Zähne alter Raucher zeigen diesen Verfall ebenso offensichtlich wie schrecklich. Raucher verlieren nicht nur ihren Biss, sondern auch zunehmend an Vitalität, vom Schicksal mit Hochdruck, Herzinfarkten, Schlaganfällen und Lungenkrebs geschlagen.

ENERGIETIPP

Lebensmittel aus der Alten Welt bevorzugen

Wer sich scheinbar gesund ernährt, aber trotzdem Probleme mit der Verdauung mancher Speisen hat, sollte versuchsweise die Lebensmittel meiden, die aus der Neuen Welt stammen. Dazu gehören etwa Quinoa und Amaranth, Mais und Reis, Tomaten, Auberginen und Paprika. Sie alle kamen erst vor ein paar Hundert Jahren zu uns, und unser Verdauungssystem aus der Evolution in der Alten Welt hatte noch nicht so lange Gelegenheit, sich an diese Pflanzen zu gewöhnen.

In ähnliche Richtung gehen Nahrungsmittel, an die wir uns noch nicht gewöhnt haben, weil die Evolution nicht genug Zeit dazu hatte. Um unseren Organismus mit allem Möglichen auszusöhnen, braucht es vor allem viel Gewöhnungszeit. Erst mit ihr könnten sie zu echten Lebensmitteln werden. All die sogenannten Kolonialwaren aus den ehemaligen Kolonien stehen im Verdacht, noch gar nicht allen Menschen der Alten Welt gut zu bekommen. Die Ernährungsschätze aus der Neuen Welt, angefangen mit Kartoffeln, Tomaten und auch Mais, Quinoa und Amaranth, aber auch Reis, Auberginen und Paprika, stehen diesbezüglich im Verdacht. Immerhin hat Kolumbus erst 1492 Amerika entdeckt. Die Kartoffel brauchte aber noch 100 Jahre länger, um mit dem englischen Seefahrer Sir Walter Raleigh zu uns vorzustoßen, und danach noch sehr lange, sich hier überhaupt durchzusetzen, da sie als Nachtschattengewächs zusammen mit der Tomate im Verdacht großer Giftigkeit stand. In der verbleibenden, an der Evolution gemessen kurzen Zeit gewöhnten sich nicht alle von uns daran.

Wo wir persönlich in dieser Hinsicht stehen und wie weit wir mit dieser Aussöhnung mit der Welt der Nahrung gekommen sind, lässt sich mit einem einfachen Verträglichkeitstest bestimmen. US-Chirurg Steven Gundry aus Palm Springs hat ihn und eine Diät entwickelt, die uns zu Beginn zu wenig lässt, noch weniger schmeckt und dafür zu viel Zeit braucht. Sie lässt sich jedoch, in einen anderen Rahmen gestellt, wundervoll nutzen und bringt dann sogar richtiggehend Freude mit sich. Was im normalen Alltagsleben eine Qual aus Verzicht und mangelndem Geschmack ist, wandelt sich nach einer Zeit des Fastens ins Gegenteil. Da wird alles Neue zur Geschmacksoffenbarung und lässt sich wundervoll testen, weil unser Organismus sehr viel sensibler reagiert und deutlich (an)zeigt, ob es überhaupt bekömmlich ist. So lässt sich Mahlzeit für Mahlzeit prüfen, ob neu Hinzugenommenes für uns wirklich Lebens- oder nur schwer bekömmliches Nahrungsmittel ist. Mit der Zeit ergeben sich zwei Listen, eine Positiv- und eine Negativliste, die mit jeder Mahlzeit wachsen. Wer immer nur eine neue Zutat zu dem bisher positiv Getesteten hinzunimmt, kann sehr gut differenzieren und sich freuen, wie die Positivliste täglich wächst. Die wenigen Dinge auf der Negativliste sind für wenigstens vier Monate zu meiden. Aber für immer verloren sind auch sie keineswegs. Denn anschließend lassen sie sich, jedes einzeln und zu seiner Zeit, erst in kleinen und dann zunehmenden Dosen wieder in den Speiseplan integrieren und schließlich akzeptieren. Eine ausführliche Beschreibung findet sich in *Das große Peace-Food-Buch* in der Einführung.

Persönlich litt ich über Jahrzehnte unter Gluten, aber nicht vom Darm her im Sinne einer Zöliakie, sondern »nur« im Gehirn mit sogenanntem Brainfog oder Gehirnnebel. Das veränderte mein ganzes Leben. Fasten wurde für mich immer wichtiger, und die Winter verbrachte ich zum Schreiben in Asien und seit Jahren auf Zypern. Ein gnädiger »Zufall« ließ mich das Problem erkennen, und ich vermied Gluten. Nach zehn Jahren stellte ich ebenso nebenbei fest, dass es mir nun nichts mehr ausmachte.

SENSIBILITÄT ALS ENERGIETEST

Insgesamt ist dieser Test für alle von Vorteil, denn er erhöht die Sensibilität gegenüber Essen erheblich und sogar darüber hinaus. Persönlich erlebe ich bei einer Umstellung von Rohkostphasen auf Kochkost, wie ich mehr Schlaf brauche. Die Regenerationszeit verlängert sich also durch Kochkost. Entweder enthält sie weniger Lebensenergie, oder sie verbraucht bei der Verdauung mehr davon oder beides. Ähnliches erlebe ich nach Rotweingenuss. Ich schlafe länger, neige dann sogar zum Schnarchen, und besonders mein Kopf fühlt sich am Morgen danach deutlich schlechter an, mein Denken ist beeinträchtigt. Was immer die Studien – zumeist aus Bordeaux! – Gutes behaupten, wie: Rotwein wirke kardioprotektiv, schütze also das Herz – mir tut er einfach nicht gut, und ich habe ihn definitiv gestrichen. Zum Glück liegt TamanGa, unser Seminar- und Gästezentrum in der Steiermark, in einer klassischen Weißweingegend.

Dieses achtsame Hören und sogar nach innen Horchen kann ich allen nur empfehlen. Wir spüren dabei und zum Beispiel besonders nach Fastenzeiten sehr deutlich, was uns bekommt und vor allem auch, was Energie schenkt. Andererseits aber wird auch deutlich, was uns Energie kostet und gute Stimmung nimmt.

BIOPHOTONEN IN FRISCH- UND ROHKOST

Der deutsche Physiker Prof. Fritz Albert Popp hat als Erster die Existenz von Photonen oder Lichtteilchen in organischem Material mit extrem empfindlichen Restlichtverstärkern gemessen und wissenschaftlich bewiesen. Er nannte sie folgerichtig Bio-Photonen und testete alle möglichen Lebensmittel darauf, wie viel sie davon enthalten. Entscheidender als die Lebensmittelart war aber deren Frischegrad. Je frischer die Pflanzen- oder auch Fleischprobe beim Test war, desto mehr Biophotonen sendete sie aus. Frisches Fleisch etwa direkt nach der Schlachtung enthielt noch recht viel Biophotonen oder Biolumineszenz, wie Popp sie auch nannte. Er konnte mit seinen hochempfindlichen Restlichtverstärkern dieses Leuchten des Lebens nicht nur belegen, sondern auch messen, wie rasch es abnahm. Je länger ab dem Moment, wo es von seiner ursprünglichen Energiequelle, also bei Pflanzen von ihren Wurzeln, bei Tieren von ihrem schlagenden Herzen, abgetrennt war, desto mehr ging die Zahl der Biophotonen oder dieses Leuchten des Lebens zurück.

Nun essen wir aber gar kein frisches Fleisch wie die Inuit, die weitgehend davon leben. Sie schlitzen die erlegte Robbe sogleich auf, trinken das frische Blut und essen die Innereien. Muskelfleisch nehmen sie mit und trocknen es für später, oft wie wir die Wäsche auf der Leine. Bei uns dagegen bleibt Fleisch länger liegen, bis es praktisch gar keine Biophotonen mehr enthält, mit anderen Worten tot ist. Deshalb fragt die erfahrene Hausfrau den Metzger, ob das Rind auch gut abgehangen ist. Sie könnte wissenschaftlich auch fragen, ob die Aktin-Myosin-Filamente sich schon wieder aus der Totenstarre gelöst und die autolytischen Zersetzungsprozesse begonnen haben. Die bayrische Hausfrau könnte sich auch einfach erkundigen, ob das Fleisch schon wieder »saftelt«.

Was wir mit unserem Fleisch essen, ist in Wirklichkeit tatsächlich Aas und strahlt keinerlei Biophotonen mehr aus. Bei Obst und Gemüse ist die Situation ähnlich. Je länger es schon getrennt vom Stamm oder Erdreich herumliegt, desto geringer die Ausbeute an Biophotonen. Wer also viel Energie aufnehmen möchte, müsste dafür sorgen, dass sein Essen möglichst frisch und damit energiereich ist.

Das sehen wir im Übrigen auch alten Lebewesen, ob Menschen oder Tieren, an. Je älter sie werden, desto mehr gehen doch offensichtlich Lebensenergie und Lebendigkeit zurück. Wir erkennen es an den Augen und ihrer Ausstrahlung, aber auch an Haut und Knochen. Der fast 80-jährige weltbekannte Bergsteiger Reinhold Messner sagte es so berührend auf großer Bühne: »Ich bin nicht gebrochen, nur gebeugt.« Seine Haut ist vom Wetter gegerbt und seine Wirbelsäule nach vorn gebeugt, aber seine Augen leuchten tatsächlich wie früher, sein inneres Leuchten erscheint mir hell wie immer.

PFLANZEN MIT BESTER LEBENSENERGIE

Als Nächstes wäre zu beachten, welche Pflanzen am meisten Leuchten ins Spiel des Lebens bringen. Da rangiert das frische Grün der Wildkräuter an erster Stelle. Ein Tiermodell ist das Reh, das genau diese Kräuter äst, während die Kuh fast die ganze Wiese abweidet und nur wirklich Ungenießbares stehen lässt. Immerhin wäre die Kuh für den Durchschnittsbürger auch schon ein gutes Vorbild. Sie imitierend, könnte er wenigstens Tierprotein, das ihm über 90 Prozent der Schadstoffe einbringt, einfach stehen lassen. Aber natürlich bietet uns die Ricke mit ihrer Positivauswahl im Hinblick auf die Energiesituation das beste Rollenmodell.

Ideal ist auch Obst und Gemüse aus dem eigenen Garten, da man sich hier bezüglich Schadstoffen durch Düngung und sogenannten Pflanzenschutz ziemlich sicher sein kann. Obendrein enthält mit Liebe und Achtsamkeit selbst Gezogenes gewiss die besten Schwingungen, auch wenn wir sie noch nicht messen können.

Die nächstbeste Biophotonen-Ausbeute bietet frisches Biogemüse von noch nicht überzüchteten beziehungsweise hybridisierten Pflanzen. Popp fand heraus, dass die Biophotonen in den Doppelspiralen der DNS gespeichert werden. Hybridisierte Pflanzen entstehen durch die Kreuzung genetisch unterschiedlicher Varianten, was zur Verklumpung des Erbgutes führt. Dadurch schwellen die Kerne an, und die Früchte vergrößern sich gleich mit. Das Ergebnis gibt volumenmäßig mehr, aber was die Biophotonen angeht, weniger her und ist – ganz im Sinne moderner industrieller Produzenten – nicht mehr vermehrungsfähig. Wo Him-, Brom- oder Blaubeeren riesig werden, liegt der Verdacht auf Hybridisierung nahe.

Konventionell angebautes Gemüse lässt im Vergleich zu vollwertiger Biokost energetisch ebenfalls schon viel zu wünschen übrig. Noch erbärmlicher sind die Varianten aus agrarindustriellem Massenanbau, etwa aus den Niederlanden oder Spanien, die mit den Wurzeln in der Luft mit Nährlösungen versorgt und teilweise künstlich begast und beleuchtet werden.

Noch geringer als bei hybridisierten ist die Biophotonen-Ausbeute bei gentechnisch manipulierten Pflanzen. Bei diesen hat man die Vermehrungsfähigkeit aus finanziellen Gründen absichtlich herausgezüchtet, wozu die Doppelspiralen der DNS beschädigt wurden. Deshalb können sie auch keine Bio-Luminiszenz mehr in sich speichern.

Was das Leuchten des Lebens angeht, bietet nur Tiefkühlkost noch weniger. Sie enthält in ihrer modernen Variante mittels der Methode der Schockgefrierung zwar praktisch alle Vitamine und sekundären Pflanzenstoffe, aber keinerlei Biophotonen und wirkt sich obendrein sehr kühlend auf den Organismus aus.

Die »normale« Mischkost in der Tiefkühl-Variante ist demnach die energieärmste Nahrungsvariante, da konventionelles Gemüse wenig Leuchten des Lebens ins Spiel bringt und unsere Art von altem Fleisch und entsprechendem Fisch und Eiern gar keines. Tote Kost ist der Vitalität und lebendigen Ausstrahlung abträglich, abgesehen von ihrem katastrophalen Missverhältnis zwischen Omega-3- und -6-Fettsäuren, besonders krass bei Fleisch und Wurst.

Die ideale Energieernährung ist demnach frische, vollwertige, möglichst rohe Pflanzenkost à la Peace Food: reich an frisch gepflückten Wildkräutern und ohne hybridisierte Pflanzen und Tiefkühlkost.

KETOGENE ENERGIEHEILKOST

Wo jemand aber schon unter allgemeinem Energiemangel leidet, an einem der erwähnten Syndrome oder auch unter Diabetes vom Typ 1, 2 oder 3, neurodegenerativen Erkrankungen wie Parkinson, MS oder Alzheimer-Demenz oder auch an chronischen Entzündungen, Autoaggressionskrankheiten, Allergien oder an Übergewicht, wäre eine Ernährungskur speziell im Hinblick auf die Zellkraftwerke angezeigt. Dazu eignet sich am besten die pflanzlich-vollwertige ketogene Kost wie in *Peace Food Ketokur* dargestellt und mit vielen Rezepten unterfüttert. Sie bringt die Mitochondrien wieder ins Gleichgewicht, indem sie ihnen die Flut von freien Radikalen vom Hals hält und sie mit einer Art wohlschmeckender Schonkost aus überwiegend Fett und Eiweiß und wenig ausschließlich komplexen Kohlenhydraten gut arbeiten und ausreichend ATP produzieren lässt.

Diese Kost kann durchaus schmackhaft zubereitet und so auf angenehme Weise lange durchgehalten werden. Sie schmeckt aber nicht nur gut, sondern kann auch die Lebensgeister wieder wachrufen. Eine Patientin bezeichnete sich nach ihrem Umstieg auf diese Kostform wie Dornröschen aus dem Todesschlaf wachgeküsst und ins Leben zurückgeholt.

KURZZEITFASTEN UND FASTEN

Eine ideale Schonung für bereits überforderte Zellkraftwerke ist *Kurzzeitfasten.* Wer eine oder gar zwei von drei Mahlzeiten weglässt, schenkt seinem gesamten Organismus und natürlich auch den Mitochondrien wundervolle Ruhezeiten, in denen sie sich bestens regenerieren können. Persönlich lasse ich seit über

50 Jahren Tierprotein weg und seit über 40 Jahren eine, meist die morgendliche Mahlzeit. Das Frühstück auszulassen, ist mir noch lieber als das Abendessen, weil dann die Zeit mit dem Wachstumshormon HGH (Human Growth Hormone), die nach sechs Stunden Fasten beginnt, noch günstiger liegt.

ENERGIETIPP

Mahlzeiten weglassen

Wir kommen mit weniger Nahrung aus, als wir glauben. Wer schlecht schläft, unter ständiger Müdigkeit, Völlegefühl, Blähungen und Verstopfung leidet, kann versuchen, einfach mal eine oder zwei Mahlzeiten wegzulassen. Wenn die eine Mahlzeit am Tag, die man dann noch zu sich nimmt, aus hochwertiger Pflanzennahrung besteht, wird man sich vermutlich energiereicher und vitaler fühlen als mit der gewohnten Ernährung.

Tierprotein wegzulassen wie auch *Kurzzeitfasten* ist mir immer ausgesprochen gut, ja bestens bekommen. Letzteres hat mir viel Zeit und noch mehr Geld erspart und gute Gesundheit eingebracht. Aber auch wegen der vielen ausgezeichneten Erfahrungen mit PatientInnen kann ich es nicht intensiv genug empfehlen.

Hin und wieder habe ich mich auch für mehrere Wochen auf eine Mahlzeit pro Tag beschränkt, was mir ebenfalls sehr gutgetan hat. Die Theorie dazu liefert die russische Wissenschaftlerin Galina Schatalowa. Sie hat unter minimalster kalorienarmer Ernährung unglaubliche Energieleistungen über extreme Langstrecken in kürzester Zeit im Kreis einer großen Anhängerschaft vollbracht und ist bei guter Gesundheit 95 Jahre alt geworden.

Vieles spricht dafür: Je seltener und weniger wir essen, desto besser und gesünder und desto älter werden wir. In den USA heißt dieses Vorgehen mittlerweile »Warrior-Diet« und wurde dort schon ziemlich beliebt, weil einige Prominente demonstrativ vorausgingen.

DIE FÜNF Ws UNSERER ERNÄHRUNG IM HINBLICK AUF DIE LEBENS-ENERGIE

WANN?

Von den fünf Ws des Essens haben wir damit schon das erste und wichtigste, das »Wann?« bewältigt. Im Hinblick auf die Lebensenergie gilt es tatsächlich nicht, möglichst viel, sondern möglichst wenig zu essen und nur selten und von bester, weil natürlichster Qualität. Je kürzer die Essphase während des Tages, desto besser für die Produktion reichlich anmachender Energie. Zeitmuster wie 8:16, also alle Mahlzeiten in einem Zeitraum von 8 Stunden zu sich zu nehmen und 16 Stunden zu fasten, haben sich sehr bewährt. Aber auch 12 Stunden Essen und 12 Stunden strikte Nahrungsabstinenz sind noch besser, als die Mehrzahl unserer 24 Stunden des Tages durchzufuttern. Der Organismus bekommt in der essensfreien Ruhephase die Chance, auszuräumen und aufzuarbeiten, was liegen geblieben ist. Diese Zeiten der Ordnung und Regeneration sind besonders für unser Gehirn von entscheidender Wichtigkeit, aber alle Organe profitieren davon und arbeiten anschließend umso besser im Sinne von reibungslos und effektiv. Besonders die Zellkraftwerke bedanken sich dafür mit guter Energieleistung und Versorgung. Alle lebendigen Systeme brauchen Ruhephasen, wie jeder weiß, der nach einem anstrengenden Tag tief und gut schlafen konnte und sich am nächsten Morgen wieder zum Bäumeausreißen fühlte. Die tiefe Ruhe von Nacht- und Mittagsschlaf lässt uns wie Phönix aus der Asche auftauchen. Die einzelnen Organe machen da offenbar keine Ausnahme. Also gönnen wir ihnen doch, was wir auch uns erlauben sollten – gerade mit Rücksicht auf unsere frei verfügbare Lebensenergie.

WIE?

Das nächste W gilt dem »Wie?« des Essens. Große Ernährungslehrer wie der Österreicher F. X. Mayr haben sich für sehr langsames Essen und gutes Kauen ausgesprochen. Bezüglich der Energiesituation hat das große Vorteile, denn selbst Schädliches wie raffinierte Kohlenhydrate gelangen dann ungleich langsamer ins Blut, was sowohl zu geringerem Anfall freier Radikale in den Zellkraftwerken führt und insofern für diese weniger bedrohlich ist, wie auch zu geringeren Glukose- und Insulinspitzen. Außerdem lässt sich auch weniger gut geeignete Kost besser aufschließen, wenn sie im Mund zu Brei oder gar Saft verarbeitet wird. Selbst gesündestes Obst und Gemüse kann, in großen Brocken geschluckt, nicht mehr zerlegt werden – wir haben ja keine Zähne im Darm. Das Ergebnis sind Blähungen und damit schlechte Energie, die hintenherum abgelassen wird. Ausdrücke wie »gegen jemanden anstinken«, »hinten herum stänkern« und so weiter zeugen von solcher Energie. Wo Nahrung vergast statt verdaut wird, ist auch die Energiegewinnung aus ihr zumindest behindert, wenn nicht blockiert.

Von den vier Elemente-Rhythmen ist die Peristaltik der über das Darmrohr laufenden Wellen dem Erdelement zugeordnet. Ist der Erdrhythmus im Organismus gestört, wird das Leben nicht verdaut, und Betroffene sind mit Energie unterversorgt, wie alle unter Verdauungsproblemen Leidenden aus Erfahrung wissen.

WELCHE REIHENFOLGE?

Das dritte W des Essens steht für »Welche Reihenfolge?« und ist von entscheidender Bedeutung im Hinblick auf die Energiesituation. Unsere Vorfahren, in deren Zeit die Evolution den menschlichen Körper bis auf unseren heutigen Stand entwickelte, lebten noch völlig anders. Sie konnten Lebensmittel nicht raffinieren, sondern ausschließlich naturbelassen und deshalb vollwertig zu sich nehmen und fanden gar nichts anderes – allerdings insgesamt zu selten. Ohne Werkzeuge und Waffen waren sie die längste Zeit gar nicht in der Lage, zu jagen, und auf das angewiesen, was sich ihnen als SammlerInnen bot. In dieser Frühzeit entwickelte sich unser Körper, der tatsächlich bis heute sehr gut ausschließlich von Pflanzen leben kann. Nur mit Tierprotein ernährt, würde er rasch an Vitaminmangel zugrunde gehen.

ENERGIETIPP

Beim Essen die Reihenfolge beachten

Starten sollte die Mahlzeit mit ballaststoffreicher Pflanzennahrung, am besten in Form von Salaten, optimal sind Wildkräutersalate. Die Hauptspeise danach könnte proteinreiche Hülsenfrüchte enthalten, etwa Lupinen, Bohnen, Linsen, Erbsen. Wenn Süßes gegessen wird, dann bitte erst am Ende als Dessert, damit die Insulinausschüttung zur Bewältigung der Glukose möglichst spät erfolgt.

Auf pflanzlich-vollwertige karge Ernährung sind wir also im wahrsten Sinne des Wortes geeicht. Dem entspricht auch die Erfahrung in der Medizin, dass wir uns sofort besser fühlen, wenn wir auf karge Kost zurückgehen mit längeren Pausen im Sinne des Fastens und ansonsten pflanzlicher Vollwertkost. Fasten und vollwertige anstelle von minderwertiger Kost sind folglich bis heute höchst effektive Heilmittel.

Alles, was davon abweicht, überfordert unseren Organismus. Insofern stellen raffinierte Kost und deren Überfülle ein ernstes Problem dar und rauben uns in auffälliger Weise Energie und Gesundheit. Nicht wenige haben inzwischen die Vorteile von Fastenzeiten und reduzierter pflanzlich-vollwertiger Kost wiederentdeckt.

Einer großen Mehrheit aber steht das noch bevor. Sie leidet an der Überfülle und minderwertigen Kost und einem Mangel (an Qualität) im Überfluss (an Quantität). Auf der Erde finden wir noch beides. Ungefähr eine knappe Milliarde Menschen leidet weiterhin Hunger und bereits zwei Milliarden an Übergewicht und Fettsucht.

Das Hauptproblem stellen dabei heute mittlerweile raffinierte Kohlenhydrate dar, wie Süßigkeiten, Softdrinks, Weißmehlprodukte wie die schnelle Tiefkühlpizza und so weiter. Die dadurch heraufbeschworenen Zuckerspitzen verderben die Energiesituation komplett, sowohl auf Stoffwechselebene wie auch auf der der Zellkraftwerke. Sie sind extrem ungesund bezüglich aller drei Diabetes-Typen, fördern die moderne Haupttodesursache Krebs und dessen Wachstum. Zwar vermitteln sie einen kurzfristigen Energieschub, aber gleich anschließenden Energiemangel. In den langen Zeiten der Evolution hat sich unser Organismus daran gewöhnt, nur langsame Anstiege sowohl von Protein, Fett als auch Kohlenhydraten zu verarbeiten, weil die karge Pflanzennahrung – hart und schwer aufschließbar – ihre Bestandteile nur langsam freigab.

Bei weit überwiegender Pflanzenkost galt das für alle Energiequellen der Ernährung und auch für die ausnahmslos komplexen Kohlenhydrate. Dass die Proteinmast mit Fleisch- und Milchprodukten schadet, zeigen heute viele Studien. Auch große Mengen an raffiniertem Fett in Form von Öl waren früher unbekannt und sind wahrscheinlich ungünstig für unsere Gesundheit, nach Dr. Caldwell Esselstyn jedenfalls für die Gefäße, die ja immerhin unsere Energie transportieren. Er empfiehlt rein pflanzliche, praktisch fett- und damit auch ölfreie Vollwertkost. Seine Frau und er lehrten uns sogar, den Salat mit Scheren so klein zu schneiden, dass der Saft heraustropfte und wir kein (Oliven-)Öl brauchten. Aber wie gesagt, das ist – nach meiner Auffassung – nur bei Gefäßproblemen zu erwägen.

Immer mehr stellt sich heraus, dass die von raffinierten Kohlenhydraten ausgelösten Blutzuckerspitzen inzwischen nicht nur ein, sondern das entscheidende Gesundheits- und Energieproblem darstellen.

Diese ganze erbärmliche Situation, vom morgendlichen Marmeladenbrötchen bis zu den abendlichen Chips vorm Fernseher, ist am besten, weil nachhaltigsten, über die Umstellung auf pflanzlich-vollwertige Peace-Food-Kost mit regelmäßigen Fastenzeiten im Frühjahr und Herbst zu lösen. Was das Essen angeht, kann nichts die Glukose- und darauf folgenden Insulinspitzen so nachhaltig reduzieren wie eine gesunde Abfolge der Nahrungsanteile beim Essen. Wer zuerst die Ballaststoffe zu sich nimmt wie Salate, anschließend Protein und Fett und erst ganz zum Schluss komplexe Kohlenhydrate und nie mehr raffinierte, bewahrt seine Zellkraftwerke sehr nachhaltig vor der erwähnten gefährlichen Flut freier Radikale. Wenn schon Süßes, sollte es den Abschluss der Mahlzeit als Dessert bilden. Da schadet es noch am wenigsten, während es allein stehend, zwischendurch genascht, die bekannten katastrophalen Folgen für Gesundheit und Figur hat.

Praktisch ist die Lösung gar nicht so schwer. Wer mit den Ballaststoffen des Salates beginnt und sich für italienisches Dressing mit Essig und (Oliven-)Öl entscheidet, ist schon auf gutem Weg, liegt doch im Anfang alles. Auch geröstete Tofustücke passen gut dazu. Anschließend könnte beim Hauptgericht ein Schwerpunkt auf Hülsenfrüchten liegen, wie vor allem der überaus eiweißreichen blauen Süßlupine, aber auch auf Linsen, Erbsen oder Bohnen.

Ideal ist noch der Einstieg ins Essen mit einem Glas Wasser mit einem Esslöffel (Apfel-)Essig. Wem das gar nicht schmeckt (wie mir), kann auch mit ein, zwei gut gekauten Essiggurken starten, die allerdings natürlich nicht – wie meist – aus einem Zuckerbad kommen dürfen.

Sehr hilfreich ist auch Sport vor, aber – der französischen Influencerin Jessie Inchauspé zufolge – noch wirksamer nach dem Essen. Überhaupt sind körperliche Herausforderungen ein guter Anreiz für den Organismus, neue ATPs zu bilden. Persönlich mag ich nach dem Essen keinesfalls laufen oder schwimmen, aber zum Beispiel gehen Kräftigungsprogramme ohne Weiteres. Sie werden gut vertragen, erfüllen ihren Zweck und flachen die Glukosekurve merkbar ab.

WAS?

Erst an vierter Stelle kommt das »Was« beim Essen. Bei mir natürlich Peace Food. In Bezug auf die Energiesituation liegt hier noch ein Schwerpunkt auf besonders energiereicher Rohkost und Gerichten wie in *Das Lebensenergie-Kochbuch* beschrieben. Für das vorliegende Buch hat Theresa Miutz entsprechend energiereiche Rezepte beigesteuert.

Ein besonders wirksamer Trick im Hinblick auf Energie ist obendrein die in TamanGa beliebte *Peace Food Ketokur.*

Ketogene Hilfstruppen

Wer *Kurzzeitfasten* etwa im Sinne von 16:8 einhält, hat in der Kombination mit der *Peace Food Ketokur* sehr gute Karten.

Ansonsten ist zum Was des Essens zu bemerken, dass schon allein pflanzliche Kost nach Studien der Schweizer Regierung den Gifteintrag durch Ernährung um 92 Prozent reduziert. Nach Prof. Claus Leitzmann von der Universität Gießen, der Lichtgestalt in Ernährungsdingen während meines Studiums und erster Jahrzehnte als Arzt, reduziert Pflanzenkost die Aussichten auf die zweittödlichste Krebsart, das Colon-Karzinom, Rektum- und Dickdarmkrebs, um 90 Prozent, die auf den für Frauen tödlichsten, den Brustkrebs, um 50 Prozent, und auf den insgesamt häufigsten, den Prostatakrebs, um ebenfalls die Hälfte. Nach Prof. Colin Campbell von der US-Cornell-Universität, einem der beiden Väter veganer Ernährung, vermindert pflanzlich-vollwertige Kost das Risiko auf die allermeisten Krebsarten. Der andere Begründer dieser Kost, Dr. Caldwell Esselstyn von der Cleveland-Clinic, zeigte, wie die Herzinfarktrate dadurch auf null sank. (S)eine weltbekannte, über 30 Jahre laufende Interventionsstudie demonstrierte, wie sich mit konsequenter pflanzlich-vollwertiger Kost selbst schon durch Arteriosklerose verschlossene Herzkranzgefäße wieder öffneten. Die Angiographien, die diese unglaubliche Wiedereröffnung dokumentierten, rührten mich – wie noch keine Studie – angesichts der Konsequenzen für unsere Gesundheit und die Medizin insgesamt fast zu Tränen. Als er mir einige

Bilder davon schenkte, erlebte ich das als großes Glück und auch mein Herz berührenden Beleg.

Weitere Ernährungsausblicke für mehr Energie zum Thema »Was?« des Essens und zur weiteren Sicherung (D)eines Energieüberflusses durch Ernährung finden sich im Taschenbuch *Das Geheimnis der Lebensenergie* und für die daraus folgende Praxis zusätzlich im *Lebensenergie-Kochbuch*.

WIE VIEL?

Zum fünften Punkt, dem »Wie viel?« des Essens, ist im Hinblick auf Energie zu sagen: möglichst wenig oder weniger ist mehr. Die schon erwähnte russische Wissenschaftlerin und Ärztin Galina Schatalowa hat für diese Erkenntnis Bahnbrechendes geleistet. Sie belegte eindrucksvoll, wie sehr geringe Portionen guter Ernährung viel Energie bewirken können: durch ihre Studien, aber auch ihre persönlichen körperlichen Höchstleistungen, die sie mit ihrer Gruppe bei minimaler Ernährung vollbrachte, wie auch durch ihr in bester Verfassung erreichtes biblisches Alter von 95 Jahren. Ihre Studien belegen karge natürliche Ernährung und viel Bewegung in frischer Luft als entscheidende Faktoren für ein langes Leben in energetischer Hochform.

In den sogenannten Blauen Zonen, wo die ältesten Menschen dieser Erde in höchster Dichte an über Hundertjährigen leben, finden sich weitere Belege für die energetische Wunderwirkung von wenig, frischer, überwiegend pflanzlicher Kost, viel Bewegung in ebenso frischer Luft und einem naturnahen Lebensstil. Auffällig ist darüber hinaus, wie die überwiegende Armut dieser Uralten sowohl ihre Pensionierung als auch ihre Resignation verhindert und ihre karge, überwiegend pflanzliche Kost und ihre aktive Lebensweise fördert: viel Bewegung im Garten und auf dem Acker, um die eigene sparsame Ernährung überhaupt sicherzustellen. Diese Alten sind von einer beeindruckenden Zufriedenheit mit dem einfachen (Land-)Leben, sie haben einen hohen Grad an Selbstverantwortung, nahe an Mutter Natur angelehnt und fern von Vater Staat, der ihnen weder finanziell noch durch Vorschriften von oben weder unter die Arme greift noch in den Arm fällt.

Vor allem aber kennzeichnet das Leben in den Blauen Zonen und unter den 100-Jährigen ein seelischer und sozialer Aspekt, der bei uns sowohl bezüglich Lebensenergie als auch Langlebigkeit oft übersehen wird. Sie leben meist im Familiengefüge eingebunden statt im Altersheim (weitgehend) isoliert. Nicht nur ist die Familie vorrangig, auch soziales Kontakten bleibt bei ihnen im Lebensmittelpunkt, Freundschaften wesentlich.

Nun wollen und können wir nicht alle ein so einfaches Leben wie in einer Blauen Zone führen. Aber auf einem materiell höheren Level können wir natürlich trotzdem die wesentlichen Aspekte wahr und wichtig nehmen und in unser modernes Leben integrieren – vor allem auch was die Lebensenergie angeht.

Beim Essen bewirkt weniger, Gesundes von hoher Qualität und prickelnder Frische eindeutig mehr Lebensenergie und -freude. Wer im eigenen Garten mit Hingabe Angebautes erntet und langsam und gut kauend genießt, kennt dieses Gefühl von tiefer Dankbarkeit und Freude an einfachem Genuss und die Erkenntnis, dass das Ganze natürlich und selbstverständlich mehr ist als die Summe seiner Teile.

Das gilt für annähernd alle Ebenen. Ein naher Tanz mit einer geliebten Partnerin ist so viel mehr als die perfekt aneinander gereihte Folge von Figuren, die lange eintrainiert mit Perfektion abgespult werden und denen alles Kindliche, Spielerische,

Beglückende fehlt. Im Sport ist das bekannt. Wer schaut schon bei der Pflicht beim Eislaufen zu, aber wie viele bei der ungleich freieren und individuelleren Kür. Tango argentino führt nochmals in eine ganz andere Dimension. Er ist schon wieder so frei, dass ihn bürgerliche Menschen kaum ins Tanzprogramm aufnehmen, von Weltmeisterschaften oder Olympischen Spielen ganz zu schweigen.

Was lässt sich noch aus den Blauen Zonen der Langlebigkeit lernen? Vielleicht werden sie nicht ganz zufällig »blau« genannt, haben sie doch einiges vom Lebensgefühl eines blauen Montags oder des sogenannten Blaumachens – einfach mal tun, worauf man wirklich Lust hat, gern auch einfach nichts. Die Muße, als Wort bezeichnenderweise schon ganz aus der Mode gekommen, ist wohl ein entscheidender, bei allen Untersuchungen der Blauen Zonen übersehener Aspekt. Die Hundertjährigen genießen ihr zumeist körperlich anspruchsvolles, aber geistig-seelisch entspanntes Leben voller Zufriedenheit und gönnen sich seit jeher Verschnaufpausen, sodass sich ihr Atem wieder erholen kann und der lange Atem der Sieger(innen) (s)eine Chance bekommt. Auf dieses Geheimnis der Muße und des langen Atems wird noch genauer einzugehen sein. Und natürlich ist das erwähnte Leben im Kreis der Familie, wo die Generationen noch in Kontakt sind, kaum hoch genug einzuschätzen.

Was die Ernährung angeht, liegt hier wohl auch das Geheimnis der Kreta-Diät. Drei Liter Olivenöl pro Kopf und Jahr, große Mengen Rotwein und noch mehr Zigaretten sind garantiert kein guter Gesundheitstipp für weniger mediterran veranlagte Typen wie unsereinen. Die Kreter genießen all das, aber sie tun es in Ruhe und mit Muße und gönnen sich frohen Herzens ihren Feierabend bei mediterranem Essen, das mit viel Obst und Gemüse und wenig Fleisch natürlich auch einige objektive Vorteile hat. Und wie zu Beginn kommen wir am Ende der Ws zum Wann und Wie zurück – lange und genussvoll und gar nicht so viel, aber jedenfalls mit frohem Herzen und begeistertem Gaumen im Kreise der Familie und ihrer Lieben.

MODERNE ERNÄHRUNGS-ENERGIE-SITUATION

DETOX ZUR STEIGERUNG DER LEBENSENERGIE – FASTEN UND PEACE FOOD ALS ENTGIFTUNG

Wenn über 90 Prozent der mit der Nahrung aufgenommenen Gifte aus Tierprotein stammen, wie Studien[6] der Schweizer Regierung ergaben, ist der erste und entscheidende Entgiftungsschritt das Weglassen dieser weit überwiegenden Giftquelle. Selbst zweimal im Jahr zu fasten, ergibt wenig Sinn, wenn gleich anschließend wieder in diesem Ausmaß Gift aufgenommen wird. Fasten steht hier beispielhaft für alle möglichen anderen Entgiftungsmaßnahmen.

Auf pflanzlich-vollwertige Kost umzustellen, ist heute einfach, weil die vegane Welle inzwischen zu einem neuen Lebensstil geworden ist und es fast überall vegane Restaurants und neben leider viel veganem Industriemüll auch gute tierproteinfreie Angebote gibt.

Aber wieso ist Entgiftung heute so wichtig? Wir leben in einer ziemlich giftigen Zeit, wo sich nicht nur in der Fertignahrung immer mehr Gift sammelt, sondern auch in der Umwelt und vor allem im Bewusstsein – eine Zeit, in der große Gruppen der Bevölkerung von sich verantwortungslos gebenden Obrigkeiten in Politik, Presse, Schulmedizin und in Deutschland sogar an höchster Stelle der Justiz auf der Basis von Angstmache gegeneinander aufgehetzt werden. Diese Art von Klimavergiftung halte ich für noch gefährlicher als die konkrete durch die Abgase einer ausschließlich auf Gewinnmaximierung eingestellten Konzernwelt und von Bürgern, die nie anderes gelernt haben.

Dass Lebensmittelkonzerne auf den veganen Zug aufgesprungen sind, ist einerseits erfreulich, andererseits bedenklich, weil sie grundsätzlich nicht in der Lage sind, frische, saisonale, regionale Lebensmittel anzubieten. Ihre Fertigprodukte sind meist keineswegs gesund, wie sich überall zeigt. Eine deutsche, christdemokratische Verbraucherschutzministerin feierte hymnisch auf Video den Nestlé-Chef, weil er sich freiwillig bereit erklärt hatte, den gefährlichen, gesundheitsschädlichen Anteil von Zucker und Salz in den Konzernnahrungsmitteln um 10 Prozent zu reduzieren. Wohlgemerkt nicht auf 10 Prozent, sondern um 10 Prozent, das heißt, 90 Prozent der gesundheitsschädlichen Anteile bleiben drin! Diese Ministerin war, ihrer politischen Herkunft durchaus gerecht werdend, eher eine Industrieschutzministerin. Eine wirkliche Verbraucherschutzorganisation konnte dann nicht einmal die gefeierten 10 Prozent bestätigen.

Dieses Verhalten ist dabei durchaus nicht auf die Nahrungsmittelbranche, die sich unanständigerweise auch noch Lebensmittelbranche nennt, beschränkt, sondern gilt gleichermaßen für Pharmakonzerne. Diese zahlen lieber jährlich viele Millionen Strafe, statt sich den geltenden Gesetzen zu beugen. Das Ziel der Gewinnmaximierung ist überall das gleiche. Wer viele Milliarden Gewinn einfährt, kann sich viele Millionen an Strafzahlungen leisten.

Dass dieses System funktioniert und überhaupt entstanden ist und erhalten bleibt, dafür sorgen willige Erfüllungsgehilfen in der Politik und stellen die Weichen, wie es ihren Geldgebern genehm ist.

Andererseits bringen uns solche Projektionen nicht weiter. Konzerne sind nicht an sich böse, sondern produzieren und bieten nur an, was wir, die KonsumentInnen, ihnen abnehmen. Die Politiker tun, was wir uns gefallen lassen. Hören wir damit auf, hören sie notgedrungen ebenfalls auf. Und das gilt genauso für Pressekonzerne und Staatsfunk.

Verantwortlich für die zunehmende Tendenz zu Fertigprodukten und Fast Food sind selbstverständlich auch die KonsumentInnen, wir verantworten diesen giftigen Trend also selbst. Die ideale, liebevoll zubereitete Kost aus natürlich gewachsenem Gemüse aus dem eigenen Bio-Garten ist ein zwar wundervolles, aber doch ein Minderheitenprogramm. Der großen Mehrheit fehlt erstens das Bewusstsein, und zweitens findet sie gar nicht mehr die Zeit dafür.

Die Anzeichen finden sich überall. Die alte Kochausbildung, die mit Geschmack, Geschick und Kreativität Soßen zubereiten lehrte, ist schon weit überwiegend der Systemküche und entsprechenden Ausbildungen gewichen. Dort lernen junge Menschen, Fertigprodukte aus Eimern im richtigen Verhältnis zusammenzuschütten und zu verrühren. Das dürfte auch der Grund sein, warum das Essen in den meisten Restaurants immer weniger verlockend schmeckt. Das gilt für alle möglichen Arten von Kost. Auch in der Mischkostküche wird oft kein Ei mehr aufgeschlagen, sondern Fertigrührei angeliefert, aufgemischt und -getischt.

Ergibt es wirklich Sinn, Essen erst geschmacklich mit minderwertigen Produkten auf ungenießbar und ungesund herabzutrimmen, um es anschließend mit einer Flut von Geschmacksverstärkern und teuren Nahrungsergänzungsmitteln durch die Hintertür wieder halbwegs genießbar zu machen und mit dem Notwendigsten anzureichern? Es ist offensichtlich besser, es mit vollwertigen Lebensmitteln und ohne negative Folgen zu genießen und so gleich auf der sicheren Seite zu bleiben. Ersterer Versuch ist im Übrigen auch aussichtslos, denn laut Prof. Claus Leitzmann gibt es etwa 250 000 sekundäre Pflanzenstoffe, die wir alle brauchen. Sie sich alle als Nahrungsergänzung einzuverleiben, ist unmöglich. Ganze Pflanzen zu genießen, ist entschieden der bessere, gesündere Weg, der obendrein viele aufwendige

Detox-Initiativen erspart. Über weitere sinnvolle Entgiftungsmaßnahmen informiert mein Buch *Körper-Geist-Seelen-Detox.*

Leuchten und ihre Ausstrahlung

Eine Lehrerin sagte zu einem Schüler, der sich nicht anpasste und ihr von daher nicht passte: »Du bist aber keine Leuchte!« Nach der gängigen Logik ergibt der Ausdruck nur Sinn, wenn andere Leuchten sind. Positiv drücken wir das aber kaum aus.

Tatsächlich sind sich aber alle großen Traditionen und Kulturen darin einig, dass wir alle Leuchten sind, die eine lichte Ausstrahlung haben (könnten). Fast alle Menschen erkennen Charisma und reagieren positiv darauf. Wir fühlen uns zu Menschen mit lichter Ausstrahlung hingezogen und suchen ihre Nähe. Das dürfte der Grund sein, warum wir dazu neigen, auch weit in Tausende Kilometer entfernte Ashrams zu reisen, um Gurus live und aus direkter Nähe zu erleben. Inder sprechen von Shaktipad, der Übertragung von Liebesenergie vom Meister auf die SchülerInnen. Hier dürfte auch der tiefere Grund liegen, warum wir das Erlebnis von Konzerten und Vorträgen dem Abhören von Konserven vorziehen. Und es ist natürlich der Grund, warum wir Liebesfeste Telefon- und Computersex vorziehen. Wir wollen unsere Liebsten am liebsten in ihrer vollen Lebendigkeit und Ausstrahlung erleben und genießen.

Die ist umso eindrucksvoller, je geklärter deren inneres Licht nach außen dringt. Nach den Religionen und Traditionen dürfen wir davon ausgehen, dass jeder Mensch solch ein inneres Licht in seinem Zentrum oder Herzen hat. Aber dieses Leuchten dringt immer seltener nach außen. Der Grund ist wohl die um sich greifende Innen- und Außen- beziehungsweise Um- und Mitweltverschmutzung.

Die Situation lässt sich mit dem Bild einer Zwiebel vergleichen. In der Mitte von uns allen leuchtet ein starkes Licht, um das sich letztlich alles dreht. Wie viel von diesem inneren Leuchten nach außen dringt, hängt von der Verschmutzung beziehungsweise Klärung der umgebenden Schalen ab. Hier wirken Fasten und pflanzliche Vollwertkost an erster Stelle, aber auch andere Detoxmaßnahmen klärend, wie vor allem das Unterlassen ständiger neuer Verschmutzungsmaßnahmen durch ungeeignete Ernährung wie Tierprotein und Industriekost, insbesondere mit hohem Anteil raffinierter Kohlenhydrate.

Fasten bringt einen idealen Reset ins Leben. Neues Gift kommt nicht herein, der Stoffwechsel schaltet auf ketogen um, da das letzte Kohlenhydrat in Form von Glykogen schon nach der ersten Fastennacht verbraucht ist. Anschließend wird der Organismus versuchen, all seine Baustellen zu sanieren, um Protein zu gewinnen, das darin vorhanden und abbaubar ist. Die Arteriosklerose beginnt etwa mit der Einlagerung einer Protein-Matrix in die Gefäßbruchstellen der Intima, der empfindlichen Innenschicht der Arterien. Solange wir Muskeln benutzen, kann ihr Eiweiß nicht abgebaut werden. Im Gegenteil durfte ich am eigenen Leib erfahren, wie messbarer Muskelaufbau auch während Fastenzeiten möglich ist. Sobald der fastende Körper Zellmüll aus Narbengewebe und anderen Körperbaustellen abgebaut hat, geht der Organismus als Nächstes das Bindegewebe oder Grundsystem an, wie sein Entdecker Prof. Alfred Pischinger es nannte. Darin liegen alle Nerven, und sein Zustand verrät unseren. Alle Organe werden durch Bindegewebe zusammengehalten. Fettgewebe gehört ebenfalls zum Bindegewebe. Hier liegt die Hauptenergiequelle während des Fastens. Der fastende Organismus stürzt sich gleichsam auf seine Fettreserven und baut sie ab. Insofern ist das die grundlegendste Reinigung, die wir uns vorstellen können, denn alles Unverarbeitete, bei Stoffwechselprozessen Übriggebliebene, ist hier abgelagert und wird nun abgebaut und neuerlich verstoffwechselt. Bei Medikamentenrückständen und anderen Stoffwechselschlacken kann das auch spürbar werden. Mit einer Patientin, die mit über 130 kg ihr dreimonatiges Fasten begann, erlebten wir die Phasen ihrer verschiedenen, über die Jahre eingenommenen Psychopharmaka nochmals, wenn auch zum Glück in deutlich abgeschwächter Form.

Eine Fastenwoche ist auch ein idealer Einstieg in den Umstieg auf pflanzlich-vollwertige Ernährung im Sinne von *Peace Food*, das neuerliche Verschlackung von Ernährungsseite verhindert. Ansonsten säubert eine Fastenzeit die Schalen der Zwiebel in unvergleichlicher Weise. Je länger gefastet wird, desto tiefer dringt die Reinigung in die Schichten des Gewebes vor und desto weiter reicht sie in der (Lebens)Zeit zurück. Wobei hier auch wieder vor übertriebenem Ehrgeiz zu warnen ist. Es muss nicht alles auf einmal geschehen, und regelmäßige Frühjahrs- und Herbstfastenkuren sind die bessere Lösung als ein zu langes erstes Fasten. Eine Woche ist für die meisten ein guter Start. Allerdings möchte ich persönlich meine 40-tägigen Fastenzeiten, dem biblischen Fasten nachempfunden, keinesfalls missen, vor allem auch wegen der tiefen seelischen Prozesse und wundervollen Meditationserfahrungen. Davor hatte ich aber schon sehr oft zwei- und auch vierwöchige Fastenzeiten durchlebt. Solch eine allmähliche Steigerung der Zeiträume würde ich empfehlen.

Hier wird ein gewisses Übergewicht vor dem Fasten sogar zur Chance, erlaubt es doch längere Reinigungskuren, die die eigene Ausstrahlung deutlicher verbessern.

Wie tief die Reinigungsprozesse beim Fasten gehen, hängt aber nicht nur von der Länge ab, sondern auch vom Stoffwechsel. Am Gewichtsverlust ist dessen Zustand gut ablesbar. Je höher der Grundumsatz, desto mehr Gewicht wird abgebaut und damit auch entgiftet und gesäubert. Der Grundumsatz lässt sich durch Bewegung im Sauerstoffgleichgewicht erhöhen. Das sind all die Ausdauersportarten wie Waldlauf und überhaupt Joggen, forciertes Gehen im Sinne von Nordic Walking, Bergwandern, die alte Form des Skilanglaufs in der Loipe, Schwimmen, Inlinern, Schlittschuhlaufen. Konkurrenzsportarten wie Fuß-, Hand- und Volleyball, Tennis und Squash kommen nicht infrage, sie können im unfitten Zustand bei schlechter Kondition sogar eher schaden. Golfen ist zu wenig anstrengend, ein Freund stufte es bezüglich Herz-Kreislauf-Gesundheit knapp nach Nasenbohren ein. Reiten ist zwar ein guter Ausdauersport, aber nur für Pferde. Reiter sagen es auch sehr ehrlich: »Ich muss mein Pferd mal wieder bewegen.« Das trifft es genau, und nach dem Absteigen müssten sie sich selbst mal wieder bewegen. Eine halbe Stunde täglich im Sauerstoffgleichgewicht ist ein gutes Maß. Es bedeutet, sich so rasch zu bewegen, dass man noch gut durch die Nase atmen kann oder sich noch unterhalten könnte (was aber ausdrücklich nicht zu empfehlen ist) und in leichtes Schwitzen gerät.

Wie erfolgreich wir dabei sind, zeigt sich wiederum am deutlichsten am Sinken der Herzfrequenz in Ruhe. Dieser sogenannte Ruhepuls ist leicht selbst zu messen, entweder am Radialispuls der Hand, den Ärzte und Heilpraktiker bevorzugen. Aber noch viel einfacher, wenn man am Kieferwinkel in die Tiefe fühlt. Auch die Erholungszeit oder Resilienz gibt Aufschluss über die Herz-Kreislauf-Verfassung. Je rascher sich der Herzschlag nach Anstrengungen wieder beruhigt, desto besser ist diese.

Das noch Entscheidendere für die Energiesituation ist aber die geistig-seelische Verbesserung, die bei bewusstem Fasten im Gegensatz zur Nulldiät eintritt. Wir kommen dadurch mit uns selbst ins Reine in seelischer Hinsicht. Denn mit dem Reinigen des Bindegewebes und dem Auflösen verschiedenster darin entstandener Knoten lösen sich auch die entsprechenden in der Seele. Tatsächlich müssen sich diese auflösen, damit sie definitiv gelöst sind. Eine Nulldiät betrifft nur den Körper. Was aber in der Seele ungelöst bleibt, kommt auf körperlicher Ebene zurück.

Obendrein führt bewusstes Fasten auch zur Bewusstseinserweiterung und somit geistigen Klärung. Ist aber der Geist klar und die Seele rein, sind wir auch weitgehend frei von Widerstand. Das ist ein begnadeter Zustand und der Erfahrung von Einheit und Allverbundenheit so nahe.

Alle Traditionen und Kulturen kennen dieses Erleben der Einheit und Allverbundenheit und benennen es in eigenen Worten als Befreiung oder Erleuchtung, Nirvana oder Himmelreich Gottes, als Kether, Satori, wenn es einen Augenblick andauert, oder Samadhi, wenn es bleibt. Gemeinsam ist all diesen Definitionen nur, dass es ein Sein ohne Widerstand ist. Je mehr Widerstand wir aufgeben, gegen was oder wen auch immer, desto mehr nähern wir uns der Erfahrung der Einheit oder Allverbundenheit.

Das aber heißt, wer nicht erleuchtet ist, befindet sich im Zustand des Widerstandes. Widerstand aufzugeben, bedeutet aber keineswegs, alles mit sich machen zu lassen, zu resignieren oder jeden Eigenwillen und vor allem seine Selbstliebe und -achtung aufzugeben.

Je mehr wir den Widerstand gegen das Leben, unser Schicksal im Allgemeinen aufgeben, desto näher kommen wir letzter Befreiung. Insofern sind Fasten und eine entgiftende, entschlackende Ernährung ausgesprochen wertvolle Stufen auf dem Entwicklungsweg, Stufen, über die wir uns dem letzten Ziel nähern.

UNSER KÖRPER ALS TEMPEL DER SEELE

Der spanischen Heiligen Theresa von Avila verdanken wir das Bild des Körpers als unser Haus. Sie sagte neben viel anderem Wundervollem: »Lasst uns gut sein zum Körper, damit die Seele gern in ihm wohne.« Stellen wir uns unseren Körper als Haus oder Villa oder sogar Tempel vor, das, die oder den wir mit der Empfängnis bezogen haben und ein Leben lang beseelen dürfen. Wir könnten dieses Haus in eine Villa mit weiten, offenen, lichten Räumen oder eben sogar einen Tempel verwandeln durch unseren Lebensstil und unsere geistig-seelische Entwicklung.

Stellen wir uns folgendes Bild vor: In der Haus- oder Tempelmitte brennt eine große Kerze, deren Licht aber nur in jene Räume dringt, zu denen wir die Türen geöffnet haben. Nach draußen dringt es überhaupt nur, wenn wir auch die Fensterläden öffnen, damit Licht hinausscheinen kann. Das Haus hat Abstellräume und Speicher, aber auch Papierkörbe und Mülleimer, in denen sich seit der Zeit der Empfängnis Abfall aus Unbewältigtem ansammelt. Sind diese Räume, im Körper dem Bindegewebe entsprechend inklusive des Fettgewebes, voll, entwickeln sich Krankheitsbilder wie Rheuma, Gicht und andere Scheußlichkeiten. Dann bleibt uns nur die Wahl, die überlaufenden Abfallkübel oder Mülleimer mit Parfum zu besprühen, um den ärgsten Gestank zu überspielen. Oder wir fasten, um all den Abfall und Giftmüll nachhaltig loszuwerden, und sorgen dafür, dass weniger neuer Abfall anfällt, und klären so die Situation. Das mag aufwendig und sogar unangenehm sein, wie ja auch das Hinaustragen des Mülleimers zu den Mülltonen und sein anschließendes Säubern. Aber es ist nachhaltig und kann zur definitiven Lösung von Problemen wie Rheuma beitragen. Die Schulmedizin arbeitet mit Parfum, sprich Schmerzmitteln, zum Übertünchen, die

Komplementärmedizin mit Reinigung und Entgiftung durch die erwähnten Detoxmaßnahmen und Fasten.

Ist die Verschmutzung durch den Abfall der Lebensjahrzehnte gesäubert und geklärt, kann wieder mehr Licht aus der Mitte des Hauses hinausscheinen und die Verklärung im übertragenen Sinn voranbringen. Diese Aufarbeitung oder Klärung durch bewusstes Fasten und Ernähren bezieht sich auf körperlichen wie auch auf geistig-seelischen Abfall. Wir müssen ihn in der umgekehrten Reihenfolge, wie wir ihn in die Speicher, Keller und Lagerräume geschlichtet haben, aufarbeiten und durchprozessieren. Also, was wir zuletzt *beseitigt* im Sinne von zur Seite geschoben haben, steht zuerst zur Konfrontation und zum Entsorgen an.

Insofern sind auch Meditationsübungen eine nicht zu unterschätzende Detoxmaßnahme – bezogen auf den Geist. Denn wenn wir uns in Meditation begeben, ist zweierlei möglich: die Erleuchtung oder alles, was ihr (noch) im Wege steht. Von Erleuchtung sprechen wir, sobald das Leuchten im Innern überwiegt und nach außen scheint und als Ausstrahlung allenthalben sichtbar wird, jedenfalls denen, die Resonanz dazu haben.

DIE WIRKUNG VON SYNERGIEN

Allerdings kommt uns hier die zauberhafte Wirkung von Synergien zu Hilfe. Das Ganze ist mehr als die Summe seiner Teile, hatte ich schon mehrfach erwähnt: Positive Beiträge zur Entwicklung summieren sich nicht nur, sondern verstärken einander obendrein.

Wer den Körper gut in Form und durch Bewegung fit hält, seine Verschlackung minimiert, indem er sich pflanzlich-vollwertig ernährt, ihn mittels Entspannung und erholsamem Schlaf regeneriert und über Meditationsübungen sein Gleichgewicht bewahrt, erntet viel mehr als die Summe dieser positiven Aspekte. Das gilt auch für alle weiteren hinzukommenden wie etwa den »verbundenen Atem«.

MIND FOOD

Offensichtlich ist natürliche, pflanzlich-vollwertige Ernährung à la *Peace Food* entscheidend wichtig, um die Zwiebelschalen, die das innere Licht umgeben, nicht durch Verschlackung permanent von Neuem zu verdunkeln. Fasten hilft wie keine andere Maßnahme, sie zu reinigen, um das Licht von innen nach außen durchscheinen zu lassen.

Aber noch wichtiger als körperliche Ernährung ist die geistige, das heißt, ungleich einflussreicher bezüglich unserer Energiesituation als *Peace Food* ist *Mind Food*, unsere geistig-seelische Nahrung. Diese war in den letzten Jahren der Pandemie mindestens so verdorben wie die materielle, und die große Mehrheit hat es gar nicht einmal gemerkt. So wie die meisten nicht wissen und nicht ahnen, dass allein in unserem täglich Brot – laut EU-Bestimmungen – über 1000 Chemikalien ohne Deklarierung untergemischt werden dürfen, darunter solche, die nur der leichteren Reinigung der Backmaschinen dienen, wird auch Gesetzen und Informationen so vieles bei- und untergemischt, was unbekömmlich ist. Lebensmittelkonzerne mischen in ihre Fertigprodukte eine unglaubliche Menge an Füllstoffen und schädlichen Zusatzmitteln, ohne darüber deutlich und lesbar aufzuklären. Im Gegenteil: Die Informationen sind absichtlich so klein und unverständlich gehalten, dass sie mehr verschleiern als offenlegen.

Das ist im Informations- und Gesetzesbereich in der Wirkung eher noch verheerender. Praktisch all die Techniken und Methoden, die ich als Psychotherapeut in den letzten 45 Arztjahren gelernt habe wie Renaming, Reframing, Preteaching, Nudging, Gaslighting und NLP, um PatientInnen ins Licht zu führen, werden inzwischen von den Obrigkeiten in Politik, Journalismus, Medizin und Wirtschaft verwendet, um die Bürger hinters Licht zu führen. Ins Licht führen meint eben, dieses innere Leuchten in jedem von uns zu befreien und seine Ausstrahlung zu intensivieren. Aber die verschiedenen Methoden und Tricks eignen sich genauso fürs Gegenteil.

Ein negatives Beispiel für Renaming ist etwa, frühere Kriegsminister jetzt Verteidigungsminister zu nennen, obwohl sie laufend weiter Krieg weit entfernt von ihrer Heimat führen, wie die denkwürdigen deutschen Verteidigungsminister und -ministerinnen in Afghanistan. Ein positives Beispiel ist Karen Duves Bestseller *Anständig essen*. Während das bis dahin ein Ausdruck für so richtiges Reinhauen geradezu unanständiger Nahrung war, hat dieses Buch erstmals deutlich Essen mit Anstand verbunden, eine ethisch-moralische Komponente eingebracht, die das Essensfeld nachhaltig verändert hat. Dafür bin ich dankbar, denn ich glaube kaum, *Peace Food* hätte ohne diese Vorarbeit solch eine breite Erfolgswelle und so leicht die Etablierung eines neuen Lebensstils erreichen können.

Reframing sei an einem länger zurückliegenden Beispiel verdeutlicht. Als die US-Demokraten einen jugendlich wirkenden katholischen Kandidaten irischer Abstammung aufstellten, räumte man ihm kaum Chancen gegenüber seinem gut etablierten republikanischen Gegner ein. Noch nie war ein Katholik oder ein Kandidat mit irischer Abstammung bei der Präsidentenwahl erfolgreich. Tatsächlich lag er kurz vor der Wahl bei Umfragen zweistellig hinter dem Republikaner zurück. Da griff sein Wahlkampfmanager zu einem Reframing-Trick und plakatierte statt seines eigenen sympathischen Kandidaten Bilder des Gegners, allerdings mit der Aufschrift »Würden Sie diesem Mann einen Gebrauchtwagen abkaufen?«. Das war ein neuer Rahmen. Tatsächlich ging es um die Präsidentenwahl und nicht um Autokauf. Aber im neuen Rahmen des Gebrauchtwagenkaufes fiel doch vielen Amerikanern auf, dass sie einem Menschen mit solch einer Visage auf dieser Ebene nicht vertrauen würden. Deshalb vertrauten sie ihm auch das Land nicht an, und John F. Kennedy gewann hauchdünn vor Richard Nixon.

Ähnliches geschah bezüglich der Pandemiebekämpfung. Bei Impfungen wird dem Organismus eine abgetötete oder zumindest stark abgeschwächte Form eines Bakteriums oder Virus eingeimpft, an der er Maß nehmen kann, um Antikörper gegen diese äußere Form zu produzieren. Bei der sogenannten Covid-»Impfung« geschah aber etwas ganz anderes. Im Sinne einer Gentherapie wurde dem Organismus Messenger-RNA (Boten-m-RNS) verabreicht, die sein Abwehrsystem veranlasste, Spike-Proteine des Virus zu produzieren. Diese sind nachweislich sehr schädlich. Ziel dabei war angeblich, den Körper zur Bildung von Antikörpern anzuregen. Um diese nicht abschließend erprobte Methode der ganzen Bevölkerung nahezubringen, wurde sie aber nicht als Gentherapie, sondern im Sinne des Reframings als Impfung verkauft. Das war insofern notwendig, da zum Beispiel Die Grünen immer vehement gegen Gen-Beeinflussung sogar bei Pflanzen gewesen waren, aber nun genauso engagiert für diese Art von »Impfung« eintreten wollten. Sie sind inzwischen Meister im negativen *Mind Food*. Wer bis zwei Monate vor der Wahl noch als Friedenspartei punktete, um dann »Waffen für Frieden« zu propagieren und dafür zu kämpfen, in Kriegsgebiete schwere Angriffswaffen zu entsenden, hat die übelste Schattenvariante von Mind Food voll drauf. So wird aus einer Friedens- im Handumdrehen – fast unbemerkt von einer Mehrheit – eine Kriegstreiberpartei. Aber merken wir, was da läuft? Und Die Grünen sind nur ein, wenn auch besonders krasses Beispiel, aber ist nicht Ähnliches bei fast allen Parteien passiert?

Opfer von Preteaching wurden wir in Österreich vielleicht noch deutlicher. Sagte nicht Kurzkanzler Kurz, mit ihm gäbe es keinen Maskenzwang wie in Asien, um kurz darauf – nachdem es keinen Shitstorm gegeben hatte – die Maskenpflicht einzuführen?

Und sagte nicht der deutsche Kanzler Scholz bis zur Wahl, mit ihm gäbe es keine Impfpflicht, um diese gleich anschließend dann vehement zu fordern? Was früher Lüge genannt wurde, ist jetzt als sogenanntes Preteaching beliebt. Der Ex-US-Präsident und überführte Kriminelle Richard Nixon sagte zu seiner Verteidigung im Impeachment-Verfahren, man könne bei Politikern nicht von Lügen sprechen, weil sie die meiste Zeit die Unwahrheit sagen müssten. Auch ein überführter Lügner sagt manchmal die Wahrheit.

Die Methode ist einfach: Man distanziert sich vehement von etwas und wartet die öffentliche Reaktion ab. Erscheint diese beherrschbar, wird es flugs eingeführt. Ansonsten kann man sich weiter davon distanzieren.

Nudging meint so etwas wie mit der Nase drauf stoßen oder es besonders einfach machen. Damit hat der große Arzt Mikkel Hindhede die Dänen 1917 im Ersten Weltkrieg vor einer Hungerkatastrophe bewahrt. Er setzte eine drastische Steuersenkung für pflanzliche Lebensmittel durch, die vor gut hundert Jahren alle noch vollwertig waren, und erleichterte seinen Landsleuten damit die Ernährungsumstellung. Als die Spanische Grippe 1918 über die Welt hereinbrach, lebten die Dänen immer noch überwiegend pflanzlich-vollwertig und erlebten als einziges Land Europas, wahrscheinlich sogar weltweit, keine erhöhte Sterblichkeit.

Wer diese Methoden und Tricks durchschaut, hat eine Chance, nicht darauf hereinzufallen. Außerdem hilft es, mit Herausforderungen unverhältnismäßig besser fertigzuwerden.

Die Lichtseiten der *Mind-Food*-Methoden haben sich in der Psychotherapie sehr bewährt, um Menschen ins Licht zu begleiten. Sie können auch wundervoll helfen, sich etwa mit Nudging das Leben persönlich leichter zu gestalten, denn es ist nie verkehrt, das Richtige zu tun, und immer gut, der Wahrheit zum Durchbruch zu verhelfen. Sich beides zu erleichtern, verbessert das Leben enorm. Preteaching ist eine gute Möglichkeit, heikle Angelegenheiten anzutesten, um sich Schattenthemen zu nähern und diese als größten Schatz zu erkennen und zu heben. Die Wahl eines anderen Rahmens im Sinne des Reframing kann scheinbar Unmögliches doch ermöglichen und nicht selten Krebspatient-Innen einen Ausweg weisen.

Auch nach einem Reinfall wie dem der Pandemiejahre lässt sich noch sehr gut durchschauen, mit welchen Mitteln wir verführt wurden, um uns Ähnliches in Zukunft zu ersparen. Und obendrein zu lernen, wie wir uns die angewandten Methoden erst zu eigen und dann im konstruktiv-erlösten Sinn zunutze machen können. Eine ausführliche Darstellung findet sich im Buch *Mind Food.*

Energiereich und wohl fühlen sich Menschen nur, wenn sie die Wahrheit mitgeteilt bekommen, wie es etwa in Pandemiezeiten den Schweden geschah – jedenfalls auf der Ebene der Schulmedizin. Die weitgehenden Lebenseinschränkungen und all die Eingriffe in ihre Grundrechte blieben ihnen erspart, und sie meisterten diese schwierige Zeit ungleich besser.

Die Schweizer erleb(t)en ebenfalls eine viel bessere Energie, weil sie wenigstens die Wahl hatten und mit ihrer Wahl und Wahrheit leben konnten, selbst wenn diese, rückwirkend betrachtet, ebenfalls sehr zu wünschen übrig ließ. Aber immerhin ergab die Abstimmung, dass über ein Drittel der Stimmbürger, 40 Prozent, nicht einverstanden waren mit der Angstmachepolitik ihrer Obrigkeiten.

Das ist dort überhaupt das Geheimnis von Zufriedenheit und weltweit überdurchschnittlichem Wohlstand und -befinden. Auch wenn die Wahlbeteiligung bei den meisten Abstimmungen minimal ist, reicht den Menschen die Möglichkeit dazu, um grundsätzlich einverstanden zu sein. Das war auch während der Pandemie so. Selbst als nur 40 Prozent der Bevölkerung das *Mind-Food*-Spiel der Obrigkeiten durchschauten, konnte diese Minderheit sich immerhin äußern. 60 Prozent erlagen auch hier dem weltweit verbreiteten neuen (negativ) *Mind Food.*

Aber so oft lag die Schweizer Bevölkerung rückblickend bei ihren Entscheidungen richtig, hatte sich etwa konsequent gegen Kriegsbeteiligungen und Parteilichkeit und den EU-Beitritt gestemmt und stattdessen für erfolgreiche Wirtschafts- und Sozialpolitik gestimmt. Und sie war damit ungleich besser durch bewegte Zeiten gekommen, als es all die Politiker im restlichen Europa vermochten. Das gibt Vertrauen und gute Energie. Schweizer und Schweden haben allen Grund, an sich und ihren Weg zu glauben, und ihre Politiker fahren mit der Wahrheit besser als mit den andernorts üblich gewordenen krassen Manipulationen. So etwas hebt insgesamt Stimmung und Energie und bringt Zuversicht und Selbstvertrauen mit sich.

Das kann auch bei uns selbst so sein, im eigenen Seelenland. Wir können uns persönlich genau dasselbe ersparen wie entsprechende Länder, deren Bevölkerungen extrem hinters Licht geführt wurden wie Deutsche und Österreicher. Solche Stimmungseinbrüche und verzweifelten Resignationstendenzen sind überflüssig, wenn das Ganze in Zukunft rechtzeitig durchschaut wird, wozu ich so dringend rate.

SCHICKSALSGESETZE, UM ENERGIE ZU SPAREN

Wer die Spielregeln des Lebens lernt, um statt durch Versuch und Irrtum lieber gleich über Erfolg zu lernen, ist auf bestem Weg zu optimaler Nutzung seiner Lebensenergie. Er kann vieles leicht nehmen und sich den jeweiligen sich bietenden Gelegen- und Gegebenheiten anpassen. Nach Heraklits »panta rhei« weiß er, dass alles fließt und immer in Bewegung bleibt. So lernt er, sich nach dem Resonanzgesetz ständig an die sich wandelnden Umstände anzupassen und mit dem Strom der Zeit zu schwimmen, aber nicht etwa mit dem sogenannten Mainstream. Natürlich kennt er die besondere Qualität des Geldes und macht das Beste daraus, verfügt über einiges Spielgeld, weil er weiß, dass es kein herrenloses Geld gibt. Er muss also etwas anbieten, wofür ihm andere gern Geld im Austausch geben, mit dem er machen kann, was er will, oft auch gar nichts. Er braucht nicht nichts, aber meist nicht viel, sondern wenig. Denn er hat längst erkannt, dass es das Wesentliche für Geld gar nicht gibt. Sein Geld braucht kein Geld zu verdienen, das macht er selbst, meist ziemlich nebenbei. Sein Geld darf Freude und manchmal auch Spaß machen, sich und anderen, woran er ebenfalls Freude hat.

Er kennt auch die Qualität der Zeit, ist mit deren Prinzip und Gott Kairos auf vertrautem Fuß und jederzeit offen für Sternstunden und den Zauber des Augenblicks. Solche Zeiten höchster Qualität sammelt er als *Peak Experiences* beziehungsweise Gipfelerlebnisse ins Bilderalbum seiner Seele.

Bei all dem ist er stets offen für das Gegenteil wie der Hejoka jener Menschen, die wir früher Indianer nennen durften und die sich selbst so nennen. Er ist also immer offen auch fürs Gegenteil und dafür, dass es auch genauso wahr und wichtig zu nehmen sein könnte. Auf die dumme, ja geradezu absurde Idee wie Politiker, dass in einer Partnerschaft nur einer allein verantwortlich oder gar schuldig sein könnte, kann er gar nicht kommen, denn er kennt auch das Gesetz der Polarität. Dafür kümmert er sich wenig um den herrschenden Unsinn, und so muss er sich ums meiste gar nicht kümmern. Sein Leben kümmert auch nicht vor sich hin, sondern gedeiht für andere ganz erstaunlich und kommt spürbar voran in Richtung Befreiung und Erleuchtung.

Das könnte fast die Devise der jungen Internet-Nomaden sein, die diese Welt, die schon völlig aufgeteilt war, als sie erschienen, ganz gut (aus)nutzen. Sie leben via Airbnb in den schönsten Gegenden, in den schönsten Villen, während deren Besitzer gar keine Zeit haben, diese zu genießen. Da die echten Besitzer kaum Muße zum Bleiben haben, helfen ihnen die Internet-Nomaden diesbezüglich aus und bleiben oft länger vor Ort, falls er ihnen gefällt. Sie lernen häufig sogar die jeweilige Sprache kennen und so auch die jeweilige Bevölkerung. Mit der Zeit werden das einige Sprachen und Völker, denn sie bleiben als Nomaden in Bewegung, erkunden die Welt und ihre verschiedenen Menschen und Länder. Die Welt wird ihr Zuhause, und mit der Zeit sind sie fast überall zu Hause. Sie imitieren also die alte Lebensform unserer Vorfahren und Ahnen, die ebenfalls als Nomaden lebten, reichern sie nur mit einigen modernen Accessoires an. Rutger Bregman beschreibt so wundervoll, wie gut dieses frühe Leben zu uns Menschen passte und unsere Entwicklung voranbrachte.

Die echten Besitzer können nur (be)sitzen – vor allem im Grundbuch. Das ist eine ziemlich festgelegte und festgefahrene Angelegenheit, von der man nicht viel hat. Außer ihnen kümmert sich darum auch fast niemand, nicht einmal Maulwürfe und Insekten respektieren Grundstücks- und Landesgrenzen.

Nomaden reisen stattdessen und bleiben in Bewegung. Ihre Beziehungen neigen ebenfalls zu Beweglichkeit und zu Leichtigkeit – natürlich mit dem Schatten eventueller Oberflächlichkeit. »Home is where the Mac is – Zu Hause ist, wo der Mac steht.« Sie haben also wenig und kaum je schwer zu tragen, was das Leben leicht und zum Gegenteil von beschwerlich geraten lässt. Würden die Internet-Nomaden noch die *Schicksalsgesetze* verstehen (und) lernen, könnte sich ihr Leben geradezu perfekt gestalten und den alten und neuen Stil wundervoll vereinen. Loslassen wäre ihre

Maxime oder gar nicht erst Festklammern und Zusammenraffen oder gar An- und Aufhäufen, es wäre dann ein geradezu buddhistischer Lebensstil, ist ihnen Anhaften doch sowieso fremd.

Ein kleiner Ansatz in dieser Richtung war schon vor langer Zeit unsere Hippie-Vergangenheit. Aber die »new generation« mit der »new explanation«, von der Scott McKenzie in unserer Hymne »San Francisco« sang, hielt nicht lange und ist ein weiteres Beispiel, wie leicht etwas in den Gegenpol umschlagen kann. Wollte ich heute mit unserem Zentrum TamanGa umziehen, bräuchte ich zumindest einen Sattelschlepper, wenn nicht einige. Aber mit 72 brauche ich mich da auch nicht mehr sehr zu sorgen, das alles wieder loszulassen, und ich sehe da schon eine schöne Perspektive. Das Heilkunde-Zentrum in Johanniskirchen habe ich gern meiner ersten Frau Margit überlassen, die es wundervoll beseelt und in meinem Sinn weitergeführt hat, TamanGa konnte ich nun Claudia überantworten, die es aufblühen ließ und sowieso schon leitete.

Nun zu uns anderen, die wir uns un-, unter- oder zumindest halbbewusst zu einem weniger leichten, im Gegenteil schwereren Leben entschlossen haben. Aber haben wir denn wenigstens das Schloss zu unserem Herzen, unserer Seele aufgeschlossen oder wenigstens zu unserer Lebensenergie?

Fehler bringen uns zwar Erfahrungen und lassen uns, ja erlauben uns zu lernen, was uns noch fehlt zur Vollkommenheit. Aber Fehler zu begehen, kostet auch immer wieder viel – und oft verschwendete – Energie. Die könnten wir schlichtweg weitgehend einsparen. US-Film-Komiker Groucho Marx erkannte schon im letzten Jahrhundert, das Leben sei zu kurz, um alle Fehler selbst zu machen. Wer die Spielregeln kennt, erspart sich so viele Fehler, Lehrzeit und Lebensenergie. Vor allem: Wer Fehler nicht rasch genug erkennt und eingesteht, kann in den eingeschlagenen

Sackgassen viel Lebensenergie sinnlos lassen. Das ist nicht *notwendig*, sondern führt im Gegenteil meist immer tiefer in die Not. Also wenn schon Fehler, dann nur einmal denselben und ihn rasch durchschauen, sofort eingestehen und das Fehlende integrieren, um einen neuen, besseren Weg einzuschlagen.

Andererseits wer – mit dem Polaritätsgesetz im Bunde – weiß, dass jedes Unheil auch eine Chance auf dem Weg zum Heil beinhaltet, ist auch wieder gut dran und kann viel Energie in Bewegung bringen. Er mag rasch erkennen, wie gut Steine, die einem in den Weg gelegt werden, zu Ecksteinen wundervoller Bauten dienen können, wie es der Heilige Franz von Assisi formulierte. Als unser Zentrum TamanGa während der Pandemie sehr litt und die versprochenen Hilfen ausblieben, hat mir das Wissen um die Chance im Schatten sehr geholfen, den Schwerpunkt meiner Arbeit auf Online-Aktivitäten zu verlegen. Das hat sich schnell als großes Glück erwiesen und viel Energie in mir und um mich mobilisiert und viele Menschen erreicht und so auch tatsächlich viel Energie bewegt und TamanGa fast gänzlich saniert.

Das Resonanzgesetz besagt im Hinblick auf Geld – in der bayerischen Fassung: »Der Teufel scheißt immer auf den größten Haufen.« Das meint: Wo schon Geld oder Energie ist, kommt noch mehr dazu. Das gilt generell und auch für Freude, Glück und Lebensenergie. Wer schon viele Glückserfahrungen beziehungsweise Gipfel- oder *Peak-Experiences* erlebt hat, dessen Chance auf noch mehr ist groß und wächst mit jeder neuen Sternstunde und jedem neuen Glück(smoment) weiter. Wer schon vergleichsweise viel Energie hat oder in sich fühlt, wird leichter noch mehr hinzugewinnen.

Das Gesetz des Anfangs gibt uns die unvergleichlich energiesparende und -gewinnende Chance, gleich zu Beginn von allem Möglichen zu erkennen, ob wir auf dem richtigen Weg sind – auch bezüglich Lebensfreude und -energie. Beginnt ein Seminar aber einmal mit einem Unglück, lässt sich durch Achtsamkeit, Aufmerksamkeit und Wachsamkeit weiteres Unheil vermeiden und so zumindest Energie sparen. Aber auch ein Neustart wäre eine erprobte Möglichkeit. Dieser wäre gleich nochmals achtsamer und mit besserer Energie fulminant hinzulegen.

Ausführlich sind *Die Schicksalsgesetze* und *Das Schattenprinzip* in den gleichnamigen Büchern behandelt und aus ihnen lernbar, aber sie bilden auch die Basis all meiner Ausbildungen.

SPIRITUELLE WEISHEIT ALS ENERGIEQUELLE

In schwierigen Zeiten ohne anmachende Perspektive lassen sich Trost und neue Energie oft auch aus den ältesten Quellen und Texten schöpfen. Zugleich bieten sie eine originale Einbindung der gerade erwähnten Spielregeln des Lebens. Im Tao Te King etwa können die wundervoll poetischen Texte Laotses neben Trost und Zuversicht auch Mut spenden, aber auch die Weisheit der Bhagavad Gita in den Gesprächen zwischen Arjuna und Lord Krishna kann wieder Energie und Lebensmut vermitteln. Die zeitlosen Texte zu den wesentlichen Lebensthemen, die Khalil Gibran in *Der Prophet* versammelt hat, können unsere Lebensgeister und die entsprechende -energie in uns wieder sammeln. Das Kunstmärchen von Apuleius zu unserem hauptsächlichen Lebensenergiethema *Amor und Psyche* kann wieder aufbauen und neue Hoffnung schenken. Und natürlich könnte das auch die eigene Heilige Schrift unserer Kultur, etwa das *Hohelied der Liebe* aus der Bibel. Letztlich vereinigen alle Heiligen Schriften dieser Welt diesen Weisheitsschatz und können wieder auf die Beine helfen. Die Frage ist nur, wie bereit wir sind, uns dafür zu öffnen.

FELDER ALS CHANCE FÜR ENERGIEREICHTUM

Wir alle leben in Feldern, meist ohne uns dessen bewusst zu sein. In unserer Familie wurden wir als Jugendliche nie gefragt, ob wir studieren wollten, sondern gleich, was. Die erste Möglichkeit existierte damit bei uns gar nicht. Natürlich ist es sehr viel leichter, in solch einer Familie zu studieren als etwa in einer, in der bisher noch niemand studiert hatte. Das Feld war vorhanden und angebahnt, die Eltern betrieben ganz nebenbei und fast unmerklich Nudging, eine geschickte Variante von Mind Food, das heißt, sie machten es uns so einfach wie nur möglich, zu studieren. Wer dagegen als Erste(r) aus einer Familie studieren will, braucht viel mehr Energie, das Feld dafür aus eigener Kraft aufzubauen und zu bahnen. Erst gegen entsprechende Widerstände angehen zu müssen, verbraucht so viel Energie und Kraft. Andererseits kann diese Selbstverwirklichung aus eigener Kraft, in völliger Eigenregie und -verantwortung, auch viel Energie wecken und mobilisieren.

Fußballmannschaften haben in ihrem Stadion den sogenannten Heimvorteil. Da herrscht ihr Feld, und dort fällt es ihnen viel leichter, erfolgreich zu spielen. Das gilt sogar bis ins Tierreich. Die Wölfin hat vor der eigenen Höhle Bärenkräfte und kann wie eine Löwin kämpfen, wie es ihr fern der Heimat nicht möglich ist.

Ähnlich gibt es auch Felder von Energieüberfluss, aber auch -mangel. Wir haben da jeweils die (Aus)Wahl, können aber auch entsprechende Felder neu aufbauen (lernen). Wer Geldgeschäfte im Auge hat und auf diese Form von Energie aus ist, müsste entsprechende Geld-Leute kennenlernen. Er setzt sich besser ins Foyer des Kempinski-Hotels als in eine Jugendherberge.

Auf der Schattenseite wird das zum Kreuz bei der ärztlichen Aufklärungspflicht bezüglich Pharmaka und Operationen. PatientInnen am Abend vor der Operation die Vielzahl an möglichen

Komplikationen und Katastrophen in aller Ausführlichkeit zu beschreiben, erhöht die Wahrscheinlichkeit, dass sie eintreten, dramatisch. Bei der millionenfachen Verschreibung von Betablockern hat jeder Arzt die Wahl. Erwähnt er die seltene Möglichkeit erektiler Dysfunktion als Nebenwirkung und übersetzt das auch noch ins bekanntere Wort »Impotenz«, erntet er dieses Problem bei 30 (Prozent) von 100 Patienten. Unterlässt er es oder nuschelt unverständlich, sind es nur zwei (Prozent). Prof. Hartmut Schroeder hat das in einer wissenschaftlichen Versuchsreihe zweifelsfrei bewiesen. Die Auswirkung der Angst ist also bewiesenermaßen 15-mal stärker als die des Pharmakons.

Die Potenz von Angstfeldern ist schon seit ewigen Zeiten bekannt, wie folgende uralte und genaugenommen brandneue Geschichte verrät: Im Mittelalter geht der Bürgermeister einer Kleinstadt ans Stadttor und trifft dort den Tod, der ihm anvertraut, dass er sich hundert Seelen aus seiner Stadt holen muss. Der Bürgermeister erschrickt zu Tode, stürmt in die Stadt und warnt seine Bevölkerung laut und eindringlich vor dem nahenden Tod. Die Menschen stürzen sich sofort und aus Angst gleich freiwillig in einen Lockdown und verbarrikadieren ihre Häuser. Nach einer Woche sind schon weit über tausend von ihnen gestorben und der Bürgermeister beschwert sich wütend beim Tod und beschimpft ihn als Lügner. Der aber antwortet ruhig: »Ich habe mir die angekündigten hundert Seelen geholt, deren Zeit gekommen war, all die anderen hast du auf dem Gewissen.«

Diese Art des Felderbaus mag uns nach den Pandemiejahren besonders hart aufstoßen. Aber generell wird ein großes Problem deutlich, wenn sich Schulmediziner nur mehr zutrauen, ihre Vorsorgemaßnahmen und Impfungen mit Drohungen und Angstschüren durchzusetzen.

Die eigenen, ausschließlich auf die Vergangenheit bezogenen Früherkennungsmaßnahmen als Vorsorge, Prävention, Prophylaxe oder Vorbeugung zu bezeichnen, ist ebenfalls Mind Food, diesmal aus der Abteilung Renaming. Früherkennung ist zwar besser als Späterkennung, hat aber mit Vorbeugung grundsätzlich nichts zu tun. Letztere bezieht sich auf die Zukunft und zielt auf ein Verhalten, was die befürchteten Krankheitsbilder und Symptome von vornherein verhindert.

Atemfelder

Wer ein Feld von Energieüberfluss schaffen will, kann das etwa für Erfahrungen mit dem »verbundenen Atem« am besten an einem Ort, wo schon viele solcher Sitzungen stattfanden, mit durchschlagender, mitreißender und obendrein lauter Musik, die im Überfluss Energie bewegt. Da ist die »Leichte Kavallerie« von Franz von Suppè als Vorspann für Maurice Ravels »Bolero« sicher bestens geeignet. An anderer Stelle passen wiederum die »Brandenburgischen Konzerte« von Bach noch besser. Musik schafft Felder, und die Stimmung macht die Musik.

Aber auch Worte bauen Energiefelder auf. Wer vor einer solchen Atemsitzung von möglichen Komplikationen wie etwa Krämpfen spricht, wird diese geradezu heraufbeschwören. Erzähle ich aber von all den Wundern, die ich dabei schon erleben durfte, werden solche Wunder wahrscheinlicher.

Da ich persönlich als Christ an die Möglichkeit von Wundern nicht nur glaube, sondern davon weiß, konnte ich weit mehr erleben, als mir statistisch in meinen 45 Arztjahren zugestanden hätten. Mein Glaube hat ein Feld geschaffen, das PatientInnen nutzen konnten, um wider alle wissenschaftliche Erwartung doch zu genesen.

Um ein ideales Feld für eine wundervolle Sitzung mit dem »verbundenen Atem« zu schaffen, ist es hilfreich, nicht nur für die ideale Musik, sondern auch den besten Zeitpunkt zu sorgen. Am frühen Morgen liegt mehr Energie in der Luft, und Vormittage sind besser als Nachmittage und Abende. Diese bieten überhaupt nur Chancen auf wundervolle Erfahrungen, wenn ein ausreichender Mittagsschlaf vorausging. Am Morgen ist es ganz wichtig, gut ausgeschlafen zu haben. Generell sollten Schlafdefizite vorher (her-) ausgeschlafen sein. Am besten wäre eine Zeit besonderer oder sogar höchster Qualität zu wählen. Oder die vorgegebene Zeit in eine solche zu (ver)wandeln.

Die entsprechende offene Einstellung ist obendrein entscheidend für das entstehende Feld. Die *Motiv*ation, das innere Bild oder Motiv, prägt enorm und schafft ein Feld, das den Inhalt entscheidend bestimmt.

Felder für Liebesfeste

Wie für Atemfeste lassen sich selbstverständlich auch ideale Felder für Liebesfeste bewusst schaffen. Nirgends steht etwa geschrieben, dass diese für die Bereitstellung von Lebensenergie wichtigsten Feste immer am Abend stattfinden müssen. Am Übergang vom Tag zur Nacht, eben am Abend, liegt zwar das Abenteuer nahe, und im Dunkeln ist wohl auch gut munkeln. Aber ist das wirklich heute in der Moderne, wo der Feierabend längst zum Abendfrust verkommen ist, die beste Zeit?

Da sind die meisten modernen Menschen nicht mal mit der Arbeit wirklich fertig, sondern vor allem mit den Nerven und entsprechend müde. Es spricht also vieles für eine Matinee, wie Ähnliches bei Filmen und Konzerten genannt wird. Der Morgen könnte die beste Energie des Tages für die (erotische) Liebe und damit – nach den Erkenntnissen so ziemlich aller Traditionen und Religionen – das wichtigste Lebensthema.

Aber auch wenn eine(r) in der archetypisch weiblichen Nacht schon nicht schlafen kann, wäre es möglich, Partner zärtlich aus dem Schlaf in einen Liebestraum zu verwickeln, woraufhin beide – aller Wahrscheinlichkeit nach und von den entfachten Hormonen nach dem Orgasmus beruhigt – leichter in die Traumbilder der Seelen-Bilder-Welten hinübergleiten.

Wie beim »verbundenen Atem« könnte Musik einen wesentlichen positiven und Energie zutage fördernden und anregenden Einfluss bewirken. Da ist persönlichen gemeinsamen Geschmäckern Tür und Tor geöffnet.

Ein Film wie *Don Juan DeMarco* mit Johnny Depp, Marlon Brando und Faye Dunaway kann ebenfalls ein wundervolles Feld für ein entsprechendes Fest der Liebe aufbauen helfen. Er ist in *Hollywood-Therapie – was Spielfilme über unsere Seele verraten* ausführlich gedeutet. Alle bei der 7. Lebensbühne angeführten Filme des Buches kommen für diesen Liebesfeldaufbau infrage.

Natürlich können aber auch Räucherstäbchen, Duftkerzen oder Aromaöle ihren Beitrag leisten. Auch das gute Näschen oder den Riecher ins Liebesspiel zu bringen, macht Sinn. Und hier geht es tatsächlich um den für die Liebe wichtigsten Sinn. Nachhaltiger als das Aussehen ist doch, die/den Liebste(n) riechen zu können. Das zeigt natürlich auch bereits die über Jahrhunderte in Frankreich gepflegte Kunst der Düfte oder des Parfums, in der Kombination eigenen Duftes mit dem von Blüten. Diese lässt sich mit viel Energiegewinn auch außerhalb von Frankreich entwickeln, könnten wir doch natürlich überall wie Gott in Frankreich leben.

Dass entsprechende Aphrodisiaka ebenfalls Energiebeiträge zu Liebesfesten leisten können, ist hinlänglich bekannt. Es muss auch nicht zwingend in Geschmacklosigkeit wie den von

Giacomo Casanova empfohlenen Austausch lebender Austern von Mund zu Mund ausarten. Alle möglichen Früchte in ihren leuchtenden Farben und süßen Geschmacksvarianten können auf die Sprünge helfen, wie etwa die einschlägig beleumundeten Kirschen aus Nachbars Garten. Aufschäumender Champagner oder auch einfach Sekt ist schon wegen des Schaums eng mit der schaumgeborenen Liebesgöttin Venus-Aphrodite verbunden.

In den Orgien des Altertums, etwa im Dionysos-Kult oder im alten Rom zu Lukullus' Zeiten, waren die verschiedenen Formen der Sinnlichkeit und des Sinnengenusses verbunden, sinnliche Liebe, gutes Essen, berauschender Wein und alles im Überfluss. Manches Mal wurde gar mit der Pfauenfeder der Rachen gekitzelt, um wieder neuen Raum für neuerliche kulinarische Genüsse zu schaffen.

Felder für Zusammenhalt und Teilen

Folgt man dem niederländischen Historiker Rutger Bregman in seinem bahnbrechenden Buch *Im Grunde gut*, ist sicher, dass unsere Vorfahren, die Cromagnon-Menschen, ihre Entwicklungsvorteile auf Felder für Zusammenhalt und faires Teilen gegründet haben. Denn wie sonst sollten wir schließlich alle anderen Menschenarten so weit überholt und überflügelt haben? Über Kampf und Krieg kann es kaum geschehen sein. Die Neandertaler etwa waren stärker, hatten längere Extremitäten, damit bessere Hebel und somit stärkere Waffen. Aber Bregman findet Belege, die zeigen, wie sehr wahrscheinlich die Herauszucht von Freundlichkeit, die gute Zusammenarbeit und gerechtes Teilen Ausschlag gaben für den Entwicklungsvorsprung. Vor allem das Teilen allen Wissens, was das ganze Volk jeweils auf den letzten Stand brachte, sorgte für reibungslose Informations- und wohl auch Energie- und Zuneigungsflüsse, die uns so weit voranbrachten.

WEITERE ENERGIEQUELLEN

SCHWITZEN UND BEWEGUNG

Um die Schalen der Zwiebel zu säubern oder neue Räume im Körpertempel zu eröffnen und Transparenz einziehen zu lassen, wo vorher Dumpfheit war, ist auch regelmäßiges (leichtes) Schwitzen ein guter Weg. Damit ist der Schweiß gemeint, der bei moderatem Training im Sauerstoffgleichgewicht fließt, keinesfalls die Schweißausbrüche in der überhitzten finnischen Sauna, die nebenbei gesagt nicht so finnisch ist, wie ihr Name suggeriert. In Finnland wurden die ursprünglichen Saunen altmodisch beheizt, während die Besucher schon zu schwitzen begannen und dem Organismus Zeit ließen, sich der steigenden Temperatur anzupassen. Wer seinem Körper eine 95 °C heiße Sauna ohne Vorbereitung zumutet, erlebt einen Schweißausbruch gleichsam aus körperlicher Panik, um mittels Verdunstungskälte die Kerntemperatur von heute etwa 36 °C aufrechtzuerhalten. Diese Stressreaktion des Organismus ist keineswegs gesund.

Aber natürlich gibt es auch gesunde Formen des Saunierens, die Bio-Sauna mit rund 56 °C, die Schwitzgrotte mit 65 oder gar das alte römische Tepidarium mit 37 °C.

Aktives Schwitzen durch Bewegung ist in jedem Fall noch gesünder und fördert nebenbei das sanfte Entgiften über die Schweißabsonderung. Wer regelmäßig solche Schwitzeinlagen in seinen Lebensrhythmus einbaut und in den Tagesrhythmus integriert, tut sich etwas sehr Gutes. Er fördert seinen Grundumsatz und sorgt für Entschlackung und Entgiftung, zumal diese Art von Bewegung der unserer frühesten nomadisierenden Vorfahren entspricht. Die sind sicher nicht außer Atem auf Nahrungssuche gesprintet, sondern mussten sich langsam trottend im Sauerstoffgleichgewicht bewegen. Alles andere war energetisch gar nicht möglich.

ENERGIETIPP

Regelmäßige Bewegung, bei der man ins Schwitzen kommt, fördert die körpereigene Produktion von ATP, die Energieversorgung des Körpers. Man gewinnt also, auch wenn man durch Bewegung zunächst Energie verbraucht, allgemein an Energie und an Kraft. Durch die generell zunehmende Durchblutung wird aber natürlich nicht nur die Muskelkraft vermehrt, sondern auch die Hirnleistung aktiviert.

Generell sind wir gut beraten, uns auf althergebrachte und tief in unserer Entwicklungsgeschichte verankerte Rhythmen und Traditionen (zu)rückzubesinnen. Sie geben uns Halt und Sicherheit, sind eingespielt und oft wundervoll mit modernen Möglichkeiten kombinierbar.

Regelmäßige Bewegung im Sauerstoffgleichgewicht ist eine gute Möglichkeit, seine Energieversorgung anzuregen und abzusichern für zukünftige Zeiten. Erhöhte Anforderungen sorgen für die Nachproduktion von ATP, denn langsam steigende Herausforderungen vermehren die Neuproduktionsstätten der kleinen Akkus in den Zellkraftwerken der Mitochondrien. Insofern fördert Sport, der fordert, auch die Energieversorgung. Zuerst einmal verbraucht er natürlich ATPs, aber da diese dem neuen Anforderungsniveau entsprechend sofort nachgeliefert werden, steigt die Zahl der Zellkraftwerke zickzackförmig an, wie Sportler auch am Muster ihrer zunehmenden Kondition erkennen und spüren.

Mit regelmäßiger Bewegung im Sauerstoffgleichgewicht erhalten wir ein hohes Energieniveau. Mit langsam steigender Anforderung steigern wir es Schritt für Schritt. Das gilt für alle Muskeln vom Skelett über das Herz bis zu denen des Darmrohres. Jede Forderung ist zugleich Förderung.

Krafttraining fördert insofern die Muskulatur, Ausdauertraining Herz und Gefäße, ballaststoffreiche Ernährung die Muskeln des Darms, Gefäßtraining die der Arterien. Ideal ist natürlich, wenn die Bewegungsübungen obendrein Freude oder wenigstens Spaß machen. In diesem Fall sind sie so viel leichter durchzuhalten und gehen viel leichter von der Hand oder den Füßen.

Wenn ich an den Strand gehe, um im festen Sand in den auslaufenden Wellen zu rennen, habe ich Stöcke dabei, um die langen Rückenmuskeln und die der Arme zu beteiligen, kaue Kaugummi, um die Backenmuskeln der Masseter, der Kaumuskeln, zu fördern, und mache mir intensiv Gedanken zu einem spannenden und herausfordernden Thema, zu dem ich demnächst einen Vortrag halten darf. Anschließend notiere ich mir manchmal einige Stichworte zu diesem Anlass.

Körperliche Bewegung fördert insofern vor allem den Körper, aber über die generell zunehmende Durchblutung auch das Bewusstsein, geistig-seelische vorrangig Geist und Seele, was *Mind Food* noch weit über *Peace Food* stellt. Wo immer Bewegung ist, müssen Muskeln dahinterstecken, und die sind besser zu benutzen, weil im trainierten Zustand ungleich verlässlicher und belastbarer. Über die wichtigsten Muskeln des Körpers verfügt das Herz, die wichtigsten des Geistes das Gehirn.

ENERGIE DURCH REGENERATION

Guter Schlaf und regelmäßige Ruhe- und Regenerationsphasen unterstützen ebenfalls ein hohes Energieniveau, wie wir nach gutem Schlaf auch alle spüren. Man muss seine Zellkraftwerke schon mehr als erschöpft und richtiggehend geschädigt haben, damit Schlaf keine Regeneration mehr ermöglicht. Das macht regelmäßigen Mittagsschlaf so wichtig für einen guten, leistungsstarken Nachmittag und eine Regeneration an dessen Ende für einen erfüllenden Feierabend. Die übliche Energiekurve mit lediglich Nachtschlaf verfügt nur über einen Energiegipfel am Vormittag, der Mittagsschlaf verschafft einen zweiten und der Vorabendschlaf einen dritten. Folgende Tier-Analogie mag das verdeutlichen: Das einhöckerige Dromedar-Muster ist unser aller Minimum, das zweihöckerige Kamel-Profil ist schon karriereverdächtig, das dreihöckerige des Glücksdrachen schenken sich Glückskinder.

Das Auflösen eines Schlafdefizits wegen durchwachter Nächte in Trance-Tiefe gehört auch in diesen Bereich und wird später beim Kapitel Schlaf besprochen.

Nach längeren Phasen völliger Überanstrengung und geistig-seelischer Überforderung sind natürlich ebenfalls Zeiten der Erholung notwendig. Oft haben wir dann auch das Gefühl, einen Erholungsurlaub zu brauchen.

Das Ziel ist, sich wie neugeboren körperlich und geistig-seelisch regeneriert und erfrischt zu fühlen und wie zum Bäumeausreißen.

MITOCHONDRIEN MIT BIOHACKING OPTIMIEREN

Dieser schon gar nicht mehr so neue Trend kommt aus den USA und hat sich mittlerweile in Europa ziemlich etabliert. Er zielt nicht nur darauf, die Gesundheit zu verbessern, sondern sogar die Lebensspanne zu steigern. Diesbezüglich wurden mittlerweile verschiedene Technologien und Methoden entwickelt, von denen der bestinformierte mir bekannte Biohacking-Experte in diesem ganzen Bereich, Johannes Weiß, auch Absolvent meiner Ausbildung in »Integraler Medizin«, hier drei von mir ebenfalls erprobte vorstellt. Er betreibt eine Praxis mit oben erwähnten Möglichkeiten im Raum Wien. Ich kann ihn bestens als Experten im deutschsprachigen Raum empfehlen.

Der Human Regenerator – einmal aufladen, bitte

Mit der Cold-Atmospheric Plasma-Technologie lässt sich sehr einfach und durchaus spürbar im ganzen Körper die Energie erhöhen. Es reicht, sich eine Zeit in dieses große Bett zu legen und danach frisch und munter wieder aufzustehen, sehr ähnlich wie nach einer Nacht guten Schlafes.

Hierbei soll es zu einer messbaren Erhöhung des ATP in den Zellen kommen. Nachweislich sollen auch oxidativer Stress und Entzündungsbereitschaft im Körper sinken. Außerdem wird die Herzvariabilität (als Maß für die Entspannung) erhöht.

IHHT (Intervall-Hypoxie-Hyperoxie-Training)

Cellgym oder Zellgymnastik ist ein Höhentraining, das die Zellen resilienter macht.

Der Körper braucht Reize, um gesund zu bleiben: Hitze, Kälte, Hunger und vor allem zeitweise Hypoxie oder Sauerstoffunterversorgung. Genau das passiert, wenn wir hohe Berge erklimmen. Die Höhenmedizin ist schon seit den 1930er-Jahren bekannt und bewegt sich, wenn auch langsam, von Russland, woher auch die meiste Forschung kommt, Richtung Europa und USA. Bei der Methode des Intervall-Hypoxie-Hyperoxie-Trainings erleben Nutzer Sauerstoffunterversorgung und -überversorgung im Wechsel. Dadurch ergibt sich eine Art Qualitätsmanagement der

Zellkraftwerke, und alte und kranke Mitochondrien werden aussortiert und junge, gesunde gestärkt.

Das überzeugendste Modell ist der Grönlandwal, das zugleich langlebigste Tier der Welt mit bis zu 245 Jahren. Diese Walart nutzt ebenfalls diese Methoden und trainiert intermittierend Hypoxie. Aus wissenschaftlicher Perspektive scheint das auch der Grund zu sein für seine robuste Gesundheit und Langlebigkeit.

Photobiomodulation – es werde Licht in unseren Zellen

Unsere Zellen brauchen Licht, um zu funktionieren, vor allem Rotlicht und Nah-Infrarotlicht. Da wir uns immer weniger in der Sonne aufhalten und zu wenig genießen, mangelt es meist an diesem guten und notwendigen Licht. Um diese Defizite auszubalancieren, gibt es mittlerweile moderne Geräte, die die Mängel messen und ausgleichen können. Neben der gesteigerten Energieproduktion in den Mitochondrien kommt es zu vielen anderen Vorteilen wie verjüngter Haut, tieferem Schlaf und erhöhter körperlicher und geistiger Resilienz. Dieses System ist als einziges der erwähnten auch preislich für zu Hause geeignet.[7]

ENERGIEGEWINNUNG DURCH INNEHALTEN

Innehalten ist in unseren hektischen Abläufen von zentraler Wichtigkeit, um inneren Halt und Inhalt zu finden. Innehalten führt zu innerer Ruhe und letztlich Stille, und diese wiederum bringt uns der Einheit und Allverbundenheit näher und damit der Quelle unbegrenzter Energie – jener Kernkraft, die in Analogie in jedem Atomkern schlummert und mit der Kernspaltung freigesetzt wird.

Diese Kern- oder Core-Energy steckt auch in jedem von uns, wie das Beispiel von Gurdjieff schon eingangs offenbarte. Solche Energiephänomene erleben wir nur noch sehr selten in einer Welt, die damit gar nicht mehr rechnet. Sie ist im Spiel, wo eine Mutter einen tonnenschweren Lastwagen anhebt, unter den ihr Kind geraten war.

Natürlich kann sie das anschließend in einer Talkshow mit dem gleichen Modell von Lastwagen nicht wiederholen. Dazu braucht es schon die seelische Ausnahmesituation mit ihrem bedrohten Kind.

In der Tiefe unserer Seele steckt eine unvorstellbare Energie, und unser Bewusstsein hat entsprechende Kraft, vor allem, wenn Letzteres sich völlig leeren kann. Karl Valentin sagte einmal: »Ich bin dann mal in mich gegangen, war aber auch nichts los.« Das ist natürlich witzig gemeint, aber doch eine sehr oberflächliche Betrachtungsweise. Denn wo wirklich nichts mehr los ist, wächst mit der Leere eine enorme Kraft und Großchance. Das Nichts der Gedankenleere beinhaltet ungeheure Energie. Allerdings neigen wir heute dazu, uns dermaßen mit Arbeit und Ablenkungen zuzuschütten, dass Innehalten im wahrsten Sinne des Wortes auf der Strecke bleibt und diese Energie der Leere oder Erleuchtung kaum noch zutage tritt und entsprechend selten zum Tragen kommt. Die westliche Lebensart verhindert diese Entwicklung geradezu zielsicher, in der indischen Kultur ist sie dagegen häufiger anzutreffen. Diese ungeheure Energie ist wohl auch der Grund, warum so viele Menschen so viel Angst vor dieser großen inneren Stille haben.

Das große Erlebnis dieser überwältigenden Kern-Energie mag weit von uns weg scheinen, aber es gibt genug Vorstufen auf dem Weg dorthin und zu letztem Innehalten: Ausdrücke wie Muße, Kuscheln, die skandinavische Variante von Gemütlichkeit, Hygge, Belohnungsschlaf und Glück(seligkeit) und viele andere mehr.

Zu all dem tragen Neurotransmitter bei, möglicherweise auch einige noch unentdeckte, die nur noch nicht im Mittelpunkt unseres Interesses stehen, aber die wir schon hervorlocken können. »Einfach sein« müssen wir erst lernen auszuhalten. Innehalten können wir lernen, wenn wir nur die Angst verlieren. Davor ist wichtig, sie erst einmal in unserer Tiefe kennenzulernen, wozu das Buch *Angst frisst Seele* anleitet.

ALLROUND-REGENERATION

Viele kennen die Erfahrung, wie sehr uns vollkommene Massagen nicht nur körperlich berühren, sondern auch seelisch erheben können. Wir fühlen uns dann wie frisch aus dem Ei geschlüpft. Zu meinem 50. Geburtstag bekam ich von einem befreundeten Masseur eine Tibetan Pulsing Massage geschenkt. Dabei wird man mehr pulsiert als massiert und so insgesamt in Schwingung gebracht. Diese Geburtstagserfahrung war sehr speziell, ich geriet rasch in immer tiefere Trance und gewann den Eindruck, mein ganzer Körper – innen wie außen – gerate in Vibration. Ich wünschte mir, dieses Wunder möge nie aufhören.

Als ich von diesem unvergesslichen Ausflug in andere Dimensionen allmählich wieder auftauchte, erkannte ich das Geheimnis. Mein Masseur hatte nicht nur seine Partnerin, sondern auch noch ein befreundetes Paar dazu eingeladen, und so hatten mich gleichsam heimlich und bis zum Ende unbemerkt acht Hände in andere Ebenen gewiegt und vibriert. Dieses Erlebnis vergaß ich tatsächlich nie mehr. Es blieb mir immer irgendwie als Ziel von Massagemeditation im Körper gespeichert.

Als ich viele Jahre später meine erste Sitzung auf dem Brainlight-Sessel erlebte, tauchte diese Erfahrung sofort blitzartig wieder auf und wurde mir zum plötzlich realisierbar erscheinenden Ziel, das ich mithilfe der Brainlight-Freunde verwirklichen, ja noch übertreffen wollte.

Heute bin ich dankbar und froh, wie engagiert Jochen Hufgard, der Entwickler der Brainlight-Systeme, mit dem immer neuesten Know-how und ebenso aktueller Hardware aus der mir fremden Computerwelt auf meine Wünsche und Ideen einstieg und sie mit genialen Musikern und Programmierern realisierte.

Auf diesem Weg einen so großen Schritt weitergekommen zu sein, macht mich glücklich. Inzwischen wurde in TamanGa ein ganzes Brainlight-Studio eingerichtet, und ambulante Brainlight-Mobil-Einheiten kamen dazu, womit sich diese Erfahrungen in die Hängematten im großen Grün von Mutter Natur in unseren Buchen-Dom verlegen lassen oder auf die Schwingwiegen – überall im Lebensgarten TamanGa.

Tatsächlich bin ich überzeugt und weiß, dass die Lebensenergie aus Mutter Natur zu uns kommt und in unserer eigenen Natur zu Hause ist. Insofern ist die Natur nicht zufällig meine andere große Leidenschaft als Arzt. Aber warum nicht daneben modernste Technik nutzen auf dem Weg zu Gesundheit und sogar letzten spirituellen Zielen?

Der einfachste Einstieg in Entspannung und Regeneration, aber auch Meditation und spirituelle Exerzitien ist für mich die »geführte Meditation«, eine uralte Tradition – auch in unserer Kultur.

Seit Anfang meiner Arbeit vor 45 Jahren spreche ich »geführte Meditationen« für meine PatientInnen und mich – am Anfang auf Tonbänder, dann auf Kassetten, danach auf CDs und schließlich ins Netz – insgesamt sind es weit mehr als Bücher und auch das waren schon viel-und-80.

Diese einfache Meditationsform eröffnet die Chance, sich die Seelen-Bilder-Welten als Gegenpol zum Intellekt zu erschließen. Von spirituellen Musikern extra dazu komponierte Musik ergänzt die Erfahrung bei Brainlight wundervoll in Kombination mit allen heute verfügbaren Audio-Techniken.

Inzwischen sind wir da noch unglaublich viel weitergekommen. Schon vor Jahrzehnten begann die Harmonisierung unseres Gehirns über das Ohr mittels Hemi-sync und binauralen Tönen, um die Gehirnwellen zu synchronisieren. Tatsächlich hatten wir schon in den 1980er-Jahren bei der Transzendentalen Meditation (TM) herausgefunden, wie Gipfel- oder Peak-Experiences mit dieser Gehirnhälften-Synchronizität zunehmen. Solche Erleuchtungserlebnisse sind das größte überhaupt denkbare Energieerlebnis, von dem wir lange zehren und das wir nie mehr vergessen.

Der nächste Schritt zu noch mehr Synergien war die zusätzliche Beeinflussung unseres Gehirns über unsere Augen und entsprechend komponierte Lichtblitze beziehungsweise eine neue Art von mit Computern programmierter Lichtsymphonien, die mit den akustischen Kompositionen und meinen gesprochenen Texten in Einklang gebracht beziehungsweise verbunden wurden.

Der absolute Clou aber war der nächste Schritt, die Verbindung mit speziellen computergesteuerten Sesseln aus aller Welt, vor allem aber aus Taiwan, die das Erlebnis vermitteln, von vielen Händen gleichzeitig massiert zu werden im Sinne von Shiatsu, und all das in Einklang und Harmonie mit der gesprochenen Meditation, der begleitenden Musik- und Lichtsymphonie. Ich bin auch ein wenig stolz, als Erster diesen Schritt in die Synergie zwischen Massage, Tönen, Lichteffekten und heilenden Geschichten beziehungsweise Meditationen gewagt zu haben. Das Ergebnis war überraschend wundervoll. Synergien belegen am schönsten, wie viel mehr das Ganze ist als die Summe seiner Teile.

Heute haben wir fünf solche Zaubersessel in TamanGa und einen in der Praxis meiner Partnerin, da ich selbst noch immer einer meiner besten Kunden bin. Tatsächlich sind die Sessel inzwischen aber auch ein ziemlicher Magnet für immer mehr Gäste in TamanGa. Längst gibt es in Mateja eine eigene Betreuerin. Und die Entwicklung geht selbstverständlich weiter. Der Schlüssel zum Erlebnis der Lebensenergie wird auch immer leichter nutzbar. Uns ist so wichtig, in TamanGa einen Ort frei von WLAN-Wellen-Salat zu haben, aber wir lieben es auch, für einzelne Meditationen die besten, modernsten Hilfen zu haben, um Entspannung und Lebensenergie gemeinsam zu erleben.

ENERGIEMANGEL

DURCH ARBEITSÜBERLASTUNG

Nach Jean-Jacques Rousseau war der größte Fehler der Menschheit ihr Sesshaftwerden. Solange unsere Vorfahren als Nomaden ihr Auskommen im Wandern fanden, war Besitz nur beschwerliche Last und wurde deshalb wohl auch aufs Minimum begrenzt. Er war mühsam und abwechselnd von den verschiedenen Gruppenmitgliedern mitzuschleppen. Erst die Sesshaftigkeit erleichterte und förderte persönlichen Besitz. Seitdem erfreut er sich ständig wachsender Beliebtheit. Betrachten wir wieder die eine Stunde Menschheitsentwicklung, wird Besitz erst in den letzten Sekunden überhaupt zum Thema, dann aber gleich zum alles entscheidenden und bestimmenden.

Erst in unserer Zeit wurde die Anhäufung von Besitztümern eine Art Volkssport. Manche Menschen raffen Geld und materielle Güter zusammen, die für viele Inkarnationen reichen, obwohl sie nur an eine glauben. Bei den meisten entwickelte sich geradezu eine Art Besessenheit von Besitz. Die damit einhergehende Raffgier wurde zur Bedrohung des Allgemeinwohls. Bereits Gandhi sagte, es gebe genug für alle, nur nicht für die Gier aller. Die Heilige Hildegard von Bingen bezeichnete Habsucht neben Eifersucht als schwerste unter den Süchten oder Krankheitsbildern der Menschheit. Und tatsächlich ruiniert Letztere so viele Beziehungen und erstere bedroht uns alle ständig. Seit unserer Sesshaftigkeit entwickelt sich eine zunehmende Kluft zwischen wenigen, die immer reicher, und vielen, die immer ärmer werden. Alle Bestrebungen, dem entgegenzuwirken, wie etwa die der Nord-Süd-Kommission, geleitet von so gutwilligen Politikern wie Olof Palme und Willy Brandt, scheiterten kläglich am zweitwichtigsten der Schicksalsgesetze, dem der Resonanz. Der bayerische Volksmund bringt das wie schon erwähnt ebenso ordinär wie knapp auf den Punkt mit dem Spruch: »Der Teufel scheißt immer auf den größten Haufen.« Das will sagen, Geld will zu Geld, oder: Die Reichen werden immer reicher und die Armen immer ärmer.

Das lässt sich auch auf ganze Länder ausdehnen. Unsere reichen Industrienationen werden unter schwerer Schufterei ihrer Bürger immer reicher, die Bewohner immer weniger und immer älter, während die der armen Länder immer ärmer werden, ihre Menschen immer jünger und immer mehr. Dass sich solche Diskrepanzen bisher ausnahmslos unter ziemlichem Kampf und Schmerz ausgeglichen haben, könnten wir der Geschichte mit ihren Völkerwanderungen und Verdrängungskriegen entnehmen.

Die österreichische Dichterin Ingeborg Bachmann sagte so treffend, die Geschichte sei eine wundervolle Lehrerin, nur fände sie keine Schüler. Das ist bis heute so geblieben. Aus der persönlichen Geschichte könnten wir als Einzelne ebenfalls lernen, indem wir sie Schicht für Schicht durchschauen und aus Fehlern Fehlendes, aus Ent-täuschungen das Ende von Täuschungen lernen. Insbesondere könnte uns der schon erwähnte, so ungeheuer lebenskluge Ausspruch von Groucho Marx inspirieren, unser Leben sei viel zu kurz, um alle Fehler selbst zu machen. Das ist auch durchaus unnötig. Wir alle lebten so viel besser, würden wir auch aus Fehlern anderer lernen, von den eigenen ganz zu schweigen.

Der südafrikanische Anthropologe Prof. James Suzman kam in seinem Buch *Sie nannten es Arbeit* lange nach Rousseau zum gleichen Schluss, dass nämlich der Mensch keineswegs für die Schufterei der Moderne geschaffen sei, sondern an ihr leide und sie seine Lebensqualität und inzwischen sogar die -quantität reduziere. Beides ist auf den schrägen Umgang mit Lebensenergie zurückzuführen.

So viele sind heute so früh fertig mit ihren Nerven und ihrer Lebensenergie und nicht wenige in den modernen Industrienationen geradezu lebensmüde. Wem fiele da nicht der östliche Mythos der Schicksalsgöttinnen ein, die die Atemzüge zuteilen, abzählen und uns zurückholen, sobald sie verbraucht sind. Wer durchs Leben hetzt und vor lauter Arbeit zu leben vergisst, ist besonders früh damit fertig. Was für ein dummes Lebenskonzept.

Die Sterbeforscher hören heute weltweit und sogar von indigenen Menschen auf dem Totenbett an erster Stelle die gleiche Klage: Sie bereuen überwiegend ihr nicht gewagtes Leben und versäumt zu haben, ihr eigenes Leben zu riskieren.

Nicht nur Deutsche, die mit ihrem Mantram und Abschiedswunsch »Hoffentlich geschieht nichts!« oder »Hoffentlich passiert nichts!« sich und anderen die Chance nehmen, Neues, Spannendes, Herausforderndes und entsprechend Förderndes zu erleben, sind betroffen, sondern buchstäblich alle Menschen aller Kulturen. Wer mit solch einem Mantram auf Lebensreise geht, wird fast selbstverständlich das eigen(tlich)e Leben versäumen. Da er von der Zukunft offenbar immer nur Schlechtes erwartet, hofft er wohl, dass gar nichts passiert, sie einfach nicht eintritt. Das führt zu der beeindruckend lebensverneinenden Einstellung, bekanntes Elend zukünftigen Chancen vorzuziehen.

Während des Lebens wirkt das – überspitzt ausgedrückt – wie ein langsames Sterben bis Ende 30, um sich dann erst mit Mitte 80 eingraben zu lassen.

Die Chance, dieser Falle zu entkommen, liegt darin, sich das Leben zu nehmen, im Sinne von: es wirklich anzunehmen und gerade nicht im Suizid wegzuwerfen, sondern zu wagen. Es beginnt damit, sich Zeit zu nehmen, das Leben in all seinen Aspekten bewusst zu erleben, Achtsamkeit in seine Tage einzuladen, immer wieder zu verweilen, um zu regenerieren und sich zu erholen und die beiden Seiten der Medaille kennen und schätzen zu lernen. »Und war der Tag nicht dein Freund, so war er dein Lehrer!«

Im Innehalten lässt sich am leichtesten Inhalt finden. Inhalt beeinflusst die (Lebens-)Form, so wie auch diese den Inhalt. Aus dem Inhalt entwickelt sich Sinn. Dazu beitragen kann bewusste Sinnlichkeit, ein Leben, das allen Sinnen gerecht wird und dessen archetypisch weibliche Seite sich mit der archetypisch männlichen vereint: das Schauen mit dem Sehen, woraus sich Lebensschau und Weltanschauung ergibt; das Horchen mit dem Hören und die Chance, der inneren Stimme und der des Gewissens zu ge-horchen; den Riecher und ein Näschen, um nicht nur Gefahren zu wittern und geradezu zu riechen, sondern auch den Duft der großen weiten Welt und ihrer Schönheit zu genießen.

Die Sinne können uns zur Sinnlichkeit führen. Alle Sinnesorgane wollen erweckt werden und tragen jedes für sich zur (Selbst-)Verwirklichung bei. Sind die Augen mit Licht erfüllt, kommen wir der Erfüllung einen großen Schritt näher, und es entwickelt sich eine umwerfende Schau, die mit dem alltäglichen Sehen nur noch wenig gemein hat.

Öffnen sich unsere Ohren der Sphären-Harmonie, kommt alles Leben in Einklang, und wir erleben einen weiteren Aspekt unserer Allverbundenheit. Wird unsere Nase zum Näschen, wittern wir nicht nur Gefahren, sondern auch den Duft des Partners und der großen weiten Welt, deren zentraler Teil wir sind, und erleben, wie der Makrokosmos Erde ein großer Spiegel unseres eigenen Mikrokosmos ist. Wie der Duft wird sich auch unser Geschmack der nächstfeineren Ebene anpassen, und wir schmecken Frau Welt und (er)leben unsere Rolle in ihr.

Aber nicht nur jedes Sinnesorgan bringt uns so weiter zu uns selbst, auch alle anderen Organe verlangen ihr Recht. Jedes hat seinen Sinn und will ihn (er)leben.

Bruder David Steindl-Rast hat diesen Gedanken, den Sinn des Lebens zu finden, weiter und bis zum Ende ausgeführt, wenn er sagt: »Nur durch die Liebe finden wir Sinn. Wenn wir in Liebe aufgehen, werden wir Sinn.«

Ein wunderbarer Einstieg ins Innehalten und Ausruhen kann sich durch Meditation und den Atem und vor allem den »verbundenen Atem« erschließen. Denn der lange Atem der SiegerInnen trägt uns am nachhaltigsten durchs Leben. Er ist als wesentliche Energiequelle noch ausführlich zu untersuchen.

DURCH TOXISCHE BEZIEHUNGEN

Hier entsteht ein immer rascher wachsendes Problemfeld. Es gibt geradezu Modewellen von Psychoproblemen. War über Jahre sexueller Missbrauch in aller Munde, folgte darauf eine Welle von Borderline-Symptomatik, gefolgt von (Re)Traumatisierung und Narzisstischer Störung. Und alle diese Syndrome sind real. Tatsächlich werden entsetzlich viele Kinder missbraucht, viele in allen Altersklassen traumatisiert, und nicht wenige Menschen entgleisen phasenweise psychotisch.

Narzissmus ist in einer heute sehr narzisstischen Welt alles andere als ein seltenes Problem. Immer mehr Menschen sehen andere als Objekte nur noch im Hinblick darauf, inwieweit sie sie für ihre Bedürfnisse (be)nutzen können. Narzissten sind – dem Mythos des in sich selbst verliebten Narziss entsprechend – ziemlich frei von Empathie beziehungsweise Mitgefühl. Alles dreht sich um sie selbst, so intensiv, dass ihnen selbst schwindelig wird und sie nicht mehr klar sehen und ihre Situation durchschauen. Sie können sich fast gar nicht in andere einfühlen. Dafür ist ihre Empfindlichkeit enorm hoch und geradezu sprichwörtlich.

Unfähig, irgendeine Form von Kritik konstruktiv anzunehmen, neigen sie aber dazu, ihrerseits andere zu entwerten und richtiggehend herabzusetzen. In der besonders bösartigen Form leben Narzissten davon, andere kleinzumachen, um selbst wenigstens ein wenig größer zu erscheinen, wobei sie – einmal durchschaut – auf die meisten nur noch erbärmlich wirken.

Ihre Egozentrik ist so nervig für andere, dass die gern das Weite suchen. Aber manchmal kommt jemand nicht rechtzeitig weg. Vom Energiegesichtspunkt aus wäre es ausgesprochen wichtig, sich von Menschen rasch zu lösen, die einem durchgehend nicht guttun. Es ist verkehrt, in bekanntem Elend zu bleiben, weil man sich vor neuen Chancen fürchtet. Das heißt, es gilt, Mut bezüglich notwendiger Trennungen zu entwickeln.

Vom energetischen Gesichtspunkt sind Narzissten, aber auch die meisten anderen Neurotiker richtiggehende Energiefallen, denn ihre Fähigkeit, andere über raffinierte Manipulation zu binden und geradezu zu fesseln, ist sprichwörtlich.

Eine entscheidende Frage ist nicht, was empfinde ich gegenüber dem Narzissten, sondern wie lässt er mich fühlen. Hat er die Fähigkeit, dich ständig schlecht fühlen zu lassen, such das Weite und zieh dich nachhaltig und konsequent zurück. Oder pauschaler: Alles, was dir Energie raubt, und sei es auch ein geliebter Mensch, lass los.

DURCH GELD ALS MODERNE ENERGIEWÄHRUNG

Während ATP im Organismus für Energie sorgt, ist in allen möglichen anderen Bereichen das (liebe?) Geld das Schmiermittel. Die Frage »What makes the world go round?« lässt sich immer mehr mit dem Wort »money« beziehungsweise »Geld« beantworten, um das sich so ziemlich alles dreht, auch diese ganze Welt mit ihrer ständig weiter an Macht gewinnenden Geld-Welt-Religion.

Ursprünglich dem Austausch dienend, hat uns Geld immer mehr in seinen Schatten verführt. Wer als Schreiberling ein Regal für seine Bücher braucht, ist froh, wenn Geld die Vermittlungsrolle übernimmt, falls der Schreiner nicht im Austausch für seine Arbeit Bücher will. Aus der Zeit, wo die Vermittlung solchen Handels seine Hauptrolle war, stammt wohl der Ausdruck »das liebe Geld«. Inzwischen ist es aber weit über diese Vermittlerrolle hinunter in den Machtbereich abgestürzt. Laut der Organisation Attac dienen mittlerweile über 90 Prozent der Geldflüsse rund um den Globus der Machtausübung, der Manipulation und Spekulation statt dem Handel.

Als Psychotherapeut habe ich aus der Erkenntnis, dass Geld praktisch nie Glück, sondern höchstens Zufriedenheit mit sich bringt, aber dafür sehr oft sehr nachhaltiges Unglück, das Buch *Die Psychologie des Geldes* geschrieben.

Die Ähnlichkeit von Geld und Energie wird schon über die Sprache deutlich. Die Geldflüsse sind die Energieflüsse der Wirtschaft. Ein flüssiger Mensch ist jemand, der sein Geld in Fluss hält, wie ein vitaler seine Lebensenergie.

Die Geheimnisse des Geldes sind tatsächlich banal und – aus meiner nur beschränkt kompetenten Sicht – auf drei wesentliche zu reduzieren:

1. Es gibt kein herrenloses, gleichsam frei verfügbares Geld. Alles Geld gehört immer schon jemandem. Wer Geld haben will, muss es immer jemand anderem ab- oder wegnehmen. Wer sich dazu zu schade ist, darf natürlich arm bleiben, sollte sich dann aber nicht darüber beklagen. Man muss das Geldspiel

nicht spielen, aber wer nicht will, wird damit selbstverständlich auch keine Erfolge haben. Er sollte sich nicht beklagen, dass andere es erfolgreich spielen.

Das Märchen von den Sterntalern meint etwas ganz anderes: Wer alles aus Nächstenliebe weggibt oder teilt, für den wird der Himmel sorgen. Aber dieser sorgt natürlich nicht für die Spielverweigerer und -verderber.

Und auch hier wirkt – wie überall – das Gesetz der Polarität. Es gibt also anständige erlöste und unanständige unerlöste Methoden des Gelderlangens. Ersteres geschieht, wenn man etwas anzubieten hat, wofür andere gern bezahlen und den Preis auch als fair empfinden. Letzteres ist der Fall, wenn man jemanden beraubt, betrügt, übers Ohr haut oder über den Tisch zieht. Für die Seele ist eindeutig und unbedingt erstere Version zu empfehlen, denn wenn auch letztere leichter erscheint und manchmal sogar verlockender, ist doch nach dem Karmagesetz des Ostens immer für solche Übergriffe zu bezahlen. Oder in der westlichen Fassung: Die sogenannten Leichen, die man im Keller verschwinden ließ, drängen irgendwann wieder ans Licht. Je später das geschieht, desto schlimmer, schon, weil die ganze Zeit über eine gewisse berechtigte Angst besteht, dass es geschieht beziehungsweise auffliegt.

2. Geld hat wie alles andere auch nicht nur den Aspekt Quantität, sondern auch den der Qualität, auch wenn Letzteres, sehr zu unserem Schaden, inzwischen fast gänzlich unter den Tisch fällt. Wäre die Qualität nicht im Spiel, ergäben Worte wie Schwarzgeld, Blutgeld, Lösegeld oder Erbschaftsgeld gar keinen Sinn. Oft verraten die Ausdrücke für Geld schon, welcher Herkunft es ist. Das Honorar (von lateinisch honor/honoris = Ehre, Ehrung, Amt, Ansehen) hat mit Ehre zu tun, Verdienst

mit dienen, Lohn muss sich lohnen, Gehalt braucht Gehalt, Salär kommt vom Salz (des Lebens), Einkommen muss hereinkommen.

Es gibt also gutes und schlechtes Geld, wie folgende Geschichte belegen mag: Alle Bauern eines Dorfes hatten ihre Felder schon stillgelegt und die Landwirtschaft aufgegeben, da die EU dafür mehr zahlte, als die Bearbeitung einbrachte. Nur ein alter, schon sehr rheumageplagter Kleinbauer quälte sich völlig beratungsresistent weiter. Vielfach wurde er belehrt und sogar bedrängt, endlich seinen Hof aufzugeben und das EU-Geld für die Stilllegung anzunehmen. Er hörte sich das wohl immer an, aber am Ende sagte er jeweils lapidar: »Na, dös ka koa guts Göld sei.« Die Arbeit seiner Vorfahren aufzugeben und dafür Geld zu kassieren, empfand er als unangemessen und dafür erhaltenes Geld als ungut. Damit stand er jedoch allein da, und mit ihm ist diese Haltung im Dorf inzwischen ausgestorben.

Geld hat also wie alles andere auch Qualität. In gut vierzig Arztjahren habe ich tatsächlich niemanden kennengelernt, der mit Spekulationsgeld glücklich geworden wäre. Viel hängt aber natürlich auch von der eigenen Bewertung des Geldes ab.

Das einzige professionelle Callgirl, das ich behandeln durfte, vertraute mir an, sie kenne keine Kollegin, die mit dem solcherart als Liebesdienerin verdienten Verdienst glücklich geworden sei und sich ihren Traum erfüllt hätte. Der sei bei fast allen ziemlich gleich. Ziel sei, am Ende ihrer Tätigkeit ein Reinigungsritual zu absolvieren und dann ganz bürgerlich glücklich zu werden. Stattdessen galt meist: Wie gewonnen, so zerronnen. Sie brächten das Geld rasch wieder durch für absurde Aktionen oder gar Männer im Zuhältermodus.

Ihre eigene Therapie verlief sehr erfolgreich. Nachdem sie anfangs eine geschlagene Woche brauchte, um ihren Therapiegrund überhaupt zu benennen, war ihr Selbstbewusstsein gegen Ende der vierten Woche Schattentherapie deutlich gestiegen. Sie teilte mir mit, sie verstehe nun, was ich meinte, nämlich, dass wir beide unsere, wenn auch unterschiedliche, Zuwendung stundenweise verkauften. Nur würde ich – in ihren Augen – so schlecht bezahlt.

3. Muss Geld Geld verdienen? Das scheint ein ungeschriebenes Gesetz in Zeiten des Kapitalismus zu sein, das sich im heute herrschenden Neo-Kapitalismus noch immer weiter verschärft. Wo aber Geld so angelegt werden muss, dass es maximal verdienen beziehungsweise Rendite erwirtschaften, sich also rentieren muss, ist sein Weg vorgezeichnet. Dass es für die Rente rentieren soll, mag noch verständlich sein, aber funktioniert das auch? Die an Geld Reichen können zumeist ihr Geld gar nicht mehr ausgeben in der oft kurzen Zeit nach dem Arbeitsleben.

Wo Geld um jeden Preis Geld verdienen muss, macht es kaum Freude und bringt nur weiteres Geld, das das Geldproblem verschärft. Denn je mehr es wird, desto mehr Bewachung und Sorge erfordert es. Und wenn Geld auch nicht glücklich macht, so macht sein Verlust doch oft sehr unglücklich, so sehr, dass sich schon viele ausgerechnet deshalb umbrachten. Geld ist also mit großer Vorsicht und Achtsamkeit zu genießen. Zwar kann es nicht glücklich machen, höchstens zufrieden, aber doch sehr unglücklich. Und die Zufriedenheit hat auch enge Grenzen, denn wirklichen inneren Frieden kann Geld auch nicht schaffen.

Die große Frage, um mit Geld Frieden zu schließen, ist doch: Muss Geld wirklich, solange man selbst noch welches verdient, weiteres Geld verdienen? Es könnte doch auch ausgegeben werden, für Dinge oder Projekte, die erfreuen, die Lebensgeister wecken und anregen, die Seele nähren oder einfach Freude oder vielleicht auch nur Spaß bringen.

Persönlich habe ich einige Erfahrung mit unsinnigen Geldanlagen, selbst völlig unsinnigen im Sinne der kapitalistischen Logik. Das Heilkundezentrum in Johanniskirchen hat sich in diesem Sinn viele Jahre gar nicht rentiert, aber doch sehr gelohnt. Oder, anders ausgedrückt, eine Psychotherapiestunde hätte unter dem Gesichtspunkt der Rentabilität mehr als das Doppelte kosten müssen. Aber dann hätte sie sich wohl kaum noch ein Normalsterblicher leisten können. Es hat sich also nicht gerechnet, wie die Geld-Leute, sogar die vom Finanzamt, befanden. Aber wir haben es einfach nicht gerechnet. So musste es sich nicht rechnen. Trotzdem haben viele PatientInnen Heilung oder wenigstens Besserung ihrer Beschwerden gefunden. TherapeutInnen haben ihre Familien gut ernähren können mit einer Arbeit, die ihre Seelen nährte. Und wir hatten große Freude, einen Lebenstraum zu verwirklichen, und diese hält bis heute an. Ganz ohne Berechnung im doppelten Sinn, aber mit viel Genugtuung und (Lebens-)Freude. Geld, das sich nicht rechnet, kann sich also wundervoll lohnen und sich selbst und andere erfreuen und durch entsprechende Möglichkeiten, die es eröffnet.

In TamanGa war es ganz ähnlich. Alle Freunde, die etwas von Geld verstanden, rieten mir dringend davon ab, mit dem Hinweis, dass es nicht funktionieren könne, sich niemals rechnen würde und noch nie und bei niemandem in ähnlicher Situation gerechnet hätte. Und sie hatten recht, das hat es auch, jedenfalls die ersten zehn Jahre, nicht getan. Unter dem Geldgesichtspunkt war es eine eindeutige Fehlinvestition. Es gab keinerlei Rendite, im Gegenteil musste ich es immer querfinanzieren, allerdings mit Geld, das ich ebenfalls mit Freude verdiente durch

Bücherschreiben und mit Seminaren und Ausbildungen, die mir und vielen anderen wiederum Freude machten. Es hat mir aber viele unschätzbare Erfahrungen eingebracht, etwa, dass ich völlig ungeeignet als Hotelier bin. Niemals habe ich die alte Weisheit »Schuster, bleib bei deinen Leisten« deutlicher spüren dürfen. Aber es war auch so eine Freude, die alten verfallenen Gebäude wieder auferstehen zu lassen, den (Lebens-)Garten wachsen und so viele Gäste über sich hinauswachsen zu sehen und nichts weniger als sich selbst zu finden oder sich selbst doch wenigstens nahezukommen. Und noch vieles mehr – etwa in der Zeit finanzieller Schwierigkeiten die Zahl der Freunde schwinden zu sehen, aber vor allem auch gänzlich unerwartet zu erleben, wie Jürgen Fliege, den ich im Wesentlichen von seinen Fernsehtalkshows kannte, mir anbot, bis zum letzten Hemd mit mir zu teilen. So erfuhr ich durch ihn, dass Freundschaft beim Geld nur aufhört, wenn es nie eine war.

Es hat sich also durchaus gelohnt, diesen – aus Finanzsicht – großen Fehler zu begehen und mir auch diesen Lebenstraum noch zu erfüllen, ein optimales Seminar- und Gästehaus zu verwirklichen. Eines, das allen meinen und vor allem den Bedürfnissen meiner SeminarteilnehmerInnen entspricht, und es weiter ohne Berechnung auszubauen und zu verbessern, wie es jetzt mit einem wundervollen Team unter der Führung meiner früheren Partnerin, die sich zu einer besten Freundin entwickelt hat, geschieht.

Und sind wir ehrlich: Wer mag schon berechnende Menschen? Solche, die jede Situation und jeden Menschen nur danach einschätzen, was sie aus ihm herausholen können? Ich kenne niemanden.

Warum verhalten wir uns dann aber immer berechnender? Eine berechnende Lebensweise ist keineswegs weise, sie untergräbt unsere Lebensenergie und bringt statt Lebensfreude diese hässliche, berechnende Art ins Leben, die andere Menschen nur noch als Objekte sieht unter dem Gesichtspunkt, was sie einem (ein)bringen können – in finanzieller Hinsicht. Das ist die Basis der Ausbeutung.

Wie wäre es dagegen, seine Mitmenschen als Subjekte zu sehen und zu respektieren? Eine ganz andere Würde zöge ins Leben ein und ließe uns und andere aufleben. Das aber würde uns und alle, die wir als Subjekte schätzen und vielleicht sogar lieben lernen, wieder mehr in Fluss bringen in Richtung Heraklits »panta rhei – alles fließt« und wachsende Lebensenergie genießen lassen.

Geld hat also zwei Seiten, und, völlig im hässlich berechnenden Pol gelandet, könnten wir uns zur Abwechslung auch wieder seiner kreativ beglückenden Seite zuwenden, Austausch gewährleisten und sich und anderen Freude schenken, statt Energie zu kosten. Es würde unsere Lebensgeister wecken, Wellen von Energie in Gang setzen und uns in den unerschöpflichen Fluss der Lebensenergie eintauchen lassen.

Geld, das kein Geld verdienen muss, kann Freude bringen, statt wiederum Geld, und es kann anderen Freude schenken.

SCHLAF ALS ENERGIEQUELLE

Die ideale Antwort sowohl auf hohes Stressniveau als auch die anfallenden Schlafdefizite wäre natürlich Entspannung und ausreichend guter Schlaf. Schlafdefizite sind heute schon fast normal. Arbeitsprozesse werden nicht selten vorsätzlich so geplant, dass die Angestellten gar nicht fertig werden können, damit wenigstens ihr Gehirn auch nach Dienstschluss noch weiter für die Firma arbeitet und das oft bis spät in die Nacht. Eine Firmenkantine mit sehr gutem Essen bringt den Angestellten viel und der Firma deren Energie, aber auch häufig die Möglichkeit, MitarbeiterInnen auch mittags für sich durcharbeiten zu lassen, weil sie sich weiter über die anstehenden Themen auseinandersetzen oder wenigstens unterhalten.

Die meisten Menschen der Moderne haben wohl auch das Gefühl, tagsüber nicht genug Befriedigung bekommen, geschweige denn Frieden in sich gefunden zu haben. Ihr Tag hat sich – trotz Lohn – für sie nicht wirklich gelohnt. Deswegen ist wohl das sogenannte Nachtleben so populär, und viele versuchen, sich bis spätnachts für den ansonsten verlorenen Tag schadlos zu halten. Aber gerade das übliche Nachtleben schadet ihnen doch sehr vom konsumierten Alkohol bis zu den nun für die notwendige Regeneration verlorenen Stunden der Nacht. Deren eigentliches für die Erhaltung der Gesundheit zwingendes Thema ist Erholung vom anstrengenden Tag, die durch Nachtleben nicht nur ausfällt, sondern schlimmer noch ins Gegenteil abrutscht.

Um überhaupt nach zu wenigen Stunden Schlaf am nächsten Morgen wach zu werden, nutzen die meisten Wecker. Deren einziger Sinn ist aber, wie erwähnt, die Regeneration abzubrechen, statt sie nach ihrem Abschluss natürlich enden zu lassen. Die regelmäßige Benutzung eines Weckers ist insofern aus gesundheitlicher Sicht immer ein Hinweis auf langfristigen, nachhaltigen Raubbau. Auch der ins Bewusstsein integrierte innere Wecker ist diesbezüglich kein Vorteil, erfüllt er doch dieselbe Funktion. Der Weg durch den Arbeitstag geht oft nur mit Koffein, Energy-Drinks und Nikotin. Solche über die Woche aufgebauten Schlafdefizite lassen sich auch mit Ausschlafen am Wochenende nicht auffangen, denn Nachschlafen ist nur in sehr begrenztem Ausmaß möglich, was die REM-Phasen angeht, bezüglich Tiefschlafphasen gar nicht.

Wer Nachtdienst hatte und am nächsten Tag weiterarbeiten muss, wie zu meiner Klinikzeit üblich, kann mit etwas Pech in der nächsten Nacht Bereitschaft haben und wieder kein Auge zumachen. Trotzdem mussten wir am darauffolgenden Tag wieder »normal« arbeiten. Durfte man dann in der dritten Nacht in Folge endlich schlafen, waren es vielleicht 8 statt 6 Stunden. Die REM-Phasen wurden so zwar aufgeholt, was den übermüdeten Körper immerhin vor Halluzinationen bewahrte, aber bezüglich der Regeneration der Tiefschlafphasen gelingt kein Nachschlafen.

Jahre später während eines Meditations-Retreats in Indien fiel ich, kaum hatte der Meister zu sprechen begonnen, geradezu zwanghaft in tiefen Schlaf. Er lud mich sogar regelrecht dazu ein, mich hinzulegen, was mir noch peinlicher war – schließlich war ich weit gereist, um ihm zu lauschen. Nach einigen Tagen mit diesen zwanghaften Schlafphasen kündigte er mir an, nun werde ich sitzen und wach bleiben können. So war es auch. Erst viel später verstand ich, dass mich seine Lecture-Art in eine Art Trance brachte, die meine Schlafdefizite aufdeckte und gleich schlafend auflöste.

ENERGIETIPP

Schlafdefizit aufholen

Gib so oft wie möglich deinem natürlichen Einschlafbedürfnis nach und schlafe, bis du von selbst, ohne Wecker, aufwachst. Nach einiger Zeit stellt sich ein natürlicher Schlafrhythmus ein, dein Schlafdefizit wird aufgeholt.

So rate ich heute allen Zeitgenossen mit Schlafdefizit, sich an einem freien Tag zu einer »geführten Meditation« bequem hinzulegen und einzuschlafen bis zum natürlichen Erwachen. Dann gleich wieder neu die Meditation starten bis zum neuerlichen Einschlafen und Erwachen von ganz allein. So kann bei großen Defiziten ein ganzer Tag verschlafen beziehungsweise hereingeschlafen werden. Aber nur so wird man das Schlafdefizit los, weil die Meditation ermöglicht, auf tiefere Bewusstseinsebenen zu sinken und diese geradezu im Schlaf zu befreien.

Welche »geführte Meditation« du dazu nutzt, ist gleichgültig, aber sinnvoll wäre natürlich, eine auszuwählen, bei der zugleich ein anstehendes und drängendes Thema wie etwa ein persönliches Krankheitsbild im Mittelpunkt steht. Am besten wäre natürlich, dasjenige zu wählen, das am meisten Energie raubt.

SCHLAF-WACH-RHYTHMUS

Ein gesunder Schlaf-Wach-Rhythmus kann für gute Energie sorgen und jedenfalls immer deren zusätzlichen Verlust verhindern. Wer mehr Energie gewinnen will, dem sei zu früher Bettruhe geraten. »Der Schlaf vor Mitternacht zählt doppelt«, weiß eine alte

Volksweisheit. Wer etwa an einem von Wellensalat komplett unbelasteten Ort wie TamanGa vor 22 Uhr zu Bett geht, kann tatsächlich erleben, wie er um Mitternacht schon ein Gefühl wie nach vier Stunden Schlaf hat und ungewöhnlich früh ausgeschlafen und energetisch erfrischt ist. Diejenigen von unseren Gästen, die diesem Rat folgen, sind gewöhnlich überrascht über die verblüffende Wirkung dieser einfachen alten Gesundheitsregel.

Meine Groß(e)Mutter Oma Änne riet meinen Schwestern dazu, den Schlaf vor Mitternacht als Schönheitsschlaf zu nutzen. Und beide sehen aus, als habe es gewirkt.

Der sogenannte »Naturschlaf« nutzt das Wissen um dieses Phänomen des frühen Zubettgehens. In seiner Extremform gehen die Anhänger mit Sonnenuntergang zu Bett und sind dann sehr früh, aber spätestens zu Sonnenaufgang wieder wach, fit und voll da. Hinzu kommt, dass Morgenstund' wirklich Gold im Mund hat, wie eine andere Volksweisheit weiß. Auch das lässt sich leicht ausprobieren. All meine viel-und-80 Bücher habe ich im Wesentlichen in dieser frühen Zeit besonderer Qualität geschrieben und kann das auch nur weiterempfehlen.

ENERGIETIPP

So schenkt der Schlaf Energie

»Der Schlaf vor Mitternacht zählt doppelt.« Diese Weisheit unserer Großmütter sollten wir öfter befolgen.
Die Anhänger des »Naturschlafs« gehen sogar mit Sonnenuntergang zu Bett und werden dann von selbst mit dem Sonnenaufgang wieder wach. Das ist in unserer geschäftigen Welt sicher nicht immer möglich, aber es lohnt einen Versuch, etwa im Urlaub. Denn: Wer in diesen Rhythmus kommt, wird sich frisch und vital fühlen.

Persönlich richte ich mich am Sonnenaufgang aus und gehe am liebsten zeitlich so ins Bett, dass ich mit der Sonne erwache und zu meditieren beginne, danach mein Morgenritual mit Ganzkörper-Bürsten und anschließenden Übungen durchführe und dann erst schreibe, aufnehme oder lese. Ich lade wirklich alle herzlich ein, selbst zu erleben, wie richtig der Volksmund liegt mit »Morgenstund' hat Gold im Mund«.

Natürlich bietet der frühe Morgen auch eine wundervolle Zeitqualität für stressfreie ungestörte Liebesfeste. Voll erwacht und mit ausgeruhten Sinnen steht der Entfaltung von Sinnlichkeit nichts im Wege. Die Sinnfindung wird auf diese Weise zusätzlich gefördert.

Das dritte der *Schicksalsgesetze,* das besagt, im Anfang liege alles, kann auf diese herzerfrischende Art und Weise Erprobung und Bestätigung finden. Wer den Tag mit Liebe beginnt, hat (ihn) schon gewonnen.

Mit Bewusstseinserweiterung im Sinne von Meditation ist ebenfalls gut zu beginnen, viel zu gewinnen, einiges zu erreichen und manches zu verwirklichen. Auch wenn das Gesetz des Anfangs nur das dritte der *Schicksalsgesetze* ist, lässt sich mit seinem konsequenten Einsatz doch so viel zum Besseren bewegen und energetisch entscheidend punkten.

EINSCHLAFPROBLEME ALS ENERGIERÄUBER

Wer sich mit Einschlafproblemen herumschlägt, kann nicht loslassen, meist, weil er nicht fertig geworden ist mit seinem Tag(werk) oder sonstigen großen, drängenden Themen, die ihm im wahrsten Sinne des Wortes keine Ruhe lassen und am Herzen liegen oder gar auf der Seele brennen.

Die beste Lösung ist natürlich, Loslassen zu lernen, ein Thema, das nicht nur allabendlich, sondern auch bezüglich des ganzen Lebens zu lernen ist. Denn nicht umsonst sprechen wir auch vom Lebensabend. Insofern üben wir mit dem Einschlafen schon das Entschlafen, wie auch mit der Mittagspause die Lebensmitte.

Ein entscheidender Schritt auf diesem Übungsweg ist, zu lernen, sich als Tagesaufgabe nicht mehr aufzubürden, als auch zu bewältigen ist. Hier gilt oft »weniger ist mehr«. Lieber wenig von ausgezeichneter Qualität als viel von mittelmäßiger.

Vorrangig ist auch die persönlich stimmige Reihenfolge. Dazu ist *Die Liste vor der Kiste* sehr zu empfehlen, um das eigene Leben nach den eigenen Prioritäten und der individuellen Hierarchie zu planen. Mithilfe der Lebensprinzipien stellt dieses kleine Buch sicher, nichts Wesentliches auszulassen und mit der eigenen Energie entsprechend hauszuhalten.

Eine Analogie mag das sinnlich klarstellen. Sie ist sogar mit großem Gewinn praktisch durchzuspielen. Stell dir ein großes leeres Glasgefäß vor, wie ein Terrarium oder Aquarium. Und einige große Steine oder Brocken, die die großen Themen deines Lebens darstellen, einige mittelgroße, viele kleinere, noch mehr Kieselsteine und jede Menge Sand. Und die (Lebens-)Aufgabe ist, alles in diesem Bassin unterzubringen.

Die Mehrheit der Menschen schüttet zuerst den Sand und die Kieselsteine hinein und versandet im wahrsten Sinne des Wortes. Das sind die Handy-Fans, die sich von jedem jederzeit ablenken und stören lassen und allen ständig Zugang zu sich gewähren, die vor lauter Alltagskram nicht zu den wesentlichen Lebensthemen kommen. Ohne Hierarchie, Prioritäten und unter Verzicht auf eine *Liste vor der Kiste* verbrauchen sie ihre Lebensenergie und -zeit mit und für Kleinigkeiten. Falls sie das überhaupt merken, legen sie – wenn der Druck zu groß wird – noch ein paar mittlere

Steine nach. Aber die großen Steine und Themen bleiben bei ihnen lange übrig, bis sie schließlich keinen Platz mehr im Bassin ihres Lebens finden, weil das schon mit lauter Kleinkram vollgeräumt ist. Bleiben aber die entscheidenden Punkte unberücksichtigt und lassen sich im Leben nicht mehr unterbringen, entwickelt sich das schale Gefühl, »es« nicht geschafft zu haben. Die Energie ist verbraucht und das Leben unbewältigt. Das fühlt sich müde und energielos an bis hin zu Lebensmüdigkeit und Versagen.

Wer dagegen zuerst die großen Steine einfüllt und kleinere in die Zwischenräume, Kiesel dazwischen und zum Schluss Sand in die Ritzen rieseln lässt, wird Schicht für Schicht alles in seinem (Lebens-)Gefäß unterbringen. Am Ende ist das ein befriedigendes, glückliches Gefühl, mit allem fertiggeworden zu sein.

So wie das Leben im Großen ist der Tag im Kleinen zu planen, um bis zum (Lebens-)Abend fertigzuwerden. Beides erfordert das Setzen von Prioritäten und eine strikte Hierarchie. Das Wort bedeutet Herrschaft des Heiligen, ist aber in der Moderne außer Mode geraten und gleichsam in seinem Schatten gelandet, weil zu oft zu Machtzwecken missbraucht. Wo aber ein großes Ziel vorhanden ist wie etwa Bewusstseinserweiterung oder Selbstverwirklichung, kann sich alles andere danach richten und unterordnen. Solch eine Ordnung im Leben und am Tag würde erlauben, mit jedem Tag als Urbaustein des Lebens fertigzuwerden. Das Leben als lange Kette von Tagen kann nur gelingen, wenn jeder Tag seine Ordnung hat, die der großen Ordnung des Lebens entspricht. Der sehenswerte Film *Und täglich grüßt das Murmeltier* thematisiert genau das. Bill Murray muss darin einen Tag so lange wiederholen, bis er ihm perfekt gelingt. Er lernt gleichsam an einem Tag, sein ganzes Leben zu vollenden.

PRAKTISCHE TIPPS FÜR NATÜRLICHE MÜDIGKEIT AM ABEND

Eine gute Schlafanbahnung ist körperlich ermüdende Bewegung. Wer sich muskulär anstrengt, verbrennt dabei viel Energie beziehungsweise verbraucht viel ATP (Adenosintriphosphat, siehe Seite 25). Blut strömt vermehrt in die Muskulatur und weniger ins Gehirn fürs Gedankenwälzen. Bewegung wirkt also schlafanbahnend.

Ähnliche Wirkung haben ansteigende Fußbäder, die das Blut nach unten ziehen, über die Reflexzonen an der Fußsohle die Organe anregen und deren Durchblutung steigern und so ebenso das Gehirn entlasten und kreisenden Gedanken das Blut abgraben.

Das große Loslassen im Orgasmus ist ebenfalls eine sehr gute, wenn nicht die beste Einschlafhilfe, zu der die natürliche Hormonsituation ihren Beitrag leistet. Das fällt Frauen besonders bei Männern häufig unangenehm auf, wenn sie nach dem Geschlechtsakt gleich einschlafen oder andere Aktivitäten entfalten, um ihr entstandenes Energiedefizit wieder aufzufüllen.

Auch direkte geistige Ermüdung wie das Zählen eingebildeter Schäfchenwolken oder der Sterne am Himmelszelt kann helfen, den Geist zu ermüden und so Schlaf zu schenken – ebenso bis hundert zu zählen und dann wieder rückwärts. Im Za-Zen-Stil die Atemzüge immer wieder aufs Neue bis zehn zu zählen, kann ebenfalls zum Abschalten der Gedankenmühle führen.

Ein gesunder Schlaf-Wach-Rhythmus mit erholsamen Tiefschlafphasen ist jedenfalls eine wundervolle Basis für ein energiereiches Leben, während chronische Schlafprobleme enorme Energielecks verursachen.

Gesunder Schlaf wird auch gefördert durch tiefe Ruhe und frische Luft im Schlafzimmer, ein Bett mit einer festen, punktelastischen Matratze, was bedeutet, dass ein Fingerdruck nur gerade die Druckstelle und keinesfalls die ganze Fläche absinken lässt. Das würde die bis zu sechzig natürlichen Bewegungen im Sinne von Umlagerungen behindern, die wir im Lauf einer Nacht vollbringen. Sie sind so wichtig für die Versorgung der Bandscheiben mit Gewebewasser. Außerdem wäre nur ein minimales, sehr flaches Kopfkissen hilfreich, um den Energiefluss im Bereich der Halswirbelsäule nicht zu behindern.

Wo der Nachtschlaf nicht in ein erfrischtes Erwachen mündet, schlummert eine enorme Energiereserve und wartet auf ihre Erweckung.

SCHLAF UND KÖRPER ALS BIOFEEDBACK

Der Schlaf ist als Anzeiger für die Energiesituation bestens geeignet. Als unsere Tochter zwischen uns schlief, brauchte ich wegen ihrer ständigen nächtlichen Turnübungen fast eine Stunde mehr Schlaf.

Wenn ich von sommerlichen Rohkostphasen wieder zu gekochter Kost wechsle, schlafe ich fast eine Stunde länger, nach abendlichem Genuss von nur einem Achtel Rotwein rund eine halbe Stunde länger, und mein Hirn ist morgens keineswegs im sonst gewohnten wachen, erfrischten Zustand. Das sind für mich alles Hinweise, dass ich nicht genug nächtliche Ruhe bekomme.

Du kannst deinen Organismus in ähnlichem Sinn nutzen, um deine Energielecks herauszufinden und gegebenenfalls zu schließen. Abends etwa mit dem hohen Blaulichtanteil deines Computers einzuschlafen, ist für viele schwierig, aber auch nur schon der erhöhte Blaulichtanteil des Fernsehens ist ein Energieleck. Bei Apple-Computern wird der Blaulichtanteil abends schon automatisch zurückgefahren, bei anderen Systemen ist das einstellbar und aus meiner Sicht dringend notwendig. Fürs Fernsehen gibt es entsprechende Filterbrillen, die den schlaffeindlichen Blauanteil herausfiltern.

Unser Organismus ist generell unser bestes Test- und Messinstrument. Er meldet uns ständig rück, wie es ihm nach welchem Essen, mit welcher Lebensstilveränderung, aber auch jeder Übung geht. Ein perfekteres Biofeedback-Instrument ist gar nicht denkbar.

Entscheidend ist eben nicht, was irgendwelche Studien oder die berühmt-berüchtigten amerikanischen Forscher sagen, sondern was du fühlst, was dein Körper dir an Feedback gibt. Und das ist viel und wichtig. Er meldet dir im wahrsten Sinne des Wortes jederzeit, was los ist mit ihm und in ihm. Und deine Seele empfindet immer, wie gern sie gerade in ihm wohnt und sich fühlt. Dein Geist ahnt meist, was gerade in dir läuft und wie du dazu stehst. Dein erster aufsteigender Gedanke in einer »geführten Meditation« kann es dir jederzeit melden. Aber du kannst außerdem in überschaubarer Zeit von Meditation auch lernen, auf diesen besonderen ersten aufsteigenden Gedanken zu hören und ihm immer mehr auch zu gehorchen.

Und das Beste: Dein Körper, deine Seele und dein Geist können sich zusammentun und dich immerfort informieren, wie es um dich gerade steht. Wir spüren über den Körper, fühlen mit der Seele und wissen im Geist, was los ist. Die Seele hat sich ganz zu Beginn bei der Empfängnis verkörpert und möchte ihn seitdem beseelen. Wer ihr dabei wenig bis keinen Widerstand leistet, wird sich am glücklichsten und energievollsten fühlen. Ideal ist diesbezüglich der Rat der Heiligen Theresa von Avila, gut zu sein zum Körper, damit die Seele gern darin wohne. Sie wird dir noch deutlicher als dein Körper jederzeit Feedback über ihren beziehungsweise euren Energie- und Glücksstatus geben. Und je mehr du darauf achtest, desto klarer wird dir, wie nahe beide zusammenhängen und -gehören.

Zu empfehlen ist aber auch, etwas für den Geist zu tun, um ihm und uns Klarheit zu verschaffen und Durchblick zu ermöglichen. Ernährung ist wichtig für den Körper, und mit *Peace Food* ist er bestens bedient. Aber *Mind Food* ist noch ungleich wichtiger, weil geistige Nahrung uns noch viel mehr beeinflusst als körperliche.

VORBEUGUNG BEZÜGLICH ENERGIELECKS

STRAHLENSALAT

Ein wesentlicher Energieräuber dürfte heute auch das Potpourri von verschiedenen Sorten von Strahlensalat sein. Elektroleitungen wurden früher und zum Teil bis heute noch meist achtlos und ohne Abschirmung verlegt, weil man den von ihnen ausgehenden Feldern lange Zeit keine Bedeutung beimaß. Heute sehen wir das schon vielfach anders und setzen auf Abschirmung und Netzfreischalter. In TamanGa haben wir aufwendig in allen Klausen sogenannte Netzfreischalter einbauen lassen, die mit dem Abschalten der letzten Stromquelle den gesamten Strom abschalten.

Bewusst installierte WLAN-Felder scheinen aber mindestens so problematisch zu sein. Wer heute in irgendeinem Stadthotel seinen Laptop einschaltet, hat sogleich eine Vielzahl von Providern oder Versorgern darauf. Womit versorgen die uns aber? Mit einer Vielzahl von Schwingungen, die uns im Allgemeinen bis auf eine nichts nutzen, uns aber mit möglicherweise schädlichen Strahlen weniger versorgen als traktieren.

Der Mechanismus ist dabei immer derselbe. Erst werden alle neu entdeckten Strahlenarten als harmlos abgetan, etwa die Röntgenstrahlung. Die Begeisterung war groß – was so wundervoll war und uns in den Körper hineinsehen ließ, konnte gar nicht gefährlich sein oder durfte es jedenfalls nicht. Flugs wurden bei der Schuhanprobe bei Salamander die Füße geröntgt, und was für ein Spaß, die sich bewegenden Fußwurzelknochen in den durchsichtig gemachten Schuhen zu sehen. Was für ein Spielverderber war der Großvater und Arzt mit seinen Bedenken! Am Flughafen ließen sich gar ganze Menschen durchleuchten! Und dann erst in den Schulen: Wegen eines TBC-Falls wurden auf der fast immer erfolglosen Suche nach weiteren TBC-Fällen ganze Schulklassen und überhaupt die ganze Schule nicht etwa nur mittels Röntgenaufnahmen durchgecheckt, nein: Man konnte die Einzelnen vor den Schirm stellen und sekunden- und warum nicht minutenlang vor dem Röntgenschirm durchleuchten. Ein Querulant, der dagegensprach, wie mein Großvater. Und bis heute werden ganze Straßenzüge von Frauen zur Mammographie eingeladen, obwohl eine schwedische Studie schon vor Jahrzehnten die desaströse Auswirkung im Hinblick auf Krebs offenbarte.

Als viel zu spät in Schweden hochgerechnet wurde, was die Schul-Reihenuntersuchungen auf TBC-Suche angerichtet hatten, war das Entsetzen nicht einmal groß. Still und heimlich wurde der Wahnsinn eingestellt. Aber Frauen dürfen bis heute – obendrein mit weicher Röntgenstrahlung, die im Gewebe hängen bleibt – durchleuchtet werden. Bis die teuren Mammografiegeräte amortisiert sind? Oder wie lange bleibt das noch erlaubt?

Heute sind wir zumindest bei Männern sehr vorsichtig geworden, auch beim Zahnarzt darf nur unter höchsten Sicherheitskriterien, selbst mit harter Röntgenstrahlung, die ungleich weniger gefährlich ist, gearbeitet werden.

Heute sind wir offiziell völlig sorglos bei all den Mobilfunknetzstrahlungen. Wie kann denn schädlich sein, was so praktisch ist? Warnende Stimmen gibt es auch hier längst genug. Aber wie immer zu Beginn werden sie übergangen und oft genug lächerlich gemacht.

PHARMAKA

Der Mechanismus ist immer derselbe – in der Schulmedizin wie in der Gesellschaft. Alle neuen Medikamente der Pharmaindustrie werden erst einmal kritiklos hochgejubelt – frei von Wissen und Erfahrungen – als wundervoll und jedenfalls harmlos dargestellt. Wie lange durfte Contergan Babys verstümmeln, bis diesem Verbrechen Einhalt geboten wurde? Wie lange durfte Clofibrat zur Cholesterinsenkung Menschen schädigen, bis es verboten wurde? An Lipobay, dem nächsten Fettsenker vom Pharmakonzern Bayer, mussten nachweislich über 800 Menschen kläglich sterben, bevor diesem lukrativen Geschäft Einhalt geboten wurde. Heute sind die Nachfolger in Gestalt der Statine, Sortis und Lipidor, nach US-Neurologe Dr. David Perlmutter (in seinem Buch *Dumm wie Brot*) nicht weniger schädlich.

Und wie ist das heute mit Bayers von Monsanto erworbenem Verkaufsschlager, dem Herbizid Glyphosat?

Wie lange mussten Menschen an der Schweinegrippeimpfung schweren Schaden nehmen, in Form von Narkolepsie und Guillain-Barré-Syndrom, bis diese verboten wurde? Wie ist das heute mit der inzwischen immerhin bezüglich der erhofften Wirkung als nutzlos erkannten Covid-Impfstoffe? Wie steht es um deren Nebenwirkungen?

Was wäre, würde ich heute all die Medikamente verschreiben, die ich zur Zeit meines Pharmaexamens vor 45 Jahren herunterbeten musste, um selbiges zu bestehen?

Die Schulmedizin ist inzwischen mit den Kunstfehlern der Mediziner und den Nebenwirkungen von ihnen verordneter Pharmaka die dritthäufigste Todesursache im Gesundheitsbereich nach Krebs und Herzproblemen. Sie ist zu dem Problem geworden, das sie zu bekämpfen vorgibt, und tatsächlich ihrem eigenen Schatten sehr weitgehend zum Opfer gefallen. Wäre es nicht Zeit, diesbezüglich allmählich aufzuwachen?

Nach meinen Erfahrungen wäre es längst angezeigt, aus dieser Vergangenheit zu lernen und die Warnungen ungleich früher, um nicht zu sagen rechtzeitig, das heißt, von Anfang an, ernst zu nehmen und vor dem Einsatz erst zu prüfen.

Was die Strahlungen im Wohnbereich angeht, gibt es, wie gesagt, Netzfreischalter, wie wir sie seit Langem in TamanGa verwenden. Wir leben dort auch ohne WLAN-Strahlung mit entsprechender Kabelversorgung in den Zimmern. Tatsächlich lässt sich heute schon mit wissenschaftlichem Geleitschutz sogar aktiv gegen die Auswirkungen solcher Strahlungsfelder vorgehen, wie wir mittels der Geonado-Wellen und in den Giebeln der Häuser und Chips in den Bodenbrettern des Parketts belegen. Diese wirken auch im Hinblick auf Handystrahlung und Störfelder wie Wasseradern, die von so vielen Menschen gefühlt, aber doch noch immer von den Dumpfbacken der Wissenschaft bestritten werden, weil die sie nicht direkt messen können, durchaus aber ihre Auswirkungen – etwa mit der Herzfrequenz-Variabilitätsmessung nach dem visionären französischen Arzt Servan-Schreiber.

Wer nur eine Woche in dem weitgehend strahlungsfreien Umfeld von TamanGa gelebt und genossen hat, ist oft schon durch Wohlbefinden überzeugt. Es ist an der Zeit, gegen diese Energiefelder vorzugehen, die bei nicht wenigen Menschen der Moderne Energiemangelsyndrome heraufbeschwören. Die Möglichkeiten existieren, was meist fehlt, ist nur der Wille.

GO WITH THE FLOW – RHYTHMUS IST LEBEN

Ein gesunder, lebendiger Rhythmus ist offensichtlich gut für den Lebens- und Energiefluss. Im Fluss oder Flow ist alles leichter, fließt die Lebensenergie manchmal geradezu berauschend. Prof. Mihály Csikszentmihályi hat den Energy-Flow in der Moderne wieder popularisiert, aber schon der Vorsokratiker Heraklit wusste darum und formulierte es in seinem zeitlosen Ausdruck »panta rhei – alles fließt« vor Jahrtausenden. Zwischenzeitlich erkannte auch der Begründer der Anthroposophie Rudolf Steiner »Alles Leben ist Rhythmus«, und der Weisheitslehrer Ram Dass und vormalige Harvard-Professor Richard Alpert sagte: »Alles Leben ist Tanz«. Die moderne Physik weiß, dass alles Schwingung ist. Selbst US-Schulmedizin-Guru David Agus, der von Statinen schwärmt und von dem man derlei Engagement für Rhythmus kaum erwartet, anerkennt dessen Wichtigkeit für ein gesundes Leben. Persönlich habe ich erlebt, je näher ich mich an Mutter Natur und ihre Rhythmen anlehne und mich von den Zwängen, die Vater Staat uns auferlegt, befreie, desto besser fühle ich mich und desto freier kann ich atmen und leben.

Allein schon das Erwachen mit Sonnenaufgang ist ein Segen, der uns die energiereichste Zeit des Tages und einen deutlichen Vorsprung in so vieler Hinsicht schenkt. Ein Start mit Sonnenaufgang ist die tägliche Poleposition im Leben.

Auch wenn Zubettgehen mit Sonnenuntergang in modernen Zeiten nicht realistisch erscheint, sind die Rhythmen der Natur von großem heilendem Wert. Das oft völlig zerrüttete Leben etwa von Heroinsüchtigen lässt sich noch am ehesten auf intakten altmodischen Bauernhöfen mit Tieren und den dort seit alters herrschenden Rhythmen und Ritualen wieder auf die Reihe bringen.

Ein Leben im Rhythmus mit Mutter Natur ist von ihrer Energie gespeist. Es braucht bei den meisten nicht lang, um zu spüren, wie viel mehr davon der frühe Morgen nach Sonnenaufgang zu bieten hat im Vergleich zum Abend nach Sonnenuntergang.

Wie gesund und energiereich Aufenthalte im Wald sind, haben japanische Wissenschaftler längst belegt mit Studien an der Wald-Universität Nagano. Diese sind so einfach wie überzeugend und können von den meisten Menschen der Moderne noch selbst nachempfunden werden. Wenn man drei (randomisierte) Gruppen von vergleichbaren Menschen Blut abnimmt, es analysiert und sie dann entweder in den Wald oder zum Sightseeing in eine als schön geltende Großstadt schickt oder gar keinen Einfluss auf ihren Aufenthalt nimmt, ist das Ergebnis eine Stunde später nach entsprechender neuerlicher Blutentnahme eindeutig. Das Blutbild der Waldbesucher ist deutlich verbessert, enthält etwa um gut 50 Prozent mehr Abwehrzellen gegen Viren (Killerzellen) als das der anderen. Das der Stadtbesucher ist dagegen geschädigt, das der Unbeeinflussten – wie erwartet – unverändert. Und tatsächlich wissen und spüren die meisten von uns noch, wie anstrengend Sightseeing ist und wie erholsam Waldspaziergänge oder eigentlich Waldbaden. Stellen wir uns nur vor, wir würden regelmäßig, also im Tagesrhythmus festgelegt, Waldbaden wie in TamanGa in unseren Waldsälen während einer ganzen Seminar-Woche, wie aber erst recht in Wald-Kinder-Gärten oder in der Greenschool in Bali.

Nehmen wir den Tag als mittlere Zeiteinheit, aus deren Summierung sich Wochen und Monate, Jahreszeiten und Jahre ergeben. Wie wichtig diese Rhythmen sind, zeigte die Französische Revolution. Fanatische Jakobiner wollten auch die Sieben-Tage-Woche ins Dezimalsystem überführen, aber die Menschen ließen sich lieber hinrichten, als sich dem zu unterwerfen. Sie verteidigten die alte biblische Sieben-Tage-Tradition mit ihrem Leben.

ENERGIETIPP

Beim Arbeiten Pausen machen

Auch wenn gerade viel Arbeit auf dem Schreibtisch liegt: Zwinge dich nicht, stundenlang ohne Pause durchzuarbeiten. Nachweislich benötigen wir nach rund 90 Minuten konzentrierter Arbeit eine Unterbrechung, damit die Energie wieder optimal fließt. Das kann eine kleine Gymnastik- oder Yoga-Übung sein, Tai-Chi oder Qigong – was dir am besten liegt und worauf du gerade Lust hast.

Jeder Tag zerfällt wiederum in seine kleineren Einheiten. US-Psychologe Ernest Rossi konnte belegen, dass bei konzentrierter Arbeit alle 90 Minuten eine Unterbrechung für einen optimalen Energiefluss notwendig ist. Dazu reicht eine kleine Qigong-Übung, eine Tai-Chi-Form oder etwas Bewusstseinsgymnastik, eine Yoga-Asana oder eine Jongliereinheit.

In der hinduistischen Tradition Indiens und Balis geht man von den sogenannten Tattwas aus, das sind mit dem Morgengrauen beginnende Atemrhythmen, die in der Betonung der Nasenflügelatmung deutlich werden. Alle 20 Minuten ist eine Nasenöffnung weiter offen und legt die Yin- oder Yang-Dominanz im Rhythmus fest.

Für die Länge der Zeit hat auch der Jahresrhythmus seine Bedeutung, insbesondere in unseren Breiten, wo Jahreszeiten das Leben der Natur bestimmen.

Auf dem Land in Niederbayern ließen sich die Arbeitsrhythmen zwischen Sommer und Winter noch sehr deutlich unterscheiden. So gern in der hellen Jahreszeit Arbeiten nebenher angenommen werden, so widerwillig wird das in der dunklen Zeit akzeptiert.

In der Großstadt verliert sich diese Rhythmik schon zunehmend. Vielen Menschen fehlt dieser Jahreszeitenrhythmus, in den sie geboren wurden, spürbar und manchmal sogar schmerzlich, wenn sie in Kontinente auswandern, auf denen er ausfällt. Mit Frühling, Sommer, Herbst und Winter gliedert sich auch das Jahr in seine archetypischen vier Phasen, wie der Tag in Morgen als Beginn des Vormittags, Mittag als Beginn des Nachmittags, Abend und Nacht.

Der für uns Menschen größere, für alle relevante Rhythmus des Lebens zerfällt wiederum in die Lebensphasen von Kindheit und Jugend, Adoleszenz bis Lebensmitte, Alter und (Er)Lösung im Tod.

Der große Rhythmus von Leben im Diesseits und Jenseits ist noch allen Traditionen vertraut, die von Wiedergeburt und der Kette der Inkarnationen wissen.

Die Erfahrung aus 45 Arztjahren zeigt mir, je geborgener ein Mensch in diesen natürlichen Rhythmen vom Kleinen bis zum Großen lebt und ruht, desto einfacher und leichter gelingt ihm (s)ein erfülltes glückliches Leben.

Neben den natürlichen Rhythmen gibt es selbstverständlich soziale, familiäre und sogar so etwas wie Bio-Rhythmen und die Organ-Uhr der Traditionellen Chinesischen Medizin (TCM). Ein individuell passender Rhythmus etwa beim Arbeiten oder bei mir beim Schreiben oder Sprechen sind große Vorteile, die viel vereinfachen und erleichtern. Sehr deutlich spüren wir das beim Marschieren, wo Soldaten im Gleichschritt enorm Energie sparen und viel fließender und schneller vorankommen. Die Energie ihres Rhythmus ist so stark, dass sie über Stahlbetonbrücken aus dem Tritt gehen müssen, um die Brücke nicht zu destabilisieren oder gar zum Einsturz zu bringen. Rhythmus hat eine ungeheure Kraft und kann enorme Energie freisetzen. Im Mittelalter wurden die Rammböcke immer im Rhythmus gegen Tore und Mauern gerammt und brachten sie auf diese Art und Weise oft zum Nachgeben.

Beim Seilziehen im Turnunterricht ist es entscheidend wichtig, dass alle zugleich ziehen, beim Ruderachter muss extra ein Steuer- oder Schlagmann ins Boot, um alle in ein und denselben Rhythmus zu bringen. Und jeder Firmenchef weiß, wie wichtig es ist, dass alle in der Gruppe oder Firma im übertragenen Sinn am selben Strang ziehen und in einem Rhythmus schwingen.

DIE VIER RHYTHMEN DER VIER ELEMENTE

Wir alle würden von einem naturnahen Leben in Harmonie mit den althergebrachten Rhythmen der großen Mutter (Erde) enorm profitieren – zwar nicht im Sinne von finanziellem Profit, sondern gesundheitlich in körperlich und geistig-seelischer Hinsicht, zumal wir auch in uns die Rhythmen der vier Elemente tragen. Der Atemrhythmus des Luftelementes bestimmt, wie viel Prana oder Lebensenergie wir hereinholen, die Inspiration oder Einatmung, wie viele Ideen und Bilder wir in uns einlassen.

Der Herzrhythmus des Feuerelementes zeigt unsere Dynamik und unser allgemeines Energieniveau, ob wir ein Hasen- oder ein Löwenherz haben, zu Flucht oder zum Kampf im Leben und für unsere Interessen und die unserer Liebsten neigen.

Die Peristaltik des Erdelementes in Gestalt der Wellen, die über unser rund zehn Meter langes Darmrohr laufen und die Nahrung rhythmisch weiterbefördern, verrät, wie wir die Welt und das Leben verdauen.

Der Craniosakral-Rhythmus des Wasserelementes umspült in Gestalt des Nervenwassers unser Gehirn und Rückenmark zwischen den beiden Müttern beziehungsweise (Gehirn-)Häuten der »frommen« inneren oder Pia mater und der harten Dura mater außen. Auch wenn die Wellen, die über dieses Nervenwasser (Liquor) laufen, nur von sensiblen Menschen zu spüren sind, vorhanden sind sie immer und bestimmen unser Wohlbefinden. Die Ergebnisse der von John Upledger entdeckten Craniosakral-Therapie belegen das eindrucksvoll. Ich durfte das Vorwort zu seinem deutschen Buch *Den inneren Arzt erwecken* mit der Enthüllung des Craniosakral-Rhythmus schreiben. Selbst konnte ich diesen subtilen Rhythmus erst gar nicht sicher spüren, aber mit der Zeit und entsprechendem Einlassen wurde es doch möglich. Diesen neu entdeckten Rhythmus in unser Leben zu integrieren, steht uns allen offen und ist eine große Chance für eine empfindsamere und subtilere Zukunft.

Diese vier Rhythmen der Elemente bestimmen unseren Lebensrhythmus, und der ist mehr als diese vier Elemente, denn das Ganze ist mehr als die Summe seiner Teile. Wie Paracelsus erkannte, entsprechen sich Mikrokosmos Mensch und Makrokosmos Erde, und je mehr wir mit beiden verbunden sind, desto besser sind wir im Fluss des Lebens und spüren seine Energie.

Wer seinen Darmrhythmus in Ordnung bringt, wird sein Leben verdauen können und diese Welt. Wer seinen Craniosakral-Rhythmus in Fluss hält, wird von seinem Nervensystem aus Harmonie in Körper, Seele und Geist bringen. Wer seinen ganz persönlichen Herzrhythmus findet und sein Herz ruhig und kraftvoll schlagen und brennen lässt für seine wirklichen Bedürfnisse, wird glücklich werden. Wer seinen Atem in bewusstem Fluss spürt und hält, gewinnt nicht nur Gesundheit, sondern auch die Chance, eins mit dem großen Atem Atman zu werden und in seiner Befreiung Einheit und Allverbundenheit zugleich zu spüren. Besonders Letzterem werden wir uns noch ausführlich mit dem »verbundenen Atem« widmen. Genaueres dazu habe ich in den Büchern beschrieben: *Jetzt einfach atmen* und *Die wunderbare Heilkraft des Atmens.*

DER ATEM ALS ENERGIEQUELLE

Der »verbundene Atem« – das Bad im Energieüberfluss – ist auch nach über vierzig Jahren Erfahrung weiter einzigartig, um erstens die eigenen unglaublichen Energiereserven überhaupt erst einmal kennenzulernen und zweitens, um sich immer wieder mit ihnen in Verbindung zu setzen und neuerlich Lebensenergie aufzutanken. Mein Fazit ist eindeutig: Ich fand in 45 Arztjahren keine Methode, die uns vorsätzlich und so rasch und so sicher in Überfluss eigener Energie führt und erlaubt, diese in vollen Zügen zu genießen. Vor allem aber entdeckte ich, trotz intensiver Suche über sechs Jahrzehnte, keinen Weg, um auch nur annähernd so rasch und leicht zu Einheitserfahrungen zu gelangen oder doch wenigstens in ihre Nähe.

Seit einigen Jahren richtet sich der Fokus der Schulmedizin auf die Verdauung. Aber das geschah gar nicht auf eigene Initiative oder durch Forschung und Erkenntnis ihrer Wichtigkeit, sondern durch den Poetry-Slam »Darm mit Charme« der Medizinstudentin Julia Enders, der schon als solcher und dann erst als Buch durch die Decke ging. Die charmante Studentin schuf dem Darm ein weites Feld. Viele interessierten sich plötzlich für die Entstehung von Winden, Pupsen und mehr aus dem langen Verdauungsrohr, das so lange im Dornröschenschlaf geschlummert hatte und nicht einmal von den eigenen Spezialisten, den Gastroenterologen, so richtig wichtig genommen wurde.

Jeder kennt Pupse aus Erfahrung, und nun wissen wir endlich, wie sie gehen, woher sie kommen, wie sie entstehen. Solchermaßen von der Interessenlage der breiten Bevölkerung angeregt, hat auch die Schulmedizin nun den Darm entdeckt und tut selbstverständlich so, als sei das alles ihr Verdienst.

Das von uns Fastenärzten lange als Darmflora offenbar übersehene und missverstandene Mikrobiom wurde flugs von der Schulmedizin nun neu und selbstverständlich richtig (um)benannt und als eigene Entdeckung ausgegeben. Immerhin hören wir nun, dass wir allein im Darm zehnmal mehr MitarbeiterInnen oder Symbionten haben als insgesamt Zellen im Körper. Inzwischen schießen von der Pharmaindustrie produzierte Probiotika und Ersatz-Symbionten nur so aus dem Boden. Sie sollen die bakteriellen MitarbeiterInnen bei Stimmung halten. Wer immer schon einmal MitarbeiterInnen auf welchem Gebiet auch immer hatte, weiß, wie wichtig das ist. Der fulminante Durchbruch des Charmes des Darmes brachte viele Vorteile mit sich. So wissen wir nun, dass Parkinson im Darm beginnt, was für viele PatientInnen von großer Wichtigkeit ist und möglicherweise auch den Ausbruch des Krankheitsbildes hinauszögern oder sogar ganz verhindern kann.

So weit zur Entdeckung der Verdauung durch die Schulmedizin – nur: Wo bleibt die des Atems und der Lunge? Immerhin ist die Atmung noch wichtiger als die Verdauung. Bedenken wir nur, wie sehr lang wir ohne Nahrung und wie kurz nur ohne Atemluft auskommen.

Angemacht im Sinne von angeschaltet, erhoffte ich mir Ähnliches von James Nestors Bestseller *Breath*. Aber nichts dergleichen geschah. Obwohl brillant, ist das Buch doch wohl zu dick und zu anspruchsvoll. Es verdeutlicht die Wichtigkeit der Atmung und insbesondere der Nasenatmung. So vielen Menschen könnte es so viel besser gehen, wenn sie sich nur von der abwegigen Mund- auf die natürliche, gesunde Nasenatmung umstellten.

Die Nase steht hier als Musterbeispiel. Wer all seine Organe, Gelenke, Gewebe und Regionen ihrem ursprünglichen Sinn entsprechend einsetzt und nutzt, sie ihrem Wesen kompatibel annimmt und ins Leben einbringt, ist gesundheitlich auf gutem Weg. Wird dagegen ein Körperteil vernachlässigt, macht es auf sich und seine Ansprüche aufmerksam, wächst oder entartet sogar. Nicht in seiner Art benutzt, schlägt es aus der Art und über die Stränge, tanzt aus der Reihe und spielt verrückt. Zu dem einen Zweck, uns auf sein Anliegen hinzuweisen. Wie das beim Atemorgan Nase aussehen würde, wollen wir uns gar nicht erst vorstellen.

Eine durch regelmäßige Schnellschuss-Ejakulationen oder anderweitige Verkennung ihrer Aufgabe gänzlich ignorierte und insofern unterforderte Prostata fängt an zu wachsen und die von ihr umschlossene Harnröhre abzudrücken. Die ehedem so stolze männliche »Ausstrahlung«, mit der kleine Jungs um die Vorherrschaft in ihrer Bande konkurrieren, verkommt zu einem kläglichen Rinnsal. Reichen solche *deut*lichen Hinweise noch nicht zum Erwachen, kann die Prostata richtig böse werden beziehungsweise ihr Wachstum bösartig entarten.

Ähnliches gilt für viel zu lange unterforderte weibliche Brüste, aber auch Herzen. Wer sein Herz nicht groß und weit aus Selbst- und Freundschaftsliebe (Philia) wachsen lässt, es nicht der Nächsten- und sogar Feindes-, der erotischen und der göttlichen Liebe (Agape) öffnet, muss mit seinem Wachstum in Richtung Herzinsuffizienz rechnen. Der gängige Ausdruck »Altersherz« ist ein Missverständnis. Zwar kommt es in einer materialistischen Gesellschaft wie unserer überhäufig zu dieser Wachstumsverirrung und zu einem physisch viel zu großen Herz, aber selbstverständlich wäre die eigentliche Aufgabe die Verwirklichung eines weiten, großen Herzens im übertragenen seelischen Sinn. Ähnliches gilt für jedes Organ und jedes Körperteil. Nicht benutzte Muskeln machen durch Verfall auf sich aufmerksam, genau wie ein nicht trainiertes Gehirn. Aber auch Knochen, ob im Bereich unserer Weltachse, der Wirbelsäule, oder der Weltkugel und Hauptachse, in der Region der Kiefer- oder Alveolarknochen. Kaum wird die Knochenstruktur nicht mehr genutzt, bildet sie sich in überschaubarer Zeit zurück. Fehlbenutzte oder völlig unterforderte Regionen oder Verwechslungen wie die des Mundes mit der Nase führen zu solch elenden Ergebnissen und Fehlentwicklungen wie etwa Schnarchen und Schlafapnoe, aber auch Kieferfehlstellungen.

Insofern geht bezüglich des Atems der erste entscheidende Schritt zurück zur Nasenatmung. Weston Price, ein US-amerikanischer Zahnarzt, entdeckte schon vor einem Jahrhundert, dass Mütter indigener Kulturen ihren Kindern von Anfang des Lebens an im Schlaf den Mund zuhielten, um sie von Beginn an zur Nasenatmung zu zwingen. Ihre ungleich gesünderen und regelmäßigeren Zähne führte er auf diesen natürlichen Atemweg zurück.

Gleichgültig in welchem Alter du diese Zeilen liest, es ist nicht zu spät, sondern höchste Zeit, auf Nasenatmung umzustellen. Ich habe mir erst mit Mitte sechzig allnächtlich den Mund zugeklebt, um das Elend der Mundatmung zu stoppen, und rate das bis heute immer wieder.

Schon bei Kindern ist unbedingt darauf zu achten, dass sie den Mund zubekommen. Dafür ist die Nasenatmung zwingende Voraussetzung. Der offene Mund schaut dumm aus, und wer lange dumm ausschaut, wird für dumm gehalten. Wer aber lange für dumm gehalten wird, wird es auch. Hinter all dem steckt das Resonanzgesetz, das zweitwichtigste der *Schicksalsgesetze*.

Auch im anspruchsvolleren Sinn ist es notwendig, um eine geschlossene Persönlichkeit zu entwickeln, den Mund schließen zu lernen. Dazu verhelfen heute ZahnärztInnen auf mechanische Art und Weise. Es ist entscheidend für die weitere Entwicklung zu einer geschlossenen, mündigen Persönlichkeit. Aber wie viel wichtiger wäre es noch, dafür auf übertragener Ebene zu sorgen und Kindern Raum im Mund zu (ver)schaffen. Ideal ist natürlich die Verbindung von beidem, eine psychosoziale wie auch körperliche Orientierung in diese Richtung.

ENERGIETIPP

Die Nasenatmung fördern

In welchem Alter du auch immer Mundatmung bei dir entdeckst, gibt es eine einfache Medizin in Eigenverantwortung: nachts einen Mondzyklus lang (4 Wochen) den Mund zukleben und danach je nach Bedarf. Das ist eine zwar funktionale, aber sehr wirksame Therapie und Vorbeugung bezüglich Schnarchen und Schlafapnoe. Das ideale Klebeband ist Leukofix, das von einem Anästhesisten empfohlene, zauberhaft feste und trotzdem weitgehend schmerzfreie Klebeband, also gleichsam eine fachärztliche Empfehlung mit durchschlagender Wirkung. Ein kleiner, etwa 3 cm langer Streifen vom Nasenseptum bis über die Unterlippe hinaus reicht dazu. Träger eines Bartes müssten diesen für einen Mondzyklus opfern und ihre Männlichkeit anderweitig fördern und demonstrieren.

Andere wichtige Impulse für die Atmung stammen vom sogenannten Ice-Man, dem Niederländer Wim Hof, der mit seinen sehr bodenständigen Kälteanwendungen und Atemübungen heute viele Menschen erreicht und sie zu einer eigenverantwortlichen robusten Gesundheit bezüglich der Körperabwehr anleitet. Eine niederländische Studie belegt sogar wissenschaftlich, dass sich die Zahl der Erkältungstage allein durch abschließendes kaltes morgendliches Duschen halbieren lässt.

DER »VERBUNDENE ATEM«

Der Königsweg bezüglich des Atems ist hier der »verbundene Atem«. Diese Methode, die heute eine zentrale Stellung in meiner Arbeit einnimmt, fiel mir durch den berühmten Zufall zu. Auf einem Flug nach Indien wurde dringend ein Arzt gesucht, und da sich keiner fand, traute ich mich, obwohl damals noch nicht fertig mit dem Studium, nach vorne. Dort fand ich einen übergewichtigen Araber mit schreckgeweiteten Augen, schweißnass, heftig atmend und mit verkrampften Armen der Stewardess die Spucktüte wegschlagend, mit der sie ihn offensichtlich aus seiner Sicht zu ersticken drohte. Tatsächlich sah er aus wie ein dickes, überdimensioniertes Baby mit angezogenen Beinen kurz vor der Geburt und war mitten in einer Hyperventilationstetanie – eine meist durch Stress und Panik hervorgerufene zu schnelle und zu tiefe Atmung, die dann das Gefühl von Angst und Atemnot auslösen kann. Insofern war der Versuch der Flugbegleiterin, ihn zum Rückatmen der eigenen, mit Kohlendioxid angereicherten Luft zu zwingen, durchaus sinnvoll. All die Medikamente, die mir nun im Flieger präsentiert wurden, waren arabisch beschriftet oder abgelaufen oder beides und ließen mich reichlich hilflos zurück.

Die Situation war von Whiskeygeruch überlagert, denn offenbar hatte der heftig atmende und mit den Armen rudernde Fluggast einen solchen über seine Papiere verschüttet, die überall verteilt lagen. Die Angst hatte ihn anscheinend bald nach dem Start überwältigt, mit dem Whiskey hatte er wohl versucht, sie zu überspielen und sich Mut anzutrinken, war aber dabei von der Hyperventilationstetanie überrascht worden. Sein Ausdruck war von Panik gezeichnet, und offenbar hatte er den Eindruck, die Stewardess wolle ihn umbringen statt retten. Ich sorgte mittels Liegesitzposition für etwas Entspannung, aber er blieb in seiner zusammengekauerten, von heftigen Atemzügen geprägten Lage. Also versuchte ich wenigstens, seinen Ausatem zu verlängern, um ihn etwas zu beruhigen. Ich atmete ihm vor, strich seinen Ausatem mit Handbewegungen aus, versuchte, ihn mit dem Klang meiner Worte zu besänftigen. Aber nichts dergleichen schien ihm zu helfen. Die Fragen der Chefstewardess, ob der Flug abgebrochen werden und wir zum Flughafen zurückkehren sollten, erleichterten die Situation auch nicht, ich wusste es einfach nicht. Wir hatten an der Uni gelernt, die Situation sei unbedingt mittels Kalzium- oder wenigstens Valium-Spritzen zu beenden. Von einem Weiterlaufenlassen der Überatmung war nie die Rede gewesen. Nach etwa einer Viertel- oder maximal halben Stunde, während sich die Lage jedenfalls nicht weiter verschlimmerte, trat eine für mich völlig unerwartete Wende ein. Die Krämpfe lösten sich mit einem Mal auf. Der Fluggast versuchte plötzlich, die Stewardess, und, noch unverständlicher, sogar mich, zu umarmen, und ein Ausdruck überglücklichen Friedens trat auf sein Gesicht. Der Stewardess erzählte er auf Ägyptisch, dass er noch nie in seinem Leben so glücklich gewesen sei. Da wir keine gemeinsame Sprache fanden, konnte ich nicht viel mehr erfahren als seine offensichtlich überschäumende Dankbarkeit und diese Art unerklärlichen Glücks, wie er es noch nie erlebt hatte. Er war sichtbar von der Enge der Angst direkt in die Weite der Glückseligkeit gerutscht und projizierte das auf die Stewardess und mich. Dabei hatten wir beide keinen Schimmer, wie es dazu gekommen war.

Jedenfalls vergaß ich diese Stunde in der ersten Klasse von Egypt Air und das damit verbundene Atem- und Energieerlebnis nie mehr. Wochen später an die Universität zurückgekehrt, suchte ich sofort einen der führenden Pulmologen auf, um von dieser Erfahrung zu berichten und mir Erklärungen zu holen. Aber sowohl bei ihm als auch weiteren Spezialisten für Stoffwechsel und

Biochemie erntete ich nur Unglauben und Ablehnung. So etwas sei nicht möglich, ich müsse mich getäuscht haben. Sie glaubten mir die Geschichte einfach nicht. Dabei wusste ich sehr klar und erinnerte mich deutlich, als wäre es gerade gewesen, was da abgelaufen war. Etwas in mir verlangte eine Erklärung, aber an der Uni schien es keine zu geben. Die seltsame Logik dort folgte etwa folgender Richtschnur: Was nicht sein konnte, hatte einfach auch nicht zu sein und konnte daher auch gar nicht gewesen sein.

Etwas später durchlebte ich zu meiner Überraschung in meiner eigenen Schattentherapie – auf dem Weg zur Psychotherapeutenausbildung – meine eigene Geburt nochmals. Sie war schon im Original sehr dramatisch gewesen, da ich drei Wochen übertragen und mein Vater ein ziemlicher Hüne, meine Mutter aber eine zierliche Frau und die Größenverhältnisse somit sehr ungünstig waren. Außerdem war mein Großvater, der die Geburt leiten sollte, anderweitig ärztlich beschäftigt und auch keine Hebamme zur Stelle. Insofern wusste ich, dass meine Geburt ein ziemliches Drama mit deutlicher Überlänge gewesen war.

In der Psychotherapie entwickelte ich nun selbst eine ziemliche Hyperventilationstetanie inklusive heftiger Krämpfe der Arme und Hände. Mein Therapeut, ein Diplompsychologe, wirkte recht hilflos und ließ mich – aus meiner Sicht – auch noch im Stich und verschwand. Schließlich kehrte er aber doch zurück und ließ mich in eine Plastiktüte, die er mir übers Gesicht stülpte, rückatmen. Dadurch verwandelte sich meine Situation allmählich von extremer Enge (der Geburt) und Angst vorm Steckenbleiben in ein Gefühl von wohlig tiefer Entspannung. Aber es kam auch zum Abbruch der Psychotherapiesitzung, den ich einerseits unbefriedigend empfand, andererseits erinnerte ich mich erneut an das ungelöste Geheimnis der Atemerfahrung aus dem Flugzeug.

Hier reifte der Entschluss, der Sache auf den Grund zu gehen. Mit einem ärztlichen Kollegen ließ ich mich auf eine Eigenerfahrung bewusster Überatmung ein. Aus heutiger Sicht war das allerdings eine ziemlich absurde Versuchsanordnung. Ich hatte an einem Arm eine Blutdruckmanschette, am anderen einen venösen Zugang. Aufgezogene Kalzium- und Valiumspritzen lagen griffbereit, wie auch eine vorbereitete Infusion. Ich atmete – wie ausgemacht – mit voller Kraft und war sehr bald in den zu erwartenden Krämpfen. Der – mangels Flugzeugerfahrung – noch wenig überzeugte, dafür sehr verängstigte Kollege fragte mich ständig, ob er abbrechen und mich »runterspritzen« solle. Das lehnte ich ab, da die Krämpfe zwar schmerzhaft, aber doch noch gut erträglich waren und in keinem Verhältnis zu den Wadenkrämpfen standen, die ich aus der Verlängerung von Fußballspielen kannte. Dazwischen erlebte ich Bildfolgen, die ich mir nicht erklären konnte. Sie erschienen mir manchmal fast psychotisch, aber da ich andererseits auch noch ziemlich klarer Zeuge des Geschehens blieb, traute ich mich weiterzuatmen. Zwar erlebte ich keine »Atembefreiung« wie der ägyptische Fluggast, aber die Krämpfe wurden erstaunlicherweise besser statt schlimmer, und ich erfuhr anschließend in der Ausklangphase eine deutlich tiefere Entspannung, als ich sie bisher je erlebt hatte. Wir beschlossen, weiter zu experimentieren.

Mit jedem Versuch wurden es bei mir weniger Krämpfe, die Erfahrungen in der Seelen-Bilder-Welt intensiver und mit der Tiefenentspannung noch erstaunlicher. Schließlich fasste auch der Kollege Mut und erlebte in der Umkehrung kaum Krämpfe und ebenfalls eine für ihn außerordentliche Tiefenentspannung nach anfänglicher Angst. Weitere Versuche mit weniger medizinischem Aufwand und stattdessen schöner meditativer Musik bestärkten uns, hier einem erforschenswerten Geheimnis auf der Spur zu sein, zumal die Verkrampfungen bei uns beiden immer mehr nachließen, um schließlich ganz zu verschwinden. Die nächsten Male bescherten mir keine Krämpfe mehr, aber stattdessen immer noch beeindruckendere seelische Erfahrungen, die mich später ermutigten, auch ausgewählten PatientInnen solche Reisen in die eigene Seelenbilderwelt zu ermöglichen.

Es zeigte sich, dass die Krämpfe überhaupt vor allem unserer Angst geschuldet waren und bei den meisten PatientInnen gar nicht auftraten. Mir wurde rückwirkend klar, dass es auch bei dem Fluggast wohl vor allem dessen ursprüngliche Angst war, die seine Hyperventilationstetanie ausgelöst hatte. Meine Enge- und Angsterfahrung beim Wiedererleben der eigenen Geburt, die ebenfalls in eine Hyperventilationstetanie entgleist war, brachte mich auf die Idee, dass wahrscheinlich auch bei ihm ein unverarbeitetes Geburtstrauma hochgekommen war. Tatsächlich hatte er ja ausgesehen wie ein überdimensioniertes Riesenbaby direkt vor seiner Geburt. Der Stewardess hatte er – später – auch erzählt, dass er sich glückselig, wie neugeboren und befreit fühlte.

Weitere Erfahrungen mit PatientInnen zeigten, dass tatsächlich die Enge und Angst beim Wiedererleben eines unbewältigten und verdrängten Geburtstraumas zu diesen typischen Krämpfen führte und diese generell für unbewusste Angst standen. In dem Maße, wie immer mehr unserer PatientInnen ihr Geburtstrauma bereits bearbeitet hatten, weil das ja in der Schatten- beziehungsweise Reinkarnationstherapie geschah, waren sie bald nur noch ein Randthema.

Es zeigte sich immer deutlicher, dass alles, was innerlich, in der Seelen-Bilder-Welt, unter Druck stand, offenbar in diesen Atemsessions auftauchte und sich im Körper geradezu verkörperte. Einfaches, in der Regel problemloses Weiteratmen konnte dann durch diese Erfahrung hindurchführen.

Nach vielen beeindruckenden, von PatientInnen sehr geschätzten Sessions entwickelten wir besondere, den Verlauf anregende und schließlich sogar anfeuernde und steuernde Musikmuster. Denn ansonsten waren die Sitzungen zeitlich kaum zu organisieren und schlecht zu beherrschen und reichten von kurzen ein- bis zu mehrstündigen Sitzungen, die sich der Planung in einer Psychotherapiepraxis weitgehend entzogen.

Heute handelt es sich im Einzelfall um zweistündige, vor allem vom Einsatz entsprechender Musikfolgen gut steuerbare Sitzungen.

Als Nächstes folgte der Schritt zu Sitzungen mit mehreren PatientInnen und allmählich sogar kleinen Gruppen Atmender. Wir fassten schließlich all unsere jeweiligen Psychotherapiepatient-Innen der Schattentherapie einmal pro Woche zusammen. Es hatte sich nämlich gezeigt, dass diese Gruppensitzungen mit dem »verbundenen Atem« sich wundervoll eigneten, einerseits tiefe seelische und sogar bis ins Spirituelle reichende Erfahrungen zu erleben und andererseits in der Psychotherapie Erlebtes mit dem Körper zu verbinden und in ihm zu verankern. So waren diese Sitzungen sehr bald fester Bestandteil unserer Therapie.

Mit der Zeit verfestigte sich der Eindruck: Je mehr Menschen ihre Energie in den Atemprozess einbrachten, desto intensivere und damit auch noch beglückendere Erfahrungen wurden möglich. Mit der Zeit ergaben sich immer spektakulärere Erfahrungen. Die Atemsessions erwiesen sich auch als sinnvoll, um in therapeutische Sitzungen hineinatmen zu lassen und die so in Gang gesetzte Energie in Seelenbilder zu überführen. Das ergab ungleich authentischere und lebendigere Einstiege in die Psychotherapie. Vor allem war das auch ein unschätzbarer Vorteil bei sehr intellektbetonten PatientInnen, die sich schwer darin taten, sich in ihre Seelen-Bilder-Welten vorbehaltlos hineinzubegeben. Mithilfe der Atemenergie gelang das ungleich besser, und sie erlebten alles deutlich authentischer.

Aber auch bei den Gruppen kam vieles in Bewegung und gehörig voran. Wir nutzten bei großen Kursen das Energiefeld der großen Gruppe und erlebten immer mehr Erstaunliches. Außerkörperliche Seelenreisen weit über die gewohnten Erfahrungs-Grenzen hinaus waren keine Seltenheit mehr. Tatsächlich geschahen solche sogenannten Out-of-Body-Experiences immer häufiger. Auch Begegnungen mit längst vorausgegangenen Verwandten und Ahnen kamen hinzu, die nicht selten zu wundervollen und lange überfälligen Versöhnungen führten. Aber nicht nur derartige, bisher äußerst seltene beglückende Erfahrungen in spirituellen Dimensionen bereicherten die Schattentherapie, sondern auch die Integration in der Psychotherapie zu Bewusstsein gekommener Geschehnisse war häufig und ließ den »verbundenen Atem« noch einmal mehr zum festen Bestandteil der Schatten- oder Reinkarnationstherapie werden. Das ging immer häufiger übers Geistig-Seelische hinaus bis in völlig unerwartete körperliche Heilungen.

Vor allem aber waren es tiefe Erlebnisse mit der Lebensenergie Prana, die in faszinierende Dimensionen führten und uns in ihren Bann schlugen. Wir selbst und mit der Zeit immer mehr PatientInnen kamen geradezu energiegeladen aus den Sitzungen heraus und erlebten sie gleichsam als eine Art Energietankstelle. Mit der Zeit meldeten sich viele ausdrücklich für solche Energie- und Atemwochen an.

Obendrein wurde uns immer bewusster, dass dieses Bad in der Lebensenergie zu einer Art Neuordnung und Restrukturierung des Organismus führte. Früher sprachen Ärzte viel von Ordnungstherapien wie etwa Bircher-Benner, Buchinger oder Hufeland und Hahnemann. In Österreich nennen wir die ärztliche

Praxis bis heute Ordination. Mit dem »verbundenen Atem« fiel uns eine ideale Umsetzung der Ordnungstherapie in den Schoß. Hinzu kam die dabei notwendige, ausgesprochen begrüßenswerte Eigenverantwortung, denn PatientInnen müssen sich durch eigene Bewusstheit und entsprechendes Engagement ihren Weg zu Heilung und manchmal sogar Befreiung selbst freiatmen.

Tatsächlich hängt alles von der Bewusstheit beim Atmen ab. Wer etwa bei sportlichem Laufen oder Fahrradfahren intensiv atmet und nicht mit dem Bewusstsein dabei ist, erlebt keineswegs all die spektakulären Erfahrungen des »verbundenen Atems«.

Der ist gleichsam eine Art Meditation und der aktive Einatem das Mantram. Die wichtigste Anleitung lautet dann auch, was immer geschehe, bewusst beim Atem zu bleiben und immer wieder zu ihm zurückzukommen, wenn man sich in Gedanken irgendwo anders hin verirrt hat. Insofern hat der Prozess Ähnlichkeit mit der Vipassana-Meditation aus dem Hinduismus oder der buddhistischen Sitzmeditation des Zazen. Wir sind Zeugen des Atems, kommen immer wieder zu ihm zurück und lassen uns von ihm den ganzen Weg bis zu uns selbst leiten. Tatsächlich lassen sich mit keiner Methode leichter Erfahrungen der Selbstverwirklichung erleben, Momente von Einheitsbewusstsein oder Allverbundenheit. Diese verändern das Leben für immer, ähnlich wie Nahtoderlebnisse etwa erfolgreich reanimierter PatientInnen, die schon »drüben« waren und die Angst vor diesem Übergang für immer verloren haben. Das ist auch eine große Chance beim »verbundenen Atem«.

Die wirksamsten Bilder, die uns dabei leiten können, sind der Atemwind, der durch uns wie durch eine Flöte weht. Wir stellen uns vor, uns immer mehr in diesen Wind, den Strom dieser luftigen Lebensenergie Prana, zu verwandeln.

Ein weiteres gutes Leitbild ist der Fluss des Atems beziehungsweise der Atemenergie. Wir begeben uns in diesen Fluss und wissen aus der Weisheitslehre des Ostens, dass wir niemals zweimal in denselben Fluss steigen können, also jede Sitzung absolut neu ist. Wie der Fluss fließen wir und halten uns niemals am Ufer fest, sondern lassen es in jedem Augenblick hinter uns. Wir werden zu diesem Fließen, dem Fluss unserer Energie, und alles andere, auch der Körper mit all seiner Enge und Weite, seiner Kälte und Wärme, bleibt am Ufer zurück, und wir atmen durch all das hindurch. Auch Tränen der Freude oder Traurigkeit können am Ufer auftauchen und vorbeiziehen. Es ist eine Reise durchs eigene Körper-, aber auch Seelenland und auch durchs Bewusstsein. Überhaupt alles kann sich am Ufer zeigen, Gefühle, Emotionen, Gedanken – wundervolle und auch Ausgeburten des Schattens. In jedem Fall ist es gut, wenn sie vorüberziehen und dabei vergehen. So wird der »verbundene Atem« auch zu einer Art Psychotherapie. Wir anerkennen, was am Ufer unseres Lebensflusses auftaucht, nehmen es wahr, aber wichtig ist nur der Atem, der uns durch all das hindurchträgt. Während die noch mit Ladung behafteten Dinge unseres Lebens vorbeiziehen und dabei diese verlieren, wird uns leichter ums Herz. Viele berichten nach einer Session mit dem »verbundenen Atem« von solcher Erleichterung.

Die jahrtausendealte Erkenntnis des Vorsokratikers Heraklit »panta rhei – alles fließt« wird so zur lebendigen Erfahrung. Durch die Zeiten wurde sie – wie schon erwähnt – immer wieder vergessen und neu entdeckt. Rudolf Steiner fasste Heraklit in seine Worte, als er sagte: »Alles Leben ist Rhythmus«. Der Harvard-Psychologe Prof. Richard Alpert und spätere Weisheitslehrer Ram Dass formulierte es auf seine Art: »Alles Leben ist Tanz«, der Glücksforscher Prof. Mihály Csíkszentmihályi machte den neudeutschen Begriff »Flow« populär und entdeckte neuerlich das Glück in diesem Fluss. Die jungen Psychonauten von Younity raten uns: »Go with the flow«. Der »verbundene Atem« bietet die – nach meinen Erfahrungen – bei Weitem beste Umsetzung dieser zeitlosen Wahrheit ins tägliche Leben.

Es wäre nur zu wünschen, dass die Schulmedizin die Chancen der Atmung und der Lunge bald entdeckt, um eine ähnliche Entwicklung wie bei Verdauung und Darm einzuleiten. Gern dürfen sie dann auch wieder zu etwas lächerlichen Wortneuschöpfungen greifen wie etwa bei Darmflora in Mikrobiom oder Fasten in Autophagie, um naive Gemüter darüber hinwegzutäuschen, dass sie überfällige Entwicklungen über Jahrzehnte oder länger verschlafen haben. Dem könnten wir mit Mitgefühl begegnen wegen des unübersehbaren Minderwertigkeitsgefühls, das zu solchen Peinlichkeiten Zuflucht nehmen muss. Hauptsache, etwas so zentral Wichtiges wie der Atem bekommt die ihm gebührende Aufmerksamkeit.

Auch nach abgeschlossenen Psychotherapien und der integrierten Erfahrung mit dem »verbundenen Atem« wünschten sich viele PatientInnen weitere Erlebnisse in diesem Bad der Lebensenergie Prana. Diesem Wunsch kamen wir zunehmend nach, und so entwickelten sich unsere immer größeren Atemgruppen, die das Energieerlebnis noch so sehr vertieften.

In dieser Zeit bekamen wir Kontakt zu Amerikanern, die mit der verwandten Atemtechnik Rebirthing ähnliche Erfahrungen hatten. Ich lernte Leonard Orr und Janaby Harrison kennen, die Begründer dieser Technik, und machte sogar eine Ausbildung bei deren deutschem Ableger unter Leitung der Sannyasins Swami Sarito und Ma Samadhi. Allerdings ließen sie strikt durch den offenen Mund atmen und verwendeten keine Musik, sondern Affirmationen, die sie den Atmenden gegen Ende der Einzelsitzungen ins Ohr flüsterten. Nachdem diese Methode allmählich an Anziehungskraft verlor, weil der Atem durch den offenen Mund zur äußerst unangenehmen Austrocknung des Mund- und

Rachenraumes führte, schrieb Leonard Orr nochmals ein Buch mit dem Titel *Der verbundene Atem*, den wir nicht geschützt hatten, das aber den Niedergang des Rebirthing nicht wesentlich aufhalten konnte.

Jahre später, nachdem LSD und das Amphetamin MDMA verboten worden waren, entwickelte Stan(islaw) Grof, ein tschechischer Psychiater, für seine transpersonalen Studien das sogenannte »holotrope Atmen«. Er benutzte die gleiche Technik wie wir beim »verbundenen Atem«, allerdings mit anderen Zielen. Die Hälfte der TeilnehmerInnen an seinen Gruppen wurden jeweils als sogenannte Siddhas eingesetzt und ohne Ausbildung ermächtigt, die Atmenden zu immer tieferem und engagierterem Atmen anzuregen, um transpersonale Erfahrungen hervorzurufen. Tatsächlich gelang es Grof, die transpersonale Psychologie und das holotrope Atmen von der Universität in Chicago aus sehr weit zu verbreiten. Inzwischen hat er sein Konzept in den USA weiterverkauft. Aus den Überbleibseln sind die sogenannten Breathworker hervorgegangen, die mit der dem »verbundenen Atem« ähnlichen Technik verwandte Ziele wie Katharsis und spektakuläre Erlebnisse im transpersonalen Bereich anstreben, aber – nach meinen Erfahrungen mit einigen von ihnen – vor der letzten Konsequenz der Einheitserfahrung und dafür notwendiger Maßnahmen zurückschrecken.

Das Ziel des »verbundenen Atems« bleibt dagegen, alle Energie in den Atemfluss zu lenken und keinerlei Kraft für Bewegungen und Töne zu verschwenden. Unser letztes Ziel bleibt das Erlebnis der Einheit, also Gipfelerlebnisse oder neudeutsch Peak-Experiences zu ermöglichen.

Diese wurden im Rahmen westlicher Psychotherapie erstmals von Abraham Maslow, dem Autor der *Psychologie des Seins* und Mitbegründer der Humanistischen Psychologie, erwähnt.

Maslow erkannte schon damals, dass Gipfelerlebnisse durchaus nicht normalverteilt unter uns Menschen sind. Hier gilt das zweitwichtigste der Schicksalsgesetze, das der Resonanz. Wer schon viele Peak-Experiences hatte, wird noch mehr erleben. Wer aber jetzt nicht weiß, worum es geht, dessen Aussichten sind gering. Er muss einiges unternehmen, um reif für dieses wenigstens punktuelle Erfahren von Einheitserlebnissen zu werden. Auch das ist möglich, am einfachsten eben mit der Methode des »verbundenen Atems«.

Mit der Zeit wurde uns immer klarer, wie viel besser das möglich ist, je mehr Energie in den Gruppen zusammenkommt – die Größe der Gruppe erwies sich als beste Unterstützung. Begleitet werden die Atmenden dabei von intensiv ausgebildeten AtemtherapeutInnen, die nur wenig, aber dafür sehr gezielt und zurückhaltend eingreifen und Mut machen.

Zum Millennium ergab sich erstmals eine Gruppe mit fast 200 TeilnehmerInnen, die erstaunliche Energiephänomene hervorbrachte, von physischen Heilungen bis zu spektakulären spirituellen Erfahrungen und Erkenntnissen. Das Entscheidende für die Allermeisten aber blieb das Bad im Energieüberfluss, das zu wachsendem Interesse an weiteren möglichst großen Atemgruppen führte.

Inzwischen haben Sitzungen mit über 200 TeilnehmerInnen, wie sie jeweils am Ende meiner Younity-(Online-)Ausbildung zum ganzheitlichen Gesundheitsberater stattfinden, einen neuen Rahmen gesetzt. Ab 2024 werden über Younity auch Online-Ausbildungen im »verbundenen Atem« durchgeführt mit praktischer Ergänzung in unserem dafür prädestinierten Seminar- und Gästezentrum in TamanGa und im Thermalbad Montegrotto.

In Letzterem ergibt sich die Möglichkeit, große Gruppensitzungen auch im körperwarmen Thermalwasser abzuhalten, was

Einheitserfahrungen und obendrein den späten Erwerb von Urvertrauen noch zusätzlich fördert. In der Fruchtwasserwelt des Mutterleibes schwebt das Ungeborene kurz nach der Empfängnis gleichsam schwerelos im körperwarmen Fruchtwasser. Dessen Temperatur entspricht der des Mutterleibes und des kindlichen Körpers. Mangels Temperaturunterschied zwischen Drinnen und Draußen kann der Embryo nicht zwischen beiden Räumen unterscheiden, und so ist seine Wahrnehmung grenzenlos. Das aber vermittelt das unbeschreibliche Gefühl von Einheit, in dem allein Urvertrauen wachsen kann, die Grundlage von Selbstvertrauen und Selbstsicherheit. Im erwachsenen Leben lässt sich zwar mit Rhetorikkursen und Fachfortbildung, mit Farbtypberatung und Erfolgscoachings einiges an sicherem Auftreten hinzugewinnen, aber echtes Selbstvertrauen ist nur über Urvertrauen und dieses über Einheitserfahrungen zu verwirklichen.

Der Königsweg dorthin lässt sich über unsere Art des Delfinschwimmens und Ankommens, ja Heimischwerden im Seelenelement Wasser anbahnen. Auch über Aqua-E-motion, liebevolles, therapeutisches gegenseitiges Bewegen in der Thermalwasserwelt, und indem wir lernen, wie Delfine unter Wasser zu schwimmen, kommen wir dem Seelenelement Wasser näher. Delfine können uns als wundervolles Vorbild dienen. Sie sind als Säugetiere ebenfalls und lange vor uns ins Wasser zurückgekehrt. Tatsächlich können wir diese Rückkehr sehr rasch schaffen, indem wir zuerst lernen, schwere- und bewegungslos im Wasser zu schweben, und die Erfahrung erleben, nicht mehr zwischen Außen und Innen unterscheiden zu können und so in die Grenzenlosigkeit der Einheit einzutauchen. Ähnlich rasch gelingt es uns, in die Unterwasserwelt einzutauchen und von 60 Minuten 59 unter Wasser zu verbringen und zu schwimmen wie Delfine in ihren großen sogenannten Schulen. In diesem neuen Bewegungsmuster können auch wir sehr nah miteinander schwimmen, ohne uns dabei zu stoßen oder gar zu verletzen, wie es durch die Stöße und Tritte beim Brustschwimmen geschieht. Diese ungeschickteste Schwimmart, die auch ungeeignet zu schnellem oder Rettungsschwimmen ist, hat leider im deutschsprachigen Bereich die Oberhand gewonnen im Gegensatz zu den USA, wo Kraulen dominiert.

In den Seminarwochen im Hotel Garden Terme in Montegrotto wechseln wir gleichsam den Rahmen und kehren täglich in die Wasserwelt zurück. Wir lassen unsere Füße wieder zu Flossen werden und die Finger in eine Reihe treten, sodass der Daumen seine Sonderstellung aufgibt und auch hier Flossen entstehen und Greifen und Grapschen aufhören. Wenn wir in großen Gruppen schwimmen, kann das sogenannte Schwarmbewusstsein zur Erfahrung werden.

Bis heute wissen wir nicht, wie es großen Fisch- und Vogelschwärmen gelingt, sich wie ein einziges Wesen im Wasser- und Luftreich zu bewegen. Für das Phänomen im Wasser wie bei Fischschwärmen können wir so wenigstens ein intensives Gefühl entwickeln.

Nach dieser Vorbereitung wird eine Atemsession im körperwarmen Thermalwasser zum Höhepunkt und zu einer Quelle von Einheitserfahrungen und solchen von Allverbundenheit, zumal Unterwassermusik unterstützend hinzukommt. Diese Möglichkeit haben wir – von den Synchronschwimmerinnen abgeschaut, die den Eindruck von Schwarmbewusstsein vermitteln – vor Jahrzehnten zuerst in Montegrotto eingeführt. Später wurde das mit Ausdrücken wie Liquid Sound – etwa in Sachsen – nachgeahmt. Musik im Wasser hat eine eigenartig intensive Wirkung – auch bei »geführten Meditationen«, weil sie sich auch über die Haut, unser mit Abstand größtes Organ, verbreitet und sich uns so direkt mitteilt und gleichsam unter die Haut geht.

Solche Synergien lassen sich auch bei anderen Gelegenheiten mit dem »verbundenen Atem« erreichen. In unserem an die Schrothkur angelehnten Wochenkurs »Fasten, Wandern und Wein« können die verschiedenen Aspekte sich ebenfalls mehr als summieren.

Fasten ist – wie schon eingangs beschrieben – die wirksamste Reinigung unserer Zwiebelschalen, die das innere Licht beziehungsweise Leuchten umgeben. Intensives Bewegen wie Wandern hat diese Wirkung auch für sich, weil es den ganzen Körper und insbesondere beim Fasten durcharbeitet. Zusammen mit Fasten ergänzt sich Wandern nicht nur, sondern beide verstärken gegenseitig ihre Wirkung noch erheblich. Geschehen die Wanderungen im Wald, kommen die abwehrsteigernden und energetisierenden Effekte des Waldbadens (Shinrin-yoku) hinzu. Bei streckenweisem Barfußgehen kommen die großzügig von Mutter Erde gespendeten Elektronen noch dazu, die als Radikalenfänger die für die Energieproduktion verantwortlichen Mitochondrien von der Flut freier Radikaler entlasten und so die Lebensenergiewirkung verstärken.

Solch eine wirklich im wahrsten Sinne des Wortes zauberhafte Möglichkeit im Reich der Synergien ist, am Ende solch einer Fastenwoche voller Synergien noch eine Session mit dem »verbundenen Atem« durchzuführen. Nach sechs Fastentagen und der entsprechenden sich dabei ereignenden Reinigung des Organismus, den positiv entgiftenden Eigenschaften des Fastenwanderns oder der Schrothkur, ausgiebigem Waldbaden mit elektronenspendenden Barfußwanderungen und ausgiebigem Wiegen auf den zahlreichen Schwebewiegen in TamanGa, bis man sich selbst gewogen ist, kann ein Viertel guten Bio-Weines, direkt vor einer Atemsession genossen, die Tür zu ekstatischen Erlebnissen öffnen.

Die alten Götter und Urprinzipien des griechischen Gottes Dionysos und römischen Bacchus lassen grüßen. Die bei uns völlig zu Unrecht in Verruf geratenen Orgien der Bacchanten bekommen einen neuen Rahmen und Klang. Die Religion des Dionysos, des Gottes der Ekstase, aus Zeus', des Göttervaters, Oberschenkel geboren, hatte in antiker Zeit an Zulauf gewonnen wie keine davor und danach. Vor allem Frauen folgten dieser Bewegung, verließen in Scharen Familie und Heimat und feierten die dionysischen Orgien mit Hingabe und Inbrunst, dabei immer mehr Ausgelassenheit und Zügellosigkeit verbreitend. Offenbar waren schon damals die Frauen das strenge Regime der Lust- und Freudlosigkeit der etablierten Götter leid. Schließlich wurden die dionysischen Horden so groß und die Bewegung so mächtig, dass die Männer und Zeus selbst um ihre Vorherrschaft fürchten mussten und Dionysos und seine AnhängerInnen zurückpfiffen und schließlich die Bewegung sogar gewaltsam niederschlugen, um Zucht und ihre alte patriarchale Ordnung wieder aufzurichten. Bis heute gilt das 13. oder dionysische Urprinzip nicht mehr als salonfähig und ist im wunderbaren Entwicklungskreis nicht mit aufgeführt.

Der Ausschluss eines Ur- oder Lebensprinzips aus dem Kreis der anerkannten Urkräfte führt aber niemals zu dessen gewolltem Verschwinden, sondern immer zu dessen Absturz in den Schatten, wo es erst recht gefährlich wird. So auch hier. Unsere ausufernde Drogenszene ist eine Folge der Unterdrückung des Prinzips der Ekstase (siehe dazu auch Seite 264). Gesunde Jugendliche werden immer Sehnsucht danach haben, und was sie mit legalen Mitteln nicht bekommen, sich auch mit illegalen besorgen. Statt Ekstase gibt es dann Ecstasy, jenes Amphetamin MDMA, mit dem Stan Grof ursprünglich seinen Anhängern zu ekstatischen transpersonalen Erfahrungen verhalf, was er später durch seine entsprechende Atemtechnik des holotropen Atems mit einigem Erfolg weiterführte.

Auch dieses Muster ist seit uralten Zeiten bekannt, wird aber bis heute vor allem von der Bürgerwelt verkannt, während indigene Kulturen damit ungleich entspannter umgingen und das auch weiterhin tun.

Das Märchen vom Dornröschen kann es uns verdeutlichen: Das Königspaar versucht vergeblich, ein Kind zu bekommen, was einfach nicht klappen will wie bei Millionen junger Paare mit enttäuschtem Kinderwunsch. Schließlich aber haben sie Glück, und die Königin gebiert ein Mädchen. Dessen Taufe wird im Königreich aufwendig gefeiert, aber erstaunlicherweise haben sie bei Königs nur 12 Gedecke, aber 13 Feen oder weise Frauen. Kaum zu glauben, dass sie bei Hofe nicht noch ein Gedeck nachtöpfern lassen können. Oder sollte da mehr dahinterstecken? Im Matriarchat hatte das Jahr noch 13 Monde, im Patriarchat aber sollten 12 Monate genügen. Könnte das die Geschichte des Übergangs vom Matriarchat zum Patriarchat sein?

Der König jedenfalls entscheidet sich dafür, eine der Feen, eben die 13., auszuschließen und nicht an die Tafel (des Bewusstseins) einzuladen, statt sie dort weiterhin zuzulassen. Dadurch werden aus den 13 ursprünglichen Grundkräften 12 gute und eine böse Fee. Letztere wird ausgeschlossen, dadurch verärgert oder böse und zugleich unkontrollierbar. Als 11 der »guten« (zum Bewusstsein zugelassenen) Feen ihre guten Wünsche für die Königstochter ausgesprochen hatten, platzte ebenso unerwartet wie unverhinderbar die 13., nun unbewusste oder böse, weil ausgeschlossene und in den Schatten verbannte (Feen)Kraft herein. Aus dem Schattenreich brachte sie einen Fluch mit, den sie gegen die Königstochter ausrief, nämlich, diese möge sich an ihrem 16. Geburtstag an einer Spindel stechen und tot umfallen. Alle erstarrten vor Entsetzen und hofften auf die noch verbliebene 12. gute Fee und ihre Hilfe. Aber diese konnte den Fluch nur noch abschwächen, dass nämlich die Prinzessin nicht zu Tode kommen, sondern »nur« in einen todesähnlichen Schlaf fallen sollte.

Statt nun seinen Fehler des Schattenbannes zu erkennen und die 13., die weibliche Kraft wieder zur Tafel des Bewusstseins einzuladen, entschied sich der König für den bis dahin noch immer kläglich gescheiterten Versuch, das Schicksal auszutricksen. Dieser ebenso dumme wie beliebte (arche)typisch männliche Versuch wird, obwohl er immer scheitert, seit alters ständig wiederholt. Der König befiehlt also, alle Spindeln im Reich einzusammeln und sie landesweit auf Scheiterhaufen verbrennen zu lassen. Als vermeintlich alle Spindeln verbrannt sind, hat das Königspaar 16 Jahre scheinbare Ruhe. An ihrem Geburtstag findet die Prinzessin ausgerechnet im eigenen Schloss die eine entscheidende vergessene Spindel, weiß gar nicht, was das ist, sticht sich daran und sinkt in den angekündigten todesähnlichen Schlaf. Mit ihr versinkt das Schloss, denn die Dornenhecken von Mutter Natur beginnen, alles zu überwuchern und zurückzuerobern. Der weibliche Pol holt sich also konkret und symbolisch durch sein Wachstum sein Recht zurück.

Es dauert lange, bis ein mutiger Prinz sich mit dem Schwert der Entscheidung und Kraft seinen Weg durch die Dornenhecke bahnt und mit dem Kuss der Liebe, dem Zeichen der Versöhnung zwischen den Geschlechtern, die Prinzessin, das Dornröschen, erlöst, sodass es wieder aufblühen kann.

Dieses Muster hat etwas Universelles und will uns zeigen: Schicksal lässt sich nicht betrügen. Brennende Scheiterhaufen, ob in der Mordbrennerei gegen sogenannte Hexen durch die katholische Inquisition oder gegen unliebsame Lehren und Bücher in der Nazizeit, erreichen immer genau das Gegenteil. Ich glaube kaum, dass die Psychoanalyse in den USA solchen Erfolg gehabt hätte, wäre sie von den Nazis nicht so bekämpft worden. Und das Aufkommen der modernen Frauenbewegung und der Niedergang der christlichen Kirchen und besonders der katholischen ist gewiss verbunden mit deren mordlüsternem Kampf gegen die Frauen, ihre Rechte und die weibliche Heilkunde. Eine Religion, die bis heute der Hälfte der Menschen, allen Frauen, so viele Rechte vorenthält, hat sich tatsächlich in der Zeit der Moderne weitgehend erübrigt und verliert ständig und systematisch weiter an Einfluss.

Wie hoffnungslos der Kampf gegen die Schicksalsmacht ist, zeigt sich aber schon viel früher und letztlich von Anbeginn. Als in der griechischen Antike Ödipus geboren wurde und das Orakel voraussagte, er werde seinen Vater erschlagen und seine Mutter heiraten, gaben seine Eltern einem Hirten den Auftrag, ihn zu töten. Aber der mit dem Mord Beauftragte brachte es nicht übers Herz, den Knaben umzubringen, durchstach ihm nur die Füße, woher der Name Ödipus oder Schwellfuß stammt, und setzte ihn in der Wüste aus, wo er von allein umkommen sollte. Ödipus aber wurde gefunden und aufgezogen, was erst die Verwirklichung der Prophezeiung ermöglichte.

Und dasselbe gilt bis in unsere moderne Wirklichkeit. Der US-Konzern Facebook belegte die aufrechten Ärzte, die ihrem an der Universität in besseren Zeiten erlernten Wissen vertrauten und sich offen gegen die Pandemie-Inszenierung wandten, mit einem sogenannten shadow-ban, einem Schattenbann. Dieser sperrte auch unseren Account oder behinderte ihn jedenfalls massiv. Das Ergebnis aber war ganz gegenteilig. Wir verstummten nicht etwa, sondern fanden noch mehr Gehör. Heute erhalte ich vielhundertfachen Dank für meine aufrechte Haltung in den Pandemiezeiten und noch mehr Bitten um Ausleitung der Folgen der oftmals in ihren Nebenwirkungen verheerenden Gentherapie, die der Bevölkerung als Impfung verkauft wurde – ein krasses Zeichen für Renaming, ein Accessoire aus der Trickkiste des »Mind Food«.

Der »verbundene Atem« kann auch hier Abhilfe schaffen, ermöglicht er doch Bewusstsein für die letzte Wirklichkeit, schafft beeindruckende Klarheit und Weite, nimmt Angst und Geistesenge und fördert Gesundheit, was wiederum die Empfänglichkeit für Manipulation verringert. Menschen, die die Einheit erfahren und Ekstase erlebt haben, sind insgesamt deutlich weniger manipulierbar. Sie wissen einfach, wo es lang geht, kennen das große letzte Ziel. Deshalb haben Machthaber, ob weltlicher oder kirchlicher Art, immer versucht, ihre Untertanen in Angst und Schrecken zu halten. Der »verbundene Atem« aber befreit und lässt für die letzte Wirklichkeit erwachen. Das fördert Unabhängigkeit. Und wessen inneres Leuchten nach außen dringt, der lässt sich auch nicht mehr so leicht hinters Licht führen.

Das Geheimnis des »verbundenen Atems« ist letztlich bewusstes Atmen. Wir können natürlich auch kürzere Zeiten bewusst atmen wie bei der Vipassana- oder Za-Zen-Meditation, wo eine Sitzperiode meist nur eine halbe Stunde dauert. Es ist aber auch möglich, den Namen Meditation ganz aus dem Spiel zu lassen und einfach bewusste Atemübungen durchzuführen, wie es der Kälte-Guru Wim Hof vorschlägt. Schon eine einmalige bewusste Spanne von 30 oder 40 Atemzügen lässt erleben, wie belebend das wirkt und wie gut es lehrt, einen langen Atem zu entwickeln – den langen Atem der Sieger. Schon durch wenige solcher Übungen lässt sich das Atemvolumen erheblich steigern und der Atem verlängern. Du holst dir damit gleichsam bewusst die Göttin des Sieges, Nike, an die Seite. Sie ist übrigens, wie nichts im Mythos, nicht zufällig weiblichen Geschlechts. Gegenüber dem (arche-)

typisch männlichen Haudrauf Ares-Mars gibt es im griechischen Pantheon auch Athene, die Göttin der Hauptstadt, die im Gegensatz zu ihm zu strategischem und deshalb sehr erfolgreichem militärischen Planen und Handeln fähig ist.

Solch bewusste Atem-Exerzitien lassen sich noch sehr intensivieren, wenn wir uns bei allen Inspirationen für diesen bewussten Input öffnen und darauf einstellen. Dann liefert uns jeder Einatemzug tatsächlich wundervolle Inspirationen, während uns beim Ausatmen entsprechendes Loslassen zur zweiten Natur wird. Solch ein tägliches bewusstes Atemspiel kann als Ritual – etwa an jedem Morgen – vieles verändern, wo sich die Tage mit Inspirationen füllen und zugleich Loslassen zur Selbstverständlichkeit wird.

ENERGIETIPP

Ein- und Ausatemseufzer

Ein- und Ausatemseufzer betonen beim Einatmen die Energieüberladung und beim Ausatmen das Entleeren und Loslassen. Sie machen das akustisch deutlich und können auch zeigen, wie kurz ersterer und wie lang Letzterer ist. Sie können zum täglichen Ritual werden, aber auch in akuten Stresssituationen hilfreich sein, indem sie den Druck aus dem Körper nehmen.

Die beiden Atemseufzer bilden einen einfachen und wirklich genial leichten Einstieg. Der Einatemseufzer erhöht den Druck in unserer Brust und lässt die Lebensenergie spürbar steigen. Der Ausatemseufzer ist die Verkörperung der Erleichterung, des Loslassens und Druckabladens. Schon nach jeder kleinen, aber besonders nach schweren Stress-Situationen wäre es naheliegend, ein paar bewusste Seufzer-Atem-Züge durchzuführen und die eigene Stimmung zum Besseren und Aufgeweckteren umzudrehen.

Natürlich sind auch alle Meditationsübungen, die auf die Einheit oder Transzendenz zielen, als Energiequelle zu betrachten. Wer sich in welche Meditationsübung auch immer begibt, hat grundsätzlich zwei Erlebnismöglichkeiten: die Erleuchtung oder alles, was ihr im Wege steht. Bei mir und wohl den meisten waren es die längste Zeit Letztere, die uns beschäftigten. Aber auch das ist noch eine wundervolle Annäherung an jenes innere Licht, das Leuchten in uns allen. Das reine Licht schließlich, das alle Dunkelheit ganz nebenbei auflöst, ist die alles entscheidende unerschöpfliche Energiequelle der Einheit.

WEITERE TIPPS, UM DEN ENERGIEFLUSS ZU HARMONISIEREN

Trinken

Aber es gibt auch so einfache, ganz wenig anspruchsvolle Energiequellen wie regelmäßiges ausreichendes Trinken von gutem Wasser. Vor Jahrzehnten kam uns, Baldur Preiml und mir, die Idee, diese gesunde Sitte weit zu verbreiten und viele auf entwicklungsförderliche Art mit ihrem Leben in Fluss zu bringen. Baldur sprach als Weltmeister im Skispringen vom Getränk der Weltmeister, und ich propagierte wenigstens zwei Liter pro Tag. Ausreichend Wasser hilft verblüffend, den Körper zu entgiften und zu entschlacken und damit unseren Zugang zur größten und hellsten Licht- und Energiequelle zu verbessern. Es verlängert und vor allem verbessert auch das Leben und seine Qualität, weil wir der Gefahr entgegenwirken, im Alter im wahrsten Sinne des Wortes zu vertrocknen. Wasser muss bekanntlich immer fließen, sonst verkommt es zu abgestandenem oder sogar Brackwasser. Also rate ich dringend zu genug gutem Wasser. Der Weg dorthin ist sehr einfach. In TamanGa gibt es seit vielen Jahren vor jedem Wochenkurs eine Wasserprobe, die ungleich wichtiger ist als Weinproben, die es bei uns nur in der herbstlichen »Fasten-Wander-und-Weinwoche« gibt. Da geht es um Ekstase, auch das ein guter Zugang zur Lebensenergie, wie wir ihn mit dem Prinzip des Dionysos bereits gestreift haben.

Wer unter zehn guten Wassern aus reifen Quellen sein ganz persönliches auswählen kann, findet das in aller Regel weich, süffig oder leicht zu trinken. Solche Menschen kommen natürlich leichter in Fluss und an ihre Energie.

Wer aus seiner Morgendusche eine Meditationsübung entwickeln will, hat ebenfalls sehr gute Karten. Egal wie unsere nächtlichen Gedanken waren, werden sie schon nicht so schmutzig gewesen sein, eine Dusche zu erfordern, und selbst dann wäre das auch nur eine überflüssige Bewertung. Aber wir können uns mit einigem Gewinn für unsere morgendliche Erfrischung und innere Säuberung in meditativer Stimmung mit einem Hang zur Kontemplation vorstellen, wie uns das Wasser nicht nur um-, sondern auch durchspült und mitnimmt, was überflüssig geworden ist. Solch eine Tiefenreinigung ist viel wirksamer, als die meisten (Materialisten) glauben. Es erfrischt obendrein und vor allem, wenn zur Vermeidung von zukünftigen Erkältungen und zur Abhärtung anschließend ausgiebig kalt nachgeduscht wird. Fast jede(r) wird dabei das Fließen von Energie spüren und die Frische nicht nur im Körper, sondern auch in Geist und Seele erleben und gleichsam dabei aufleben. Da im Anfang alles liegt, verdient diese tiefenreinigende morgendliche Erfrischung unsere besondere Aufmerksamkeit.

Bürsten

Morgendlichem Bürsten waren wir in diesem Buch schon oft begegnet, was die Hochachtung unterstreichen mag, die es bei mir genießt. Wir können es aber noch in einen anderen Rahmen stellen, ein weiterer Reframing-Schritt aus der »Mind-Food«-Trickkiste. Wer sich an die – zugegebenermaßen – absichtlich etwas harte TamanGa-Bürste gewöhnt hat, für den wird dieses Ritual immer mehr zu einem des Streichelns. Wer sich aber jeden Morgen hingebungsvoll streichelt, beginnt seinen Tag so sehr günstig und liebevoll.

Dieses Streichelritual ist aber vor allem die direkte Umsetzung des ersten christlichen Meta-Satzes: »Liebe deinen Nächsten wie dich selbst.« Das ist – unüberhörbar – eine Aufforderung zur Selbstliebe, und sich zu streicheln, ist die praktische Umsetzung, das ideale Ritual dazu. Wo das nicht gelingt, ist die Nächstenliebe gleich zu vergessen, denn mehr als dich selbst kannst du den Nächsten – sprachlich ganz klar ausgedrückt – sowieso nicht lieben.

ENERGIETIPP

Mit Bürsten morgens in Schwung kommen

Wer sich morgens mit einer einfachen Bürste selbst den Körper bürstet, bringt den Energiefluss in Schwung – am besten nicht rein mechanisch bürsten, sondern lustvoll, im Sinne von: sich selbst streicheln und liebkosen. Dabei kann natürlich auch der Partner oder die Partnerin einbezogen werden, indem man sich gegenseitig bürstet, was nicht nur dem/n Körper/n, sondern auch der Psyche Freude und Energie schenkt.

Noch einen Schritt weiter geht die morgendliche Partnerbürstung beziehungsweise -streichelung. Während sie vor dem Spiegel den Morgen verbringt, mag er zum Beispiel hinter ihr in Stellung gehen und den Rücken, der bekanntlich auch entzücken kann, so richtig durchbürsten und natürlich auch umgekehrt. Dann ist auch der zweite christliche Meta-Satz »Liebet eure Feinde« mit abgedeckt, denn mit dieser Übung können die Partner kaum zu Feinden werden. Sie lassen sich gleichsam schon davor so lieben beziehungsweise streicheln und bürsten, dass sie sich gar nicht erst zu Feinden entwickeln. Es handelt sich hier also um eine urchristliche Morgenübung, geradezu um ein praktisches Gebet direkt auf die Haut – über die Reflexzonen geht es sogar unter die Haut bis zu den Organen und also ans Eingemachte im übertragenen Sinn.

Wenn du dich jeden Morgen genüsslich selbst streichelst oder deine(n) Partner(in) einbeziehst, ist meine Beobachtung: Je mehr du selbst streichelst, desto mehr Lust werden andere bekommen, zu streicheln – auch dich.

Obendrein ersparst du dir mit dieser simplen Bürste zum Preis eines Taschenbuchs und einem Massageband andere Formen des *Abbürstens* und vor allem auch *Abgebürstet*-Werdens. Diese Schattenvariante wird bei einiger Bewusstheit völlig überflüssig – und allein das macht so einen großen Unterschied im Hinblick auf (Lebens-)Stimmung und -Energie.

Wiegen

Ein ganz ähnlich kleiner, aber wirksamer Trick, um die Lebensenergie in Schwung zu bringen, ist das Wiegen, und hier ist nicht etwa das auf der Waage gemeint, sondern auf der Wiege – eine Regression in früheste Zeiten. Wie lange? Einfach, bis du dir gewogen bist. Es ist sicher kein Zufall und schon gar kein blinder, dass August Kekulé das größte Geheimnis der organischen Chemie aus dem Schaukelstuhl gelöst hat. Die Welt der Chemiker zerbrach sich den Kopf darüber, wie die Benzol-Formel aussehen könnte, an der alle (chemische) Welt schon so lange vergeblich rätselte. Einer von ihnen war Kekulé, der in seinem Schaukelstuhl (s)einen Mittagsschlaf hielt, als er sanft gewiegt träumte, eine Schlange tauche vor ihm auf, und während sie ihn auslachte, zog sie sich zu einem Rad zusammen, indem sie sich in den eigenen Schwanz biss. Kekulé erkannte nicht nur das *Uro*boros-Symbol, sondern auch, dass es sich beim Benzol um eine Ringstruktur handelte.

Auch andere große visionäre Geister wie etwa John F. Kennedy bevorzugten Schaukelstühle. Insofern war es naheliegend, in unserem Meditations- und Seminarzentrum TamanGa vielerorts Schwebewiegen aufzuhängen, die deutlich leichter und länger schwingen als Schaukelstühle. Es gibt sie in TamanGa für Einzelne, aber mehr noch für Paare, um sich beschwingt austauschen und mitteilen zu können. Bei uns sind sie unter Bäumen oder an Holzgerüsten aufgehängt, im Freien an der energetisch noch günstigeren frischen Luft, aber sie wären natürlich auch drinnen denkbar.

Tai-Chi-Kugeln

Eine viel kleinere, vergleichsweise geradezu verschwindende, aber doch sehr wirksame Anschaffung sind Tai-Chi-Kugeln. Von mir selbst gern aus Freude verwendet und Patienten mit der Erkrankung Dupuytren gar nicht so selten verordnet, haben sie sich inzwischen von diesem Ausgangspunkt weiter verbreitet. Es sind zwei kleine, gut in der Hand zu haltende und zu bewegende Metall- oder Steinkugeln, die der Zusammenziehung der Muskelfläche in der Handinnenfläche bei der Dupuytrenschen Kontraktur entgegenwirken. Dabei lässt man sie – möglichst ohne dass die Kugeln sich gegenseitig berühren in einer Hand kreisen und mit der Zeit auch entspannt in beiden. Mir hat das schon immer Spaß gemacht, aber auf den entscheidenden Hinweis brachte mich erst die Partnerin eines an Dupuytren erkrankten Patienten. Sie hatte mit ihm zusammen begonnen und dann ein zweites Kugelpaar besorgt und berichtete, neben der Freude, ihm dabei Gesellschaft zu leisten, auch eine erstaunliche Entwicklung bei sich feststellen zu können. Sie hielt sich nicht für sehr geschickt, aber als sie es geschafft hatte, die Kugeln sanft in ihren Händen schwingen und singen zu lassen, ohne sich noch weiterhin gegenseitig zu berühren und zu klappern, bemerkte sie etwas höchst Erstaunliches und Erfreuliches. Sie sei deutlich geschickter mit ihren Händen und ihr Händedruck sei – auch nach Aussagen von Freunden – deutlich fester geworden. Außerdem habe sie ihr Leben besser im

Griff, auch sichereren Zugriff auf Dinge und selbst auf solche im übertragenen Sinn. Im Gegensatz zu früher falle ihr kaum noch etwas aus der Hand. Alles in allem wirkte ihre Mitteilung, als habe sie auch auf ihre Lebensenergie und -stimmung mehr positiven Einfluss und Zugriff.

Wem die große Wirkung von Ritualen klar ist, der kann sich vorstellen, wie solch kleine Exerzitien, in diesem Fall sogar ohne Absicht, doch verblüffend durchschlagen. Wer sie auch noch bewusst und achtsam durchführt, kann damit enorm weit kommen, jedenfalls ungleich viel weiter als all jene ohne Verständnis dafür. Das Buch *Konflikte lösen und Krisen meistern* erklärt die unglaubliche Kraft von Ritualen.

Körperliche und geistig-seelische Nahrung verdauen

Ein kaum als solches erkennbares Ritual entwickelte eine ständig mit Verdauung und Gewicht kämpfende Patientin. Als ich ihr nur noch zu zwei Mahlzeiten im Rahmen des *Kurzzeitfastens* riet und anschließend nach jeder Mahlzeit je eine halbe Stunde zügig zu gehen, wandelte sie das in Tanzen um. Sie stellte sich jeweils ihre Lieblingssongs zusammen und tanzte ausgelassen für sich allein bis zu moderatem Schwitzen. Auch dadurch – ähnlich oder besser als durch forciertes Gehen – vertiefte sich mit ihrem Atem auch ihre Zwerchfellatmung und -bewegung und massierte so ihr Darmvolumen. Ihr daraus resultierender besserer Stuhlgang beflügelte sie darüber hinaus. Sie stellte sich weiter vor, wie sie jetzt auch zugleich vermehrt abnahm. Und das geschah tatsächlich. Eine Erklärung las ich wenig später zu meinem Erstaunen in einem Buch der US-Influencerin Jessie Inchauspé, die Bewegung nach dem Essen zum Abnehmen empfahl, weil dadurch die Blutzuckerspitzen geringer ausfielen. Persönlich neige ich bei Sport mit vollem Magen eher zu Übelkeit, aber Tanzen mag wirklich gehen. Das ritualisierte Tanzen der Patientin nach dem Essen jedenfalls brachte verschiedene Synergien in ihr Leben: zum ersten nur zwei statt drei Mahlzeiten, zweitens Bewegung an sich und drittens Bewegung nach dem Essen, viertens aber und vor allem zwei tägliche Tanz-Bewegungs-Einheiten zum Abnehmen.

SINNLICHKEIT UND KUNDALINI-ENERGIE

Wer sich mit Lebensenergie beschäftigt, wird rasch merken, dass das Essen energiereicher Kost nur überschaubare Wirkung hat. Die richtige Nahrung kann sehr gut Energieverluste verhindern, und natürlich verschafft uns Nahrung auch Energie, aber eine spürbare Wirkung lässt sich mit dem »verbundenen Atem« viel eher erreichen. Aber noch stärker, ja geradezu gewaltig ist im Vergleich die Wirkung der sogenannten Kundalini-Energie oder Schlangenkraft. Im Osten geht man davon aus, eine Energieschlange liege in dreieinhalb Windungen aufgerollt im untersten Energiezentrum, dem sechsten Chakra Muladhara, und warte nur darauf, geweckt zu werden. Dann kann sie entlang unserer Weltachse, der Wirbelsäule, an dieser von Chakra beziehungsweise Energiewirbel zu Chakra aufsteigen, bis sie im obersten Kronen-Chakra oder tausendblättrigen Lotos ankommt. Der Buddha wird deshalb oft mit einer Königskobra hinter sich dargestellt, die ihre Halskrause über sein Haupt wölbt als Zeichen, dass seine Energie das oberste Zentrum erreicht hat und er ganz erwacht und verwirklicht ist.

Auch in unserer Kultur wird der Knochen, der den hinteren Abschluss der Beckenschale bildet, Os sacrum, heiliges Bein, genannt, weil von hier aus die Entwicklung zum Heil(igen) beginnt. Wobei heute kaum noch ein Christ in dieser Position, hinten und so deutlich unter der Gürtellinie, etwas Heiliges vermutet oder gar erwartet. Das hat wohl damit zu tun, dass das katholische Bodenpersonal diese ganze untere Region entweiht und entheiligt hat, weil es seinen eigenen Vorsätzen nicht entsprechen konnte. Mehrheitlich haben es die sogenannten Würdenträger wohl nicht geschafft, sich ganz auf Gott und die Einheit einzustellen, sondern völlig würdelos den Schatten der Liebe, die Sexualität mit Abhängigen, ins Allerheiligste verschleppt. Statt das Thema Sexualität zu meiden, wie es von ihnen verlangt ist, haben sie es ins

Geheime und damit ins Schattenreich, ins Schmutzige, herabgezerrt.

Dabei ist die Symbolik in unserer Kultur sehr ähnlich und die körperliche Anatomie natürlich sogar identisch. Aber dass die sogenannte Jakobsleiter, auf der auch der christliche Entwicklungsweg nach oben führt, der Wirbelsäule und den Chakren entspricht, ist weitgehend in Vergessenheit geraten. Dabei ist das in allen Kulturen bekannt und wird auch weithin dargestellt. Selbst schon in der Megalithkultur mit ihren Dolmen und Steinkreisen stand die Omphalos-Stele für diesen zentralen Punkt der Entwicklung, den Stab, um den sich die Energieschlange nach oben windet. Bei den Ägyptern war es der Obelisk, bei den Ureinwohnern Amerikas, die wir früher Indianer nennen durften, der Tempfahl, in der christlich-katholischen Kultur die Mariensäule.

In alter, vorchristlicher Zeit symbolisierte der Merlin-Stab wie auch in der Antike der Hermes-Stab mit seinen beiden gegensinnig aufsteigenden Schlangen diese Energiesymbolik. In Indien waren es Shushumna, der mittlere Kanal, und Ida und Pingala, die beiden äußeren. In unserer Zeit haben wir noch das Symbol des Äskulap-Stabes, wo die Äskulap-Natter, die heilige Schlange der Ärzte, sich um den die Wirbelsäule symbolisierenden Stab windet und diesen Zusammenhang enthüllt. *Die Aufrichtung der Schlange* nannte Herbert Fritsche sein spirituelles Buch über die Homöopathie. Nach seinem tiefen Verständnis geht es bei dieser Medizin darum, die Materie von ihrer Form durch die Verschüttelung oder Dynamisierung zu (er)lösen und auf eine geistige Ebene zu erheben. Auch wenn es nur noch eine Schlange ist, die sich um die Weltachse oder Wirbelsäule schlingt, ist diese Erhebung auf höhere Ebene doch ein deutliches Symbol der ganzen Medizin. Hierin könnte sich geradezu der von der westlichen Medizin erlittene Verlust des Bewusstseins für die Polarität abbilden. Früher hatten die Apotheken auch noch zwei Schaufenster, eines für die Allopathie, eines für die Homöopathie. Heute haben die meisten Apotheken nur noch Fenster für die alles beherrschende und im doppelten Sinn unterdrückende Allopathie der Schulmedizin.

Abgesehen von dieser zeitlosen Symbolik hat jede(r) Verliebte schon erlebt, was für eine ungeheure Kraft und Energie Verliebtheit und erst recht Liebe bewirken (können). Verliebte schaffen es, alle möglichen Hindernisse zu überwinden, um zueinander zu finden. Wie erstaunlich ist es, dass wir diese größte Energiequelle, die alle anderen weit in den Schatten stellt, so wenig systematisch nutzen und so gering schätzen und ihre Chancen bei uns in den Industrienationen gar nicht mehr so recht auf dem Schirm haben.

Dabei wäre es so einfach, sich diese Quelle zu erschließen. Am leichtesten ist es natürlich aus Verliebtheit oder noch besser aus Liebe. Die Sexualität ist die körperliche Form, die Liebe aber der noch viel wichtigere Inhalt. Bei der Verliebtheit leben wir die körperliche Form im Überschwang, wollen gleichsam ineinander kriechen und eins werden, nehmen aber auch schon den Geschmack der Liebe, den seelischen Inhalt, wahr und wichtig.

Verliebte schauen sich in die Augen, wohl kaum zum Zweck der Augendiagnose. Auch die Augenfarbe werden sie schon festgestellt haben. Tatsächlich nutzen sie die Augen als Fenster zur Seele und schauen durch sie in die Seele ihres/r Geliebten. Was, wenn wir uns aber beim Orgasmus, beziehungsweise der Einheitserfahrung, tief in die Augen schauen? Nicht zufällig sprechen wir auch vom Kommen, tatsächlich können wir beim Orgasmus zueinanderkommen und miteinander verschmelzend eins werden – einfach einmal ausprobieren, dann wird es nicht bei einem Mal bleiben. Die lebendigen Mandalas unserer Augen scheinen sich zu erkennen und ganz besonders in diesem speziellen Augenblick. Während sich der Blick zentriert, erkennen wir unsere Partner auf einer anderen Ebene, und die Partnerschaft gewinnt an Tiefe.

ENERGIETIPP

Meditationsübung zum Einswerden in der Partnerschaft

Auch unabhängig von Sexualität und Liebe kann man dieses Einswerden üben: Setzt euch bei sanfter, berührender Musik gegenüber aufrecht auf Stühle, so nah, dass eure Knie die Stuhlkante eures Gegenübers berühren, und schaut euch gegenseitig ins linke Auge, möglichst ohne zu blinzeln. Wenn ihr diese Übung 20 Minuten bei meditativer Musik durchhaltet, was etwas anstrengend, aber sehr lohnend ist, bekommt ihr viele wundervolle Geschenke. Falls Tränen kommen, lasst sie einfach rollen und bleibt beim lebendigen Augen-Mandala eures Gegenübers. Es mag sein, dass ihr gleichsam durch die Zeit schauen könnt und den Partner in allen möglichen Zeiten erlebt, als Neugeborenes sogar oder Baby, aber auch als alte(n) Weise(n). Ihr blickt durch die Zeiten und landet doch immer mehr im Augenblick.

Aber auch durch die Polarität lässt sich blicken, und Licht- und Schattenseiten lassen sich erkennen, wobei die Frage offenbleibt und auch bleiben sollte, ob ihr euch spiegelt oder den Partner seht.

Wenn wir uns beim Kommen in die Augen schauen, kommen wir jedenfalls einander auf unverhoffte Art und *Weise* näher und erleben uns so viel tiefer.

Mag sein, wir erkennen bei dieser Übung die Augen nicht nur von ihrer Mondseite als Fenster der Seele, sondern auch von ihrer

Sonnenseite. Dann erleben wir ihr Strahlen tiefer, spüren Ausstrahlung und Augen als Sonnen und die Sonnenenergie in ihnen und Besonnenheit in uns.

DIE ZEITEN DER LIEBE

Der Abend ist die Zeit der Abenteuer und die Übergangszeit zwischen Tag und Nacht. In dieser neudeutsch Twilight-Zone genannten zwielichtigen Zeitzone planen wir die meisten Themen im Zusammenhang mit Liebe. Da gibt es Partys und Bälle, Feste und Feiern.

Wir könnten uns auch morgens lieben, wo die Energie ungleich frischer ist und wir sie intensiver und mehr spüren. Morgenstund' hat auch bei der Liebe Gold im Mund, aber auch anderswo noch, wie etwa beim Bergsteigen. Bergsteiger lieben in der Regel die Berge und ersteigen sie immer am Morgen und nie am Abend. Abends abgekämpft, ist tatsächlich wohl dic ungünstigste Zeit zur Erschließung unseres größten und am meisten Energie spendenden Gipfels.

Aber Abenteuer finden nun einmal – nomen est omen – am Übergang vom Tag zur Nacht, eben am Abend statt. Auch wenn in dieser Twilight-Zone alle Signale auf Kontakten, Kennenlernen, Flirten, Anbandeln stehen, ließen sich Liebesfeste zu allen Zeiten anbahnen und feiern. Der Morgen und das Erwachen sind jedenfalls von der Lebensenergie her besonders geeignet für Liebesfeste. Hier ließen sich die Prioritäten zu unserem Besten ändern. Warum nicht die Zeit der höchsten Energie der Erschließung der größten Energiequelle widmen statt einzig der Arbeit?

Feste brauchen immer Zeit, warum ausgerechnet die der Liebe auf den Abend verlegen und noch obendrein an der Zeit sparen wegen Müdigkeit und Energiemangel oder beidem? Feiern gehört zum Schönsten, und das Leben und die Liebe zu feiern zum Allerschönsten.

Warum sich also dafür nicht auch am meisten und die schönste, energiereichste Zeit nehmen?

Feste sollten das Feste im Lebensfluss, im Strom der Lebensenergie und -zeit sein. In der alten Zeit waren sie unbestritten die Fixpunkte im Jahr und im Leben, wie selbst die frühesten Tempelanlagen der Megalith-Kultur noch so eindrucksvoll belegen. Die Tagundnachtgleiche der Frühlings- und Herbst-Äquinoktien und die hellsten und dunkelsten Tage des Jahres, das Sommer- und Winter-Solstitium, ordneten das Jahr, und dieses war das Modell des Lebens mit dem Frühling als seiner Kindheit und Jugend, dem Sommer als der Zeit bis zum Höhepunkt und Klimax der Lebensmitte, dem Herbst als der der Ernte und dem Alter als jener der letzten Reife bis zur (Er)Lösung im Tod.

Der klassische Hinduismus des Brahmanentums teilt diese vier Jahreszeiten des Lebens in vier Abschnitte à 21 Jahre. Der erste dient dem Lernen bis zum Ende der Adoleszenz mit 21, der zweite dem Aufbau einer Familie, Firma oder des Lebenswerkes bis 42, der dritte bis 63 der Konsolidierung des Erreichten, damit es am Ende dieser Phase übergeben und hinter sich gelassen werden kann, um den vierten und letzten Abschnitt ganz der spirituellen Entwicklung widmen zu können bis zur (Er)Lösung mit 84 von dieser irdischen Ebene und der Lösung der Seele vom Körper, sodass sie befreit von den beiden Täuschern Raum und Zeit ihrem weiteren Entwicklungsweg folgen kann. Sehr schön zeigt das der Film *Die Möwe Jonathan* von Hal Bartlett nach dem Roman von Richard Bach.

Nun leben die Liebe und insbesondere ihre Feste weniger von festgelegten Plänen als von Spontaneität. Der Ablauf eines Liebesfestes hat aber doch seine Urform, die durch einen zarten Beginn und einen fulminanten Höhepunkt gekennzeichnet ist. Der Traum ist für viele Paare, gemeinsam in einen sich allmählich steigernden Rausch zu verfallen und sich dann gemeinsam dem Höhepunkt zu nähern und diesen zusammen zu erleben.

Die bei uns üblich gewordenen Erregungskurven sind nun aber keineswegs bei beiden Geschlechtern ähnlich – sie passen tatsächlich nicht mehr gut zueinander. In der Liebeskultur des Ostens mag das schon eher zutreffen, da die Männer dort dazu angehalten sind, die Frau zu ihrem Höhepunkt oder Orgasmus zu führen und dann gemeinsam zu kommen oder sich die Energieverausgabung des Samenergusses überhaupt zu ersparen, um auf Dauer in ihrer höchsten Energie zu bleiben.

Die Frage ist überhaupt, was ist ein Orgasmus? Bhagwan, der spätere Osho, beantwortete sie von der anderen Seite her. Von einem seiner Sannyasins gefragt, was kosmisches Bewusstsein sei, antwortete er, ein Orgasmus mit der Schöpfung.

Lexika beschreiben den Orgasmus einerseits als Einheitserfahrung, andererseits allgemeiner und schwächer als lustvollen Höhepunkt der sexuellen Erregung, dem ein Gefühl angenehmer Entspannung folgt.

Im griechischen Wort Orgasmus steckt der Ausdruck »strotzen«, »vor Wollust glühen« von »organ«, aber auch »Erweichen«, »Kneten« von »orgasmos«.

Bei beiden Geschlechtern führt der Orgasmus zur Anspannung fast der ganzen Skelettmuskulatur mit einer Zunahme der Durchblutung mit Schwerpunkt in den Genitalien unter Anstieg von Puls- und Atemfrequenz und einer Bewusstseinsveränderung von Einengung und -trübung bis zu Erweiterung.

Beim Mann ist der Orgasmus im Normalfall mit einer Erektion des Gliedes, einer steilen Erregungskurve und anschließendem Samenerguss, der sogenannten Ejakulation, verbunden. Es kommt zu reflektorischen Kontraktionen in Nebenhoden, Samenleiter und Prostata. In der sich daran anschließenden Refraktärphase ist kein weiterer Orgasmus möglich.

Bei der Frau kann die Erregung dagegen eine lang gezogene Hochplateauphase erreichen mit mehreren aufeinander folgenden Höhepunkten. Ihr Orgasmus wird von rhythmischen Kontraktionen des äußeren Drittels der Scheidenmuskulatur, der sogenannten »orgastischen Manschette«, sowie der Gebärmuttermuskulatur begleitet. Einige wenige Frauen haben sogar eine starke Ausscheidung klarer Flüssigkeit im Sinne einer weiblichen Ejakulation. Wenn das so wenigen geschieht, hat das aber wohl vor allem damit zu tun, dass die wenigsten wirklich zum Letzten erregt werden beziehungsweise sich erregen lassen.

So haben die beiden Erregungskurven im westlichen Normalfall wenig miteinander gemeinsam, beide Geschlechter l(i)eben nicht selten aneinander vorbei. Häufig erreicht die steil ansteigende Erregung des Mannes den spitzen Gipfelpunkt lange vor ihrem Hochplateau. Im Extremfall kommt es bei ihm zur Ejaculatio praecox, und bei ihr folgt dann nichts mehr außer Frustration.

Tatsächlich kann allerdings auch der westliche Mann lernen, seine Erregungskurve ebenfalls zu einem Hochplateau umzuformen und seinen Höhepunkt mit der Zeit immer länger und fast beliebig hinauszuzögern. Idealerweise hilft sie ihm dabei, indem sie ebenfalls lernt, mit ihren Reizen unter der »Explosionsschwelle« zu bleiben. Wenn sein Ziel ihr Orgasmus ist und er seinen lange hinausschiebt, können sie sogar am Ende der Hochplateauphase gemeinsam zum Orgasmus kommen. Elemente aus dem tantrischen Buddhismus und der italienischen Karezza können hier helfen, die Entwicklung der Erregungskurve unter Kontrolle zu bringen und dann beliebig mit der Zeit zu spielen.

Der Tages-Energieverlauf

Der Tag wiederum ist die kleinere Einheit und Analogieebene zum Jahr und zum Leben. Hier können wir täglich üben, den großen Bogen zu bekommen. Sein Morgen und Vormittag bietet die größte Energiefülle und ist prädestiniert, sie für die (Selbst-) Verwirklichung zu nutzen in (be)rauschenden Liebesfesten, die seine Fixpunkte sein könnten. »Im Anfang liegt alles«, besagt das dritte der *Schicksalsgesetze*, der Spielregeln des Lebens. Insofern kommt ihm besondere Bedeutung zu und dürften wir uns hier ein besonderes Liebesfest gönnen, gewebt aus dem morgendlichen Überfluss an Lebensenergie. Nur wer sich am Mittag des Tages, seinem Höhepunkt, eine Ruhezeit, eine Siesta oder Mittagsruhe in Gestalt eines Mittagsschlafes, neudeutsch Powernap, oder am besten eine Tiefenentspannung gönnt, hat am Nachmittag die Chance auf einen neuerlichen Energiehype.

Ein besonderer Traum ist hier eine Meditation voller Synergien auf dem Brainlight-Sessel oder wenigstens mit Brainlight mobile. Seit ich mir diesen Genuss oft gönne, geschieht mir der Mittagsschlaf automatisch, falls nötig. Anderenfalls ist die voll bewusste Meditation in tiefer Trance sogar noch inspirierender.

Und warum diesen Höhepunkt nicht mit einem Liebesfest verbinden und einem weiteren erotischen Höhepunkt, einer energetischen Klimax? Vielleicht sogar ohne viel Energie nach draußen zu verschleudern und Verzicht auf die Ejakulation beim Mann.

Mit einer bewusst erlebten ersten Tageshälfte, die natürlich am besten mit Sonnenaufgang beginnt, kann die zweite Hälfte als Ziel der ersten, so wie die zweite Lebenshälfte Ziel der ersten ist, am besten gelingen. Wer mit diesem Energievorsprung in den Nachmittag geht, bei dem besteht allerdings Karrieregefahr und damit die Bedrohung, in dieser Tages- und Lebensphase hängen zu bleiben. Der beste Schutz liegt auch hier wiederum in rauschenden Liebesfesten, die uns der Einheit zumindest nahe bringen, wenn sie nicht überhaupt in lang gezogene Orgasmen und Gipfelerlebnisse münden.

Der nächste, dem Alter und Spätherbst entsprechende Tagesabschnitt heißt noch immer Feierabend, was inhaltlich schon lange nicht mehr stimmt. Wo das Primärelend, der Job, ins Sekundärelend, das Fernsehen, mündet, ist der Ausdruck Feier(Abend) gänzlich unangemessen. Ein Job ruft nicht und ist folglich auch weder Berufung noch Beruf. Fernsehen ist überführt, mit jeder regelmäßig täglich davor verbrachten Stunde die Demenzwahrscheinlichkeit um 34 Prozent zu erhöhen.

Da läge ein Ausdruck wie Tagesuntergang oder Elendsende inhaltlich näher. Immerhin ist es auch die Zeit des Sonnenuntergangs, die mit dem Tod assoziiert und unbewusst deshalb wohl öfter als jedes andere Motiv fotografiert wird.

Natürlich spricht auch nichts dagegen, hier noch für einen echten Höhepunkt zu sorgen und ein abendliches Liebesfest zu feiern, das diesen Namen verdient. Reste finden sich noch im sogenannten »Sundowner«, den ich in Namibia kennenlernte, wo das Tagesende mit einem alkoholischen Drink gefeiert wird. In schöner Regelmäßigkeit begleitet es den Sonnenuntergang und bereitet den eigenen vor. Hier wäre ein weiteres Liebesfest ein doch deutlich angemessenerer Tagesabschluss. Wobei beides auch keine Alternative sein muss und bestens zu verbinden ist – zumal vom Liebesfest auch hormonell die Nacht bestens vorbereitet wird, weil es das Einschlafen erleichtert. Dass wir im Jahr den Winter als Zeit des (Ab)Sterbens und seinen Schnee als

Leichentuch bezeichnen und im Leben vom Lebensabend sprechen, legt diese Deutung auch sprachlich nahe.

Mythologisch ist auch nicht zufällig Hypnos, der Gott des Schlafes, der Bruder von Thanatos, dem Gott des Todes. Ersterer ist fürs Einschlafen, Letzterer fürs Entschlafen zuständig, beide haben sie Flügel an ihren Füßen, beflügeln sie doch die Seele zu ihren freien Flügen in die sich entsprechenden Traum- und Seelenbilderwelten der Nacht und des Todes. Der Gott der Liebe, Eros, hat ebenfalls Flügel und sorgt mit dem Orgasmus für den kleinen Tod – le petit mort der Franzosen –, dieses große Loslassen im (An)Kommen.

Ist ein Zuviel an Liebesfesten möglich?

Tatsächlich mag einigen LeserInnen der beschriebene Tagesablauf ein Zuviel des Guten bieten. Das könnte allerdings auch an den gewohnten Liebesakten, dem Auseinanderfallen von Form und Inhalt liegen, also von Sex und Liebe, und an Unterschieden zwischen weiblichen Orgasmen und »männlichen«. Unser eigenartiger Umgang mit dem ganzen Thema Sex, Liebe und Kundalini-Energie ist eingehend zu betrachten, bevor wir möglicherweise Lust verspüren, neue Akzente und Höhepunkte in unseren Alltag zu bringen.

Nach meiner persönlichen Erfahrung sind Liebesfeste die mit Abstand beste und schönste Möglichkeit, sich der (Er)Lösung auf konstruktiv-erlöste und obendrein ekstatische Weise zu nähern.

Wie oft ist zu viel, wie selten genug? Das wird sich nie generell und für alle klären lassen.

Tatsächlich gibt es aber ganz besondere Wesen, die sich viel mehr Sinnlichkeit gönnen als die meisten Menschen und dabei offenbar sehr wohlauf sind. Ich meine die Delfine, die unter den

Tieren ein besonderes Verhältnis zu uns Menschen haben und von denen auch eine ungewöhnliche Faszination auf uns übergeht. Sie pflegen unvergleichlich mehr Geschlechtsverkehr miteinander und offenbar vor allem zur Freude und aus Spaß – jedenfalls viel mehr, als zur Erhaltung der Art notwendig wäre.

Das alte Buch des Delfin-Forschers John Lilly *Im Zentrum des Zyklons*, in dem er unter anderem von seiner »wissenschaftlichen Arbeit mit Delfinen« berichtet, gibt hier inspirierende Aufschlüsse. Er wollte ihre zwitschernde, geradezu fröhlich klingende Sprache erforschen, was ihm leider nicht gelang. Aber er fand doch heraus, dass jeder von ihnen seinen eigenen, ganz individuellen persönlichen Pfiff hat, also nicht wie bei uns, wo viele Maria und Hans heißen und sich Modenamen in bestimmten Zeiten häufen, oder gar wie in Bali, wo es für Mädchen und Jungen nur insgesamt vier Namen gibt. Da meinen es Delfine schon individueller mit sich. Auch haben sie ein Geburtsmuster entwickelt, das unserem weit überlegen ist und dem französischen Gynäkologen Michel Odent als Vorbild der modernen Wassergeburt diente. Schwer akzeptabel ist für uns, dass Delfine ein größeres und obendrein differenzierteres Gehirn haben als wir Menschen. Sie sind biologisch Säugetiere wie wir, nur nach einem sehr frühen Landausflug in der Entwicklungsgeschichte ins Wasserreich zurückgekehrt. Die Frage bleibt ungeklärt, was sie mit ihrem komplexeren, differenzierteren Gehirn denken, wenn sie erleben, wie jugendliche Sadisten auf den zu Dänemark gehörenden Färöer-Inseln entsetzlich grausame Blutbäder unter ihnen anrichten, wo sich die ganze Bucht rot vom Blut gemeuchelter Delfine färbt. Das geschieht lediglich zum perversen Spaß geistig gestörter Halbstarker dieser bedauernswerten Insel. Oder wenn besonders blutrünstige und ähnlich gestörte Japaner in der Bucht von Tai Chi ähnliche Gemetzel unter ihnen anrichten.

Was denken Delfine wohl von uns, wenn wir sie für sogenannte Delfinarien einfangen und zu unserem Spaß auf kleinstem Raum einsperren und abrichten? Was vor allem, wenn sie zu Tausenden in den Treibnetzen skrupelloser Fischer, wieder vor allem Japaner, als Beifang verenden?

Trotz all dieser Gräuel bleiben sie so unglaublich menschenfreundliche, rund 250 kg schwere Raubtiere, mit denen im offenen Meer zu schwimmen ich schon mehrfach die große Freude hatte und eine schwer beschreibbare, wundervolle Energie spürte. Sie spielen ausgelassen mit uns, nehmen uns zwischen sich auf und lösen geradezu ekstatische Gefühle in uns aus, wenn wir mit einer ihrer Schulen schwimmen dürfen und fast die Zeit zum nächsten Luftholen vergessen. Immer wieder staunte ich, wie lange wir im Verbund mit ihnen ohne Luftholen auskamen.

Warum schwimmen, spielen und vergnügen sie sich so begeistert in den Bugwellen von Motorschiffen, springen meterweit aus dem Wasser und vollbringen freiwillig im offenen Meer zirkusreife Vorführungen – scheinbar nur zu ihrem Spaß – oder etwa zu unserer Unterhaltung?

Warum auch haben Delfine offenbar eine geradezu umgekehrte Wertung wie wir? Sie spielen und schwimmen vorzugsweise mit behinderten Kindern wie autistischen und solchen mit Trisomie 21. Als Nächstes scheinen sie Schwangere zu bevorzugen und Kinder vor Erwachsenen, Mädchen vor Jungen. Männer kommen bei ihnen erst ganz zum Schluss als Spiel- und Schwimmgefährten infrage und intellektuelle Brillenträger eigentlich kaum. Ich erinnere mich sehr an das schwer beschreibliche Hochgefühl, als sie ausgerechnet bei mir und meinem Freund Kurt eine Ausnahme machten. Es fühlte sich an wie ein Ritterschlag von höchster Stelle oder eigentlich mehr wie eine Würdigung seitens der Wasserwelt und ihrer Wesen. Jedenfalls löste die Aufnahme mitten in eine große Schule von über zwanzig Delfinen ozeanische Empfindungen unbegrenzter Weite und Offenheit in uns beiden aus.

John Lilly fand noch weiter heraus, dass Delfine neben ihrem höheren Bedürfnis an Sinnlichkeit in völlig verschiedenen Formen von Partnerschaften leben, zu zweit, zu mehreren und auch zu vielen. Gemeinsam ist diesen aber täglicher häufiger Geschlechtsverkehr miteinander. Lilly meinte, sie schwimmen so gern in den Bugwellen und springen so viel, weil sie das Gefühl von Berührung und Strömung auf ihrer Haut lieben. Sie sind sehr friedlich zu uns Menschen, trotz all dem, was wir ihnen antun, und haben schon öfter Schiffbrüchige gerettet und sich ihnen hilfreich gezeigt.

Bekannt ist auch, dass sie sich regelmäßig in großen und auch sehr großen Gruppen treffen und ausgelassen miteinander spielen und sich in ihrer Wasserwelt tummeln – Tümmler eben. So wie sie unter uns Menschen Kinder bevorzugen, scheinen sie viel Kindliches an sich zu haben und ihr Inneres Kind ausgelassen am Leben zu beteiligen. Freundlichkeit zu uns und Sinnlichkeit, Vergnügen und Lust scheinen überhaupt ihre Hauptlebensthemen zu sein.

Sie sind so anders als wir. Hat das mit der vielen Spiel- und Lebensfreude zu tun, die sie an den Tag legen, oder dem erhöhten Maß an Sinnlichkeit und Sexualität?

In mir hat sich dieser Verdacht noch stärker verfestigt, seit ich dieses oben beschriebene Lebensgefühl leben darf. In diesen Zeiten geht es mir so viel besser und bin ich noch glücklicher und energievoller. Ich glaube, Delfine haben uns da etwas Entscheidendes voraus, und ich wünsche mir sehr, ihnen diesbezüglich weiter nacheifern, -kommen und -leben zu dürfen.

Ein Zuviel an Liebesfesten kann ich mir gar nicht vorstellen, denn wann sind wir glücklicher als in den Anfangsphasen von

Beziehungen, wo wir über beide Ohren verliebt sind, und wann verfügen wir über mehr Lebensenergie? Nur Verliebte können offensichtlich von Luft und Liebe leben und Gott und die Welt umarmen. Bruder David Steindl-Rast sagt: »Nur in der Liebe finden wir Sinn. Wenn wir zu Liebe werden, sind wir Sinn.«

Wir hören dann nur meist irgendwann damit auf, aber warum nur? Wenn es uns doch so gut geht und für so wundervolle Energie im Überfluss sorgt? Dieses Buch will auch Anleitung sein, mit diesem unsinnlichen und unsinnigen Aufhören aufzuhören.

Zu viele Liebesfeste? Natürlich gibt es auch hier einen Schatten. Wer sich mit zu viel Energie überschwemmt und die notwendige Erdung versäumt, läuft Gefahr, im wahrsten Sinne des Wortes zu viel zu bekommen. Die Menschen nordamerikanischer Ethnie, wie wir heute die früheren Indianer nennen sollen, rieten so richtig, unsere Wurzeln tief in Mutter Erde zu verankern, um es wagen zu dürfen, den Kopf hoch zum Vater in den Himmel zu erheben.

Der weise Volksmund weiß: »Zu wenig und zu viel ist aller Narren Ziel.«

Die allermeisten modernen Menschen haben – wie gesehen – offensichtlich viel zu wenig Lebensenergie und feiern folglich auch viel zu wenig Liebesfeste.

Aber man kann tatsächlich auch zu viel Energie aufwirbeln und nicht mehr zur (inneren) Ruhe finden, sondern in Verwirrung geraten. Dann können sowohl zu viele Atemsitzungen als auch Liebesfeste des Guten zu viel werden. Allerdings habe ich in 45 Arztjahren Tausende von PatientInnen gehabt, die zu wenig Liebesfeste feierten, und nur eine, die zu viele zu schnell hintereinander und dann auch noch im Wechsel mit vielen Atem-Sessions gefeiert hatte. Bei einer Atem- und Energiewoche hatte ich – wie immer zu Beginn solcher sehr speziellen Wochen auf höchstem Energieniveau – auch dort gleich zu Beginn gebeten, mich unbedingt zu informieren, falls jemand mehr als eine Mahlzeit auslassen wolle, deutlich weniger zu schlafen begänne oder tantrische Übungen ausführe ohne nach außen gerichtete Orgasmen. Als nach fünf Tagen ein Teilnehmer durcheinanderzureden begann und psychiatrische Symptome bot, war es schon recht spät. Er hatte sich in eine Assistentin des Kurses verliebt und vice versa. Zum Essen und Schlafen hatten sie vor lauter Liebe kaum noch Zeit gefunden, und selbstverständlich hatte sie ihn in ihre tantrischen Liebespraktiken eingeführt, sodass ihre Tage in einem einzigen Energierausch verflogen. Er brauchte einige Schatten-Psychotherapie, um wieder festen Boden der Realität unter die Füße zu bekommen. Aber auch dieser Ausflug in andere Dimensionen ging dann doch noch gut aus, aber sein Leben nahm eine ganz andere Richtung.

Es ist also notwendig, bei solch besonderen Seminaren, wo Energie das zentrale Thema ist, diese natürlich ansteigen zu lassen und zu genießen, aber nicht ohne Maß und Ziel. Von sechs Atemsitzungen mal eine auszulassen und einen erdenden Spaziergang einzuschieben oder in einer Zeit besonders heißer Liebe auch mal wieder auf den Boden der Tatsachen zurückzukehren und im Garten zu arbeiten oder wie auch immer seine Wurzeln zu spüren, ist ebenso notwendig wie schön und zur Ausgewogenheit beitragend.

Von Verliebten lernen

Von Verliebten können wir so viel lernen, was Lebensenergie angeht und sogar darüber hinaus. Sie nehmen sich jedenfalls Zeit füreinander und fallen übereinander her. Im Englisch heißt »to fall for someone« sogar: sich in jemanden verlieben. Verliebte feiern ihre Liebe und gewinnen dadurch enorm an Intensität in ihren Gesprächen und erst recht in ihren Berührungen. Feste und

Feiern brauchen einfach Zeit, und die sollten wir uns nehmen, um dem Geheimnis der größten Energie, der Liebesenergie der Kundalini-Schlange, willen.

Wer würde schon schnell feiern wollen, aber wir sprechen von Quickies und meinen rasche Liebesakte, die Stunden von Liebesfesten entfernt sind. Wir haben keine Zeit mehr oder, wie Indigene sagen: Ihr habt Uhren, und wir haben Zeit. Wer sich keine Zeit für rauschende, energiegeladene Liebesfeste nimmt, wird die Macht der Kundalini-Energie kaum erleben.

Tantrische Rituale, die italienische Variante Karezza oder die neueste diesbezügliche Entdeckung des Westens, »Slow Sex«, leben von Langsam-, Aufmerksam- und Achtsamkeit und brauchen folglich ihre Zeit. Slow Sex trägt es – nomen est omen – schon im Wort. Verliebte lehren uns also, wie wichtig Zeit ist, um zu feiern, und wie das natürlich und erst recht für Liebesfeste gilt.

Die Verliebtheit endet tatsächlich jedenfalls immer, wenn Verliebte aufhören, sich Zeit füreinander und ihre Liebesfeste zu nehmen.

Das Geheimnis der Langsamkeit

Sich Zeit nehmen ist erst der Anfang der Liebesgeschichte mit der Zeit. Sie hat wie Nahrung, Wasser, Geld und alles andere zwei Seiten. Die eine und bei uns bei Weitem überbewertete ist die Quantität, für die Chronos, der Gott oder das Prinzip der langen Zeit, zuständig ist.

Die der Qualität untersteht Kairos, dem Gott und Prinzip der besonderen Zeit, dem die Glücks-, Gipfel- oder Einheitserlebnisse, die höchste Zeit und Hochzeiten unterstehen. Am Ende des Lebens zählt nicht die Länge, sondern die Qualität der Zeit, die Sternstunden. Wie viele wir davon ins Bilderalbum unserer

Seele sammeln konnten, entscheidet darüber, ob wir ein erfülltes Leben hatten oder ein langes, langweiliges.

Stefan Zweig hat in *Sternstunden der Menschheit* berührend darüber geschrieben. Eigentlich wäre längst eine Fortsetzung fällig, aber tatsächlich haben wir die Sternstunden zunehmend in Vergessenheit geraten lassen und erleben sie so immer seltener. Menschen der Moderne bevorzugen überall die Quantität gegenüber der Qualität, dabei entscheidet nicht die Menge der Nahrung, sondern ihre Qualität über unsere Gesundheit, nicht die Menge des Geldes über unser Glück, sondern seine Qualität. Mit Blut- und selbst Spekulationsgeld lässt sich nicht glücklich werden, dazu braucht es gutes Geld. Das ist solches, das wir mit einem uns rufenden Beruf ehrlich und rechtschaffen verdient, für das wir obendrein einer guten Sache gedient haben.

Sternstunden ist ein etwas unscharfer Begriff, denn oft sind es solche, in denen die Zeit geradezu stillsteht, eben im Augenblick des Hier und Jetzt. Der einfachste Weg zu Sternstunden sind die schon erwähnten Liebesfeste, wo wir ganz im Augenblick, frei von Widerstand, vollen Zugang zu unserer Lebensenergie gewinnen. Verliebtheit und Liebe sind von daher die prädestinierten Zeiten besonderer Qualität für Gipfelerlebnisse, Höhepunkte und eben Orgasmen. Und Langsamkeit ist das entscheidende Geheimnis auf dem Weg dorthin. In Hetze und Hektik und ohne Vorbereitung beziehungsweise Vorspiel werden sich wirkliche Höhepunkte wie Einheitserfahrungen kaum ereignen. Der Osten kennt dieses Geheimnis schon so lange. Deshalb klingt es von dort herüber: Wenn du es eilig hast, wähle einen Umweg.

Slow Sex

Natürlich ist Sex wieder nur die eine Hälfte, nämlich die der äußeren Form. Fehlt der Inhalt, die Liebe, bleibt weniger als die Hälfte, einfach, weil das Ganze mehr ist als die Summe seiner Teile, wie schon so oft erwähnt.

Slow Sex ist eine moderne Entwicklung und Reaktion auf Hetze und Hektik, die selbst die Liebe und ihren körperlichen Vollzug im Geschlechtsverkehr oder Liebesakt ereilt und zur Strecke gebracht haben.

Muße hatten wir schon unter die Lupe genommen, fehlt noch die Muse. Ein Leben in aller Ruhe für Sinnlichkeit und Lust war die entscheidende Aufgabe der Musen. Im Film *Dangerous Beauty – Die Kurtisane von Venedig* lehrt Jacqueline Bisset ihre Filmtochter die Kunst der Kurtisanen und Musen, und wer mag, kann sie gleich nebenher mit erlernen. Wir erleben zugleich noch, wie eine Pandemie entsteht und die Obrigkeiten sie sich zunutze machen, um die Bevölkerung mit Angst zu unterjochen und zu drangsalieren. Aber der Film zeigt auch eindrucksvoll, wie die Liebe zum einzigen Weg wurde, die wohl weltweit größte und gefährlichste internationale Terrorbrigade mit den meisten Folteropfern, die katholische Inquisition, zu stoppen. Mut und Liebe brachten das nur dieses eine einzige Mal – historisch verbürgt – in Venedig zuwege. Diesem einzigartigen Beispiel aus der Makrokosmos-Welt stehen im Mikrokosmos Mensch viele Beispiele gegenüber, wo im voll ausgebrochenen Chaos psychiatrischen Wahnsinns ebenfalls nur die Liebe Rettung brachte. Filme wie *Beautiful Mind* mit Russell Crowe, *Shine* über das Leben von David Helfgott, *Mr. Jones* mit Richard Gere, *Silver Lining* mit Bradley Cooper und Jennifer Lawrence, *Besser geht's nicht* mit Jack Nicholson zeigen das deutlich und wunderschön. Wie auch *Dangerous Beauty* sind sie alle in unserem Buch *Spielfilmtherapie* ausführlich gedeutet.

Langsamkeit ermöglicht erst die Entwicklung von Gefühl, und die langsame Berührung hat hier besondere Bedeutung und ungleich größere Chancen. Leonard Cohen sang bei seinem Abschiedskonzert in der Royal Albert Hall in London in seinem berühmten Halleluja: »I couldn't feel, so I learnt to touch.« Und das waren dann gewiss langsame Berührungen. Die Pointer Sisters wünschen sich in ihrem berühmten Lied »Slow hand« nichts sehnlicher als »a lover with an easy touch« – einen Liebhaber mit weicher, einfühlsamer Berührung. Die braucht natürlich Zeit.

Bernhard Ludwig, der österreichische Psychologe, der mit wissenschaftlichen Studien brillantes Seminarkabarett inszenierte, riet in seinem Programm »Anleitung zur sexuellen Unzufriedenheit« seinen Geschlechtsgenossen, sich viel mehr Zeit zu nehmen und keinesfalls direkt aufs Ziel zuzusteuern, sondern lieber wie östliche Gurus das Ziel langsam zu umkreisen und auch wieder Abstand zu gewinnen und sich sanft von Neuem anzunähern.

Nach meinen persönlichen Erfahrungen ist dieses Vorgehen auch in anderen Fällen günstiger, selbst bei Vorträgen, wenn bei den ZuhörerInnen etwas hängen bleiben soll. Beim Liebesspiel steht es aber völlig außer Zweifel. Es steht und fällt mit der Langsamkeit und wird erst durch sie zum Fest. Wir können mit offenen Augen eins werden, uns gegenseitig in die Fenster unserer Seelen schauen und dabei *kommen* – gemeinsam – zu unserem wahren Sinn und Wesen. Die Augenmeditationsübung lässt sich als Grundlage nutzen, die uns ermöglicht, durch Raum und Zeit zu schauen und durch unsere Licht- und Schattenseite bis zum gemeinsamen Kommen in unsere Augenmandalas – in einer Sternenminute.

Karezza und ähnliche Formen geschlechtlicher Liebe

Karezza bedeutet auf Italienisch Zärtlichkeit und ist eine alte westliche Spielart eines langsamen, sanften Liebesspiels mit kontrollierter Ejakulation, wie es allen möglichen Kulturen bekannt war. Der tantrische Buddhismus kreist wesentlich um dieses Thema wie auch das indische Tantra (asidhārāvrata) und die taoistischen Richtungen des Huanjing bunao (»cai Yin pu Yang« und »cai Yang pu Yin«). Nach Alan Watts ist das Konzept von Karezza dem Maithuna im Hindu-Tantra nahe und Sahaja in Hindu-Yoga.

Mir persönlich hat die Entdeckung von Karezza und seinen Spielarten früh im Leben energetisch enorm auf die Sprünge und aus einem unangenehmen und sogar bedrohlichen Energieloch geholfen. Während mir die Energieschwächung durch jeden Samenerguss viel Freude an der Sexualität nahm, erwuchs mir hier eine, rückwirkend betrachtet, komplette Wandlung wie Phönix aus der Asche.

In Bhagwan-Oshos Poona war dann diese Form von »Tantra«, die Vermeidung von Ejakulationen zugunsten wachsender Sinnenfreude, die – aus meiner Sicht – einzige Chance, in Poona statt energetisch unterzugehen geradezu aufzublühen.

Zusammengefasst geht es bei Karezza gar nicht zielorientiert um einen raschen Orgasmus, sondern ganz im Gegenteil, um ein möglichst langes Hinauszögern desselben, jedenfalls des männlichen Höhepunkts. Für uns Westler vereinfacht ausgedrückt, ist es dabei entscheidend wichtig für den Mann, die Frau zuerst zum Höhepunkt zu begleiten, gern auch öfter. Die männliche Eskalation zur Ejakulation, die von den meisten Männern als Energieverlust empfunden wird, ist dabei so lange wie möglich aufzuschieben, um die wert- und wundervolle gewonnene Zeit fürs

Liebesspiel zu gewinnen. Mit der Zeit ist auf die Ejakulation sogar mit großem Gewinn an Lebensenergie ganz zu verzichten. Unvergleichlich schöner ist, wenn die männliche Energie, statt rasch hinausgeschleudert, lange bewahrt bleibt.

Nomen est omen bleibt es bei Karezza bei sich immer weiter steigernder langsamer und intensiver Zärtlichkeit, bis sich auch bei Männern ein Erregungshochplateau aufbaut. Mit der Zeit können selbst sie Orgasmen entwickeln, deren Energie immer mehr nach innen geht und die weder Energie- noch Samenverlust nach sich ziehen. Das geschieht insbesondere, wenn sich die orgiastische Empfindung mehr aus der Genital- in die Herzregion verlagert. Auf diese Weise können Männer ebenfalls lang gezogene Orgasmen erleben, und wenn sie nicht nach draußen kommen, sogar mehrere.

Wo sich Liebende immer mehr und öfter mit Zärtlichkeit beschenken und mit Langsamkeit verwöhnen und ihre Sinnlichkeit bis auf die Spitze treiben, kann die männliche Ejakulation tatsächlich ohne Verzichtsgefühle ganz wegbleiben. Es wird ihnen nichts fehlen – im Gegenteil spüren und erhalten sie ihre Energie dann deutlich länger, bei diesem konkreten Liebesfest, aber auch an diesem ganzen Tag und offenbar auch im Leben. Die Erfahrungen von Anhängern verschiedener Karezza-Lehren untermauern sogar einen Energiegewinn.

Im Osten gehen Lehren wie der tantrische Buddhismus ziemlich generell davon aus, den Samen – außer zum Zeugen von Kindern – besser nicht nach draußen auszustoßen, um nicht Lebensenergie zu verlieren oder gar zu »verschwenden«. Und tatsächlich spüren auch viele westliche Männer, dass sie mit ihrer Samenflüssigkeit unnötig viel Energie verlieren. Das ist doch der Grund für ihr von Frauen oft beklagtes Einschlafen, Rauchen, Essen oder Trinken nach der Ejakulation. Dahinter steckt viel mehr das unbewusste Bedürfnis, das Energiedefizit wieder aufzufüllen, als die Frau bewusst zu kurz *kommen* zu lassen und zu vernachlässigen.

Bei Frauen ist der Orgasmus offenbar nicht mit dem Gefühl von Energieverlust verbunden. Sie kommen nach innen und bewahren ihre Energie und können dieses hohe Energieniveau fast beliebig lange halten. Wir Männer können das auch erreichen, allerdings braucht es eine ganze Menge Bewusstheit und Geduld bis dahin. Aber ich kenne nicht einen einzigen Geschlechtsgenossen, der das je bereut hätte, von ihren Frauen ganz zu schweigen.

Es gibt also auch die Gegenpole wie im Tai-Chi-Symbol, den kleinen weißen Yang-Kreis im großen schwarzen Yin-Feld und umgekehrt. So ist es durchaus möglich, wenn auch bisher selten, dass Männer ebenfalls nach innen kommen, besonders, wenn die Liebe mehr vom Herzen als von den Geschlechtsorganen gesteuert ist. Andererseits können Frauen – wenn auch bisher ebenfalls selten – ejakulieren, wenn sie ganz außergewöhnlich in Ekstase geraten.

Historisch ist Karezza zwar ein italienisches Wort, aber vor allem mit der US-Gynäkologin Alice Stockham aus Chicago verbunden, die Karezza zuerst in den USA propagierte und dort auch verbreitete. Über sie kamen große Geister wie der Weisheitslehrer Alan Watts, aber auch der Dichter Walt Whitman damit in Berührung. Das Hauptziel von Karezza ist nach Stockham die Erhaltung von sinnlich-erotischer Begierde und Entzücken während einer ganzen beliebig langen Beziehung.

Nach ihrer Einschätzung braucht ein Mann zwischen zwei und vier Wochen, um sich von einer Ejakulation energetisch zu erholen, weshalb sie deren generelles Vermeiden dringend empfiehlt und überhaupt zum Ziel erklärt. Nur so lässt sich die Honeymoon-Periode über die ganze Beziehung aufrechterhalten.

Karezza bedeutet nach ihr, praktisch Liebe sowohl in Worten als auch Taten auszudrücken und den Energiefluss jederzeit zu kontrollieren und zu lenken. Sie sieht beide Partner im selben Boot, sich bei der gegenseitigen Hingabe unter Kontrolle zu unterstützen. Darin liege der Schlüssel zur Überwindung der vielen Probleme mit der Sexualität in ihrer Zeit. Das aber gilt durchaus auch für unsere, wenn nicht noch deutlicher. Anhänger von Karezza gehen sogar davon aus, die Liebe gehe am Energieverlust durch die Ejakulationen allmählich ein. Alice Stockham will dieselbe Orgasmuskontrolle für beide Geschlechter angewendet wissen. Sie sieht darin die Chance, sexuelle Freuden bis zu mystischer Ekstase auszudehnen.

Der Karezza-Freund William Lloyd beschreibt seine Erfahrung von kosmischem Bewusstsein im Buch *Consciousness* des kanadischen Psychiaters Richard M. Bucke, einem Freund des Dichters Walt Whitman. In seiner Liebespraxis trennt er den Orgasmus vollständig von der Ejakulation und betont, trotzdem ekstatische Freuden und Orgasmen zu erleben, eben ohne Samenaustausch.

Ein anderer Karezza-Anhänger, Kalman Andras Oszlar, schreibt, sexuelles Beisammensein beschränke sich dabei keineswegs auf die körperliche Welt und bedeute auch keine Energieverschwendung, sondern eröffne höhere Dimensionen der Beziehung. Dadurch geraten wir in ein Fließen von Energie, und dabei lädt sich das Paar mit Energie auf, während es größte Lust und Freude erlebt.

Vieles spricht dafür, dass der von Prof. Mihály Csíkszentmihályi definierte Flow-Zustand großen Glücks, den er als vollkommen zentriert beschreibt und fähig, die Gefühle zu optimaler Leistung und höchster Lernfähigkeit zu steuern, mit diesen Karezza-Erfahrungen verwandt ist.

ORGASMUS UND EJAKULATION

Es ist generell hilfreich, zwischen Orgasmus und Ejakulation zu unterscheiden. Laut Lexikon ist der Orgasmus eine Einheitserfahrung oder doch zumindest ein Höhepunkt, was von der Ejakulation nicht zu behaupten ist. Nun hat man aber im Patriarchat, wohl um Männer nicht zu beunruhigen, beides gleichgesetzt, das heißt, beim sogenannten starken Geschlecht geht ein Samenausstoß oder auch nur -verlust als Orgasmus durch. Das ist aber absurd. Das bisschen Zucken unter der Gürtellinie ist zwar ganz reizvoll, aber eine Einheitserfahrung ist doch etwas anderes, eher ein Verschmelzen mit sich, dem Partner und sogar der Umgebung.

Nun hat aber diese kleine sprachliche Schummelei dem starken Geschlecht eher geschadet und es schwach aussehen lassen. In 45 Arztjahren kam noch nie ein männlicher Patient wegen Orgasmusproblemen, andererseits hatte ich in dieser langen Zeit sicher nicht mehr als zehn Patienten mit einem wirklichen Orgasmus im Sinne einer Einheitserfahrung. Das heißt, die bei Weitem meisten Männer haben keinen Orgasmus und wissen es wohl gar nicht. Sie geben sich durch diese »kleine« patriarchale sprachliche Verfälschung mit sehr wenig zufrieden.

Bei Frauen ist der Orgasmus dagegen ehrlich benannt, und wenn sie keine Einheitserfahrung haben, suchen sie nicht selten Hilfe. Dann ist erst zu fragen, ob sie gar keinen haben oder nur nicht mit ihrem Partner. Überraschend häufig ist dann zu hören, selbst oder mit der Freundin ginge es schon, nur mit dem Mann nicht. Übersetzt heißt das, sie hat keine Orgasmusprobleme, sondern einen Mann, der es einfach nicht kann.

Nicht wenige Frauen spielen ihm dann einen Orgasmus vor wie Meg Ryan im Film *Harry und Sally* ihrem Harry und haben dabei auch noch ein schlechtes Gewissen, weil sie etwas vortäuschen. Hier hilft ein Reframing, ein neuer Rahmen, um zu erkennen, dass nicht sie, sondern er das entscheidende Problem hat. Entweder weiß er nichts von der Klitoris oder findet sie nicht oder kann nicht mit ihr umgehen. Alles drei ist nicht schwer zu beheben. Außer dem Nehmen der Schuldgefühle ist es hilfreich, sie zu animieren weiterzuspielen, nur besser. Samuel Beckett, der pessimistische Literaturnobelpreisträger und Autor von *Warten auf Godot* hat den Ausspruch bekannt gemacht: »Ever tried. Ever failed. No matter. Try again. Fail again. Fail better.« (Immer wieder versucht. Immer gescheitert. Macht nichts. Versuche es wieder. Scheitere erneut. Scheitere besser.) Optimistischere AmerikanerInnen sagen: »Fake it until you make it.« (Täusche es so lange und immer besser vor, bis du es kannst.)

Eine einfache Hilfe ist der Womanizer, das nach dem Vibrator hilfreichste Sexspielzeug, das statt auf die Vagina auf die Klitoris zielt und innerhalb weniger Minuten dort den dieser Region entsprechenden Orgasmus bewirkt. Während der Vibrator dem männlichen Glied nachempfunden ist, nur eben besser vibrieren kann, imitiert der Womanizer den Mund mit einer Art erregender Saugbewegung. Geschichte und Funktion des Vibrators bringt der Film *In guten Händen* bezaubernd auf den Punkt. Der Womanizer ist noch zu jung für eine filmische Gebrauchsanweisung. Er ist aber sehr einfach und auch von anatomisch weitgehend ungebildeten Männern leicht zu bedienen. Empfehlenswert ist die Beschaffung des mittlerweile spottbilligen Gerätes (etwa im Drogeriemarkt) und die Einweisung des Partners in seinen Gebrauch. Die Entdeckung der Klitoris und die Anwendung des Womanizers gehen am besten Hand in Hand. Sie kann es ihm auch vormachen und damit Meg Ryan alias Sally noch um den Faktor Echtheit übertreffen.

Der schon erwähnte österreichische Psychologe und Kabarettist Bernhard Ludwig hat in seinem zeitlos-sehenswerten Programm »Anleitung zur sexuellen Unzufriedenheit« in einem entspannend-witzigen Spiel mit der Polarität einige lustig lustverstärkende Tipps versammelt: die Orgasmus-Torte bescheiden planen. Wenige Erwartungen zu überbieten, fühlt sich immer viel besser und glücklicher an, als an zu hoch gesteckten Zielen zu scheitern. Also sind wir bescheidener und übertrumpfen uns lieber selbst.

Bernhard Ludwig führte auch die gern kopierte Abstimmung durch Summen ins Kabarett ein, die selbst Partnern, die direkt nebeneinandersaßen, die völlig unabhängige freie Wahl und Abstimmung nicht nur, aber auch bei sexuellen Themen ermöglichte. Außerdem führte er den Auriculo-Genitaltrakt in die Anatomie ein und lehrte uns, mit erotischer Sprachkunst O*h*rgasmen auszulösen.

Das erwähnte Programm bringt auch eine Ode an Slow Sex mit dem bereits erwähnten Lied der Pointer Sisters »Slow Hand« mit dem alles sagenden Refrain: »I want a man with a slow hand, I want a lover with an easy touch, I want somebody who will spend some time, not come and go in a heated rush, I want somebody who will understand, when it comes to love I want a slow hand.«

Und selbstverständlich gibt es auch Männer, die es durchaus können, und Frauen, die das nur schwer (an)nehmen und sich hingeben können, und dann braucht es entsprechend umgekehrt viel Zeit, Langsamkeit und Einfühlung. Idealerweise kommen beide zusammen und bewegen sich aufeinander zu.

WEIBLICHE UND MÄNNLICHE FRIGIDITÄT

Lateinisch »frigidus« bedeutet »kalt oder kühl«, Frigidität stand also für »Kältlichkeit« oder »Geschlechts-« beziehungsweise »Gefühlskälte« der Frau. Es ist bis heute der populäre Ausdruck für sexuelle Funktionsstörungen bei Frauen und wird meist an Trockenheit im Scheidenbereich festgemacht, aber auch allgemein für sexuelle Erregungs- oder Orgasmusstörungen und Lustlosigkeit gebraucht. Für dieselben Probleme beim Mann wird der Begriff dagegen nie verwendet, sondern am ehesten das Wort Impotenz, das sich aber heute primär auf mangelnde Erektionskraft bezieht.

Ähnlich wie beim Orgasmus wurde im Patriarchat auch beim Thema Frigidität die Messlatte für Männer sehr niedrig gelegt, auch hier wohl um sie zu entlasten. Tatsächlich hat es ihnen aber doch auch hier sehr geschadet, das Thema ausschließlich auf Frauen zu beziehen.

Nach der Bewahrung des eigenen Lebens, dem Selbsterhaltungstrieb, ist die Erhaltung der Art, also die Fortpflanzung, das zweitwichtigste Thema der Evolution. Insofern ist es ganz ausgeschlossen, dass Mutter Natur die Bereitstellung von Gleitflüssigkeit für den Liebesakt ausschließlich Frauen überlassen hat. Männer haben selbstverständlich in Gestalt von Cowperschen Drüsen und Prostata Organe, die auch darauf spezialisiert sind, Flüssigkeit dafür bereitzustellen. Bei der Vorsteherdrüse kommt noch die Versorgung der Samenfäden auf ihrer langen Reise mit fruktosereicher Flüssigkeit hinzu.

Bei der in der westlichen Kultur üblich gewordenen Kurzform des Geschlechtsaktes, für die nicht einmal das Wort Liebesfest mehr angemessen erscheint, sind diese Quellen für Lust und Genuss weitgehend versiegt. Die meisten Männer bleiben bis zu

Samenerguss beziehungsweise Ejakulation trocken und finden das auch noch natürlich und normal. Selbst die meisten Frauen haben sich mit dieser trockenen, ernüchternden Wirklichkeit abgefunden. Inzwischen ist es sogar schon so weit gekommen, dass der natürliche, vergleichsweise geradezu saftige Normalzustand kritisiert und als anormal von einigen bemängelt wird. Eine Frau, die noch zur Zeit ihrer ersten Schattentherapie sehr unter ihrem damaligen Mann gelitten hatte, kam Jahre später nochmals zur Bewusstseinserweiterung in Form von Psychotherapie ins Heilkunde-Zentrum nach Johanniskirchen und war nun viel glücklicher mit ihrem neuen Partner verbunden. Allerdings erzählte sie, gäbe es da ein Problem, er verliere ständig Samen. Ich dachte an Ejaculatio praecox, aber sie sagte, im Gegenteil, sie hätte nun erstmals meinen Ausdruck Liebesfest verstanden. Bei ihnen dauern diese Feste oft über eine Stunde und wären wunderschön. Aber währenddessen verliere er eben ständig Samen und behaupte, das sei bei ihm normal und immer so gewesen. Sie habe aber als ehemaliges Blumenkind doch verschiedene Männer erlebt, und die hätten alle nicht daran gelitten. Daraufhin stand ich extra auf, um ihr per Handschlag zu diesem gesunden Restexemplar von Mann zu gratulieren, der nicht wie so viele in diesem Sinn frigide sei.

Tatsächlich haben genau mit der hier besprochenen Langsamkeit und Einfühlsamkeit schon viele Männer, auch später im Leben, diese Form von fließendem Liebesspiel gelernt.

Wenn wir uns die Kundalini-Energie als größte Energiequelle erschließen wollen, um Quickies wieder in Liebesfeste zu verwandeln, wäre es hilfreich, wenn auch Männer wieder lernten dazu beizutragen, dass dieses (Liebes)Spiel wieder beiden Seiten Freude, Spaß und sogar Ekstase bringt, und dazu ist das saftige Gefühl, es rutsche und flutsche, ideal. Jede Frucht ist saftig am besten und reifsten, beim Liebesspiel ist es ähnlich. Wo beider Energien in Fluss kommen, sind auch beide reif für dieses Spiel und haben die besten Chancen auf gemeinsame Höhepunkte.

Wo es nass-feucht zugeht, entsteht am meisten Lust. Insofern entgeht hier Männern viel, die nicht zu saftiger Freude vorstoßen und deshalb auch nicht beitragen. Wer seinen Saft nicht beibringt, sondern irgendwie in sich abdrückt oder ver- oder abklemmt, also für sich behält statt teilt, gibt nicht, bekommt aber auch nicht genug.

Wenn andererseits nur die Frau frigide ist, er aber nicht, wird seine Flüssigkeit reichen, so wie es meist auch umgekehrt ist. In ersterem Fall ist sein Beitrag auch meist schon ausreichende Therapie für ihr Problem. Sobald sie erlebt, wie wundervoll es mit ihm rutscht und flutscht, kommen auch ihre Säfte und Energien in Fluss, und das Problem löst sich wie von selbst in Wohlgefallen und Sinnenfreude auf. Wenn sie dagegen das Problem nicht hat, fällt ihm seines gar nicht auf.

ENERGIETIPP

Kokosöl – das beste Gleitmittel

Kokosöl ist für lustvolle Massagen das mit Abstand beste Gleitmittel. Ob über 26 °C als flüssiges Öl oder darunter als weißes Fett, kann es als Gleitmittel im Sommer obendrein leicht kühlend und angewärmt im Winter sanft wärmend wirken. Vor allem aber verhilft es Haut und Gewebe zu bezaubernder Geschmeidigkeit und Weichheit und steigert die sinnliche Lustwahrnehmung sehr.

Es erscheint mir manchmal wie das lang ersehnte Allheilmittel der Medizin, das Panaceum. Zur Vorbeugung und Behandlung der Demenz leisten seine mittelkettigen Triglyceride (MCT-Öle) die besten

Dienste, wie auch als dermatologisches Mittel für Hautprobleme; im Zusammenhang mit dem Bürsten des Körpers und besonders der Gelenke kann es auch einmassiert (s)eine verblüffende Tiefenwirkung entfalten und hat schon viel Schmerz genommen und Gelenkoperationen überflüssig gemacht. Es ist zum Kochen und sogar Braten wegen seines hohen Rauchpunktes ideal und kann auch als Brotaufstrich vorzüglich munden.

ENERGIETIPP

Sinnliche Brustmassage auf zwei Ebenen

Hingebungsvolle Brustmassage als intensives Liebesspiel kann die weibliche Brust nicht nur beleben, sondern auch zum Wachsen anregen. In US-Studios wurde diesbezüglich schon erfolgreich experimentiert, und tatsächlich ließen sich Umfangsvergrößerungen bewirken. Ganz ähnlich können auch einfühlsam-liebevolle, sinnlich-erotische Massagen Ähnliches in Gang bringen.

Mit der Zeit lassen sich manche Brüste auch fester anfassen und liebkosen und lieben sogar noch mehr. Und auch in *festen Händen* zu sein, kann er- und anregende Auswirkungen haben. Als Massageflüssigkeit kommen so viele bezaubernde Öle infrage und lassen sich durchaus sehr individuell auswählen.

Auf dem Weg aus trockenem Frust in glitschige Lust sind Öle als Hilfsmittel hervorragend geeignet. An Ölen besteht ja eine riesengroße Auswahl. Erst kürzlich war ich in der diesbezüglich mit Abstand schönsten Ölmühle, die ich je besucht und vor allem geschnuppert habe. Vergleichbares wie Fandler im oststeirischen Pöllau habe ich noch nie erlebt. Dort hat die Liebe zum Öl

Gestalt angenommen in einem sehr schönen, sehr großen, lichten Raum, wie er der Göttin der Schönheit und Ästhetik, der Harmonie und Versöhnung, des Friedens und der Kultur, Aphrodite-Venus, auf den wunderschönen Leib geschneidert ist. Schwer zu beschreiben, aber wundervoll zu genießen, ist hier in einer riesigen Erlebnis- und Duftoase die Welt der Öle in Tropfenform und Lichtspielen eingefangen – von der Architektur bis zu den vielen Ölgeschenken dieser Welt.

Wer immer aus Freude oder als Beruf massiert oder Liebesspiele im Fluss liebt, bei denen es rutscht und flutscht und Energie fließt, sollte sich einen Ausflug in diese Welt der Öle und Düfte gönnen. Hier begegnet, wer die Sonne liebt, ihren Strahlen ganz persönlich, eingefangen in den verschiedensten Ölen und ihrer flüssigen, farbenfrohen Energie, die in all ihren Nuancen so intensiv weiterlebt und strahlt. Massage braucht Liebe, und Öl ist – alchemistisch gesehen – die Seele der Pflanzen, die aus ihrem Öl herausschaut, schmeckt und duftet. Der Körper der Pflanzen ist – aus alchemistischer Sicht – das reine, schneeweiße Salz und der Geist der pure Alkohol. Öl ist das einzig Individuelle, Persönliche unter den dreien. Als Öl kann uns die verflüssigte Seele der Pflanzen unter die Haut gehen. Der weiblichen, heute diesbezüglich viel zu kurz kommenden Brust, die wie sie zum Mond- und damit Seelenprinzip gehört, tut sie so gut.

ENERGIETIPP

Massage der Vorsteherdrüse für mehr Energie

Mit der Prostata gelangen wir in eine – massagetechnisch – für die allermeisten heikle Region. Sie liegt um die Harnröhre herum, so klein wie eine Walnuss, nur vom Anus her erreichbar. Aber immerhin ist sie erreichbar, muss allerdings gar nicht direkt mit dem Finger massiert werden, sondern lässt sich auch mit intensiveren Liebesspielen in der Dammgegend massieren.

Früher war die Prostatamassage mit dem Finger von hinten sogar ein von Urologen mitbetreuter Teil der Medizin. Heute haben sich Urologen eher von dieser Methode verabschiedet.

Alles was wir häufig und gern benutzen, auch unsere Sinnesorgane für Sinnlichkeit und unsere Geschlechtsorgane für Lust und Liebe, gedeiht unter Zuwendung deutlich besser.

MISSVERSTÄNDNISSE, PRAKTISCHE HILFE- UND RICHTIGSTELLUNGEN

Was immer in diesem Buch wie Kritik aussehen mag, ist tatsächlich eine Richtigstellung, die das Leben versüßen und verschönern kann und auch ausschließlich so gedacht ist. Nur aus Fehlern lernen wir Fehlendes, nur Enttäuschungen beenden Täuschungen.

Gern möchte ich einige Missverständnisse erwähnen, die mir in 45 Jahren Beratung immer wieder untergekommen sind und die nach Korrektur verlangen und manchmal geradezu schreien.

Frauen beschweren sich praktisch nie über einen zu kleinen Penis ihres Partners, was Männer so oft befürchten. Aber dafür mokieren sie sich ziemlich häufig über Inkompetenz im Umgang damit.

Viel besser und gar nicht schwer wäre, Männern vonseiten ihrer Frauen auf die Sprünge zu helfen, indem sie ihnen mitteilen, was sie sich wünschen, was sie brauchen und was dazu notwendig ist. Das ist auch für die meisten Männer anmachend und anregend, jedenfalls für all jene, die wachsen und sich entwickeln möchten. Ideal ist eben, wie Karezza lehrt, die Reihenfolge richtigzustellen und die Frau auf jeden Fall zuerst kommen zu lassen und keinesfalls selbst vor ihr im Ziel zu sein und dann keine Lust mehr übrig zu haben. Nach der Ejakulation haben tatsächlich die meisten Männer keine mehr und können sich nur noch schwer motivieren. Bei möglichst verlangsamter Lustentwicklung würde es auch ihnen zur Freude, die Erregung ihrer Frau langsam und gern auch auf Umwegen auf die Spitze zu treiben und sie lange auf einem Erregungshochplateau zu halten. Die meisten Frauen lieben es, wenn nach ihrem eigenen Orgasmus ihre Partner noch weiter Lust haben, und hätten gar nichts dagegen, weiter zu spielen und auch weitere Höhepunkte zu erleben. Dann könnten sie ihre Partner, statt sie so rasch wie möglich – mit dem gleichsam vom Golf übernommenen Motiv Hole-in-one – zur Ejakulation zu bringen, in ein auch Männer bezauberndes Liebesspiel verwickeln. Das Ziel Samenerguss ließe sich die längste Zeit am besten vergessen.

Erst wenn er gar nicht mehr notwendig ist – weder für sie noch ihn –, kommt es gar nicht mehr darauf an. Dann darf er ohne zu großen Energieverlust noch als zwar nicht zwingender und auch nicht notwendiger Schlussakkord als i-Punkt dienen.

Tatsächlich können Männer mithilfe ihrer PartnerInnen ein ähnliches Erregungshochplateau erreichen, wo sie beliebig lange kurz vor der Ejakulation bleiben und lernen, den letzten kleinen

Schritt nach Wunsch hinauszuzögern oder sich zu sparen. In dieser Phase kann sich sogar auch ihnen ein sich nach und von innen ausbreitender, mehr aus der Mitte vom Herzen als von unten vom Hoden kommender Orgasmus schenken. Statt einfach nach außen zu explodieren und gleichsam zu verpuffen, kann die Energie das ganze Körperland in Wellen erobern und Entzücken und Ekstase verbreiten.

Das ist ein langer, aber *wunder*schöner Weg, auf dem ihm Orgasmen zuteilwerden – ungleich erfüllender, als mit der bei uns im Westen noch immer üblichen Schnellschussmethode.

Die üblichen Erregungsverläufe sind grundverschieden und passen nicht wirklich zusammen, lassen sich aber gut zusammenbringen und vereinen, indem Männer mit vereinten Kräften ihrer Frauen das weibliche Muster anstreben. Damit kommen sie so viel wahrscheinlicher zu einem Orgasmus, der diesen Namen wirklich verdient und mit Zeit und Übung jenem schon angedeuteten inneren Orgasmus immer näherkommt und von den Geschlechtsorganen aufs Herz übergreift. Wird das bei beiden die gemeinsame Basis für Höhepunkte und Gipfelerlebnisse, ist der ganze Mensch ins Liebesspiel einbezogen. Es wird wirklich zu einem Spiel, wie Lila, das kosmische Spiel, wie es der Osten so treffend nennt.

Hier liegt der Schlüssel, vom genitalen Sex über die Herzensliebe zu spirituellen Einheitserfahrungen und letzter Bewusstseinserweiterung zu gelangen.

In den Augenblick eintauchen – den Widerstand aufgeben

Noch ein weiteres Geheimnis im Zusammenhang mit der Zeit können uns Verliebte erschließen. Sie tauchen in ihren Liebesfesten, aber auch darüber hinaus, regelmäßig in den Augenblick ein und erleben den Zauber des Hier und Jetzt. Tatsächlich schauen sie sich auch viel in die Augen, und wahrscheinlich kommt hier überhaupt der Augen-Blick her, jene bezaubernde Erfahrung, wenn sie sich gegenseitig in ihre Seelenfenster blicken und sich die Schau der Liebe öffnet. Die längste Zeit werden sie in der Verliebtheit sogar ständig in diesem Zauber des jeweiligen Momentes leben.

Währenddessen hadern die anderen und alle Unverliebten die meiste Zeit mit der Vergangenheit oder fürchten die Zukunft. Dadurch meiden sie die einzig wirkliche Zeit, die Gegenwart, in der sich ein unendliches Energiemeer auftut, in dem wir baden, schwimmen und uns tummeln können. So bringen sie sich im wahrsten Sinne des Wortes ums (eigentliche) Leben.

Darüber noch hinaus sind Verliebte in ihrer Liebe miteinander völlig einverstanden. Auch das können wir von ihnen (lieben) lernen, und es ist genauso wichtig wie das Eintauchen in den Augenblick und läuft letztlich auf dasselbe hinaus.

Sie haben keine Einwände, üben keine Kritik an der oder dem jeweiligen Geliebten und können aus ganzem Herzen ihr »Ja« l(i)eben. Das holt sie immer wieder zurück in den Zauber des Augenblicks, den jeweiligen Moment. Ins Hier und Jetzt einzutauchen, statt wie so viele im Wenn und Aber festzuhängen, ist so eine entscheidende Magie. Die große Mehrheit der Bevölkerung in unserer modernen Welt lebt weder in der Gegenwart noch ist sie frei von Widerstand. Aber damit ist sie genau auf dem

Gegenpol der Verliebten und Erleuchteten. Schon wer irgendwo in der Vergangenheit festhängt oder die Zukunft fürchtet, lebt im Widerstand mit der Gegenwart, der einzig wahren Zeit.

Die Magie des Momentes ist das Ziel aller spirituellen Exerzitien, und insofern sind die Liebe und ihre Vorstufe, Verliebtsein, wundervolle Möglichkeiten für spirituelle Erfahrungen, ja geradezu Sprungbretter oder gar -schanzen in die Befreiung. Tatsächlich erlauben uns Liebeserfahrungen am ehesten und raschesten, einzutauchen in den einzigen wirklichen Augenblick, das Hier und Jetzt, allen Widerstand aufzugeben und im großen Stil und über(t)ragen(d)en Sinn loszulassen.

Liebende und Verliebte ähneln und fühlen sich am ehesten wie der Narr im Tarot oder der Hans im Glück im gleichnamigen Märchen. Und selbstverständlich ist der Narr nicht die erste, sondern die letzte Tarot-Station. Und beim Hans im Glück schließt sich der Kreis ebenso wieder. Auch er kommt zum Anfang zurück. Er hat alles losgelassen und ist völlig unbeschwert und maximal erleichtert wie neugeboren auf die Welt gekommen. Ich habe mich anfangs erschreckt, wie ich dieses Märchen als meines erkannte, mich aber immer mehr damit aussöhnen dürfen.

Ganz ohne Besitz hatten auch unsere frühen Vorfahren unbeschwert begonnen und waren als Nomaden herumgezogen von Lebensstation zu Lebensstation. Frei und unbelastet hatten sie nichts zu verlieren, aber alles zu gewinnen.

Wie der Narr ist auch der Hans im Glück am Ziel aller Märchen: Erfüllung in Glück und Seligkeit zu finden. Der Märchenheld ist ein Edler, aber kein Adliger, kein »von« von einem bestimmten Schloss, Landsitz oder Ort. Er ist weder geografisch noch zeitlich auszumachen oder gar festzunageln, nicht mal festzulegen. Er muss und darf frei bleiben oder wieder werden. Das zeigt auch das jeweilige Ende »und wenn sie nicht gestorben sind, so leben sie noch heute …« Ihr Ziel ist nicht von dieser Welt, ihre Zeit zeitlos, der Augenblick das Hier und Jetzt.

So wie die 22 großen Arkana des Tarots drei Entwicklungswege zur Befreiung darstellen, bilden auch die Märchen jedes für sich einen Befreiungsweg ab. Ihre HeldInnen folgen ihnen mit letzter Hingabe, während die Geschwister und GefährtInnen ihre Persönlichkeitsanteile spiegeln, die noch zurückzulassen und zu überwinden sind im Laufe des Märchens oder auch des Mythos wie etwa von Odysseus. Der muss erst alle Gefährten verlieren, bevor er wirklich befreit heimkommen kann zu seiner anderen oder besseren Hälfte, seiner Anima oder Prinzessin, seiner Ehefrau Penelope.

Die drei Wege des Tarot, der Isis-, Osiris- und Horus-Weg, führen ebenfalls jeweils auf ihre Art (engl. Kunst) zur Vollendung.

Nicht zufällig haben uns die Liebenden, die Nummer sechs der großen Arkana des Tarot, zu diesen Urmustern geführt auf dem Weg zur größten und mächtigsten Energie, der der (göttlichen) Liebe, Agape. Auf dieser sechsten Tarot-Station oder -karte steht (im Rider-Deck) ein Mann an einen Block gekettet, zwischen einer blonden und einer schwarzhaarigen Frau im Entscheidungsnotstand. Die Lösung liegt aber im Symbol weit darüber in der göttlichen Liebe, Agape.

Eine geradezu unheimlich treffende weltliche Darstellung dieser Situation bietet der Film *Begegnungen*, in dem Richard Gere zwischen seiner blonden Frau Sharon Stone, die auch Mutter seiner Tochter ist, und seiner wilden Geliebten, Lolita Davidovich, steht und sich nicht entscheiden kann. Er nutzt (s)einen schweren Autounfall, um sich für die höhere und höchste Ebene der Liebe, die göttliche oder Agape, zu entscheiden.

Beide sind wundervolle Frauen, die sich ihren schweren Verlust gegenseitig so erträglich wie irgend möglich gestalten, was enorme Seelengröße verlangt.

Im Mythos der Odyssee hatte Odysseus in Penelope bereits seine Ehefrau gefunden und war schon mit ihr dem Gott Eros begegnet, wovon ihr gemeinsamer Sohn Telemachos zeugt. Philia, die Freundschaftsliebe, hatte er mit Achill geteilt, der als sein bester Freund in Troja an seiner Seite gekämpft und gesiegt hatte, aber auch gefallen und zurückgeblieben war. Die Vollkommenheit in Gestalt der göttlichen Liebe Agape erlebt er, als er alle Gefährten, beziehungsweise Unklarheiten verloren hat und zu seiner anderen Hälfte, Penelope, zurückgekehrt, sie von aufdringlichen Freiern befreit. Hier bilden sich die drei Wege wie im Tarot ab, Osiris, Isis und Horus oder Odysseus, Penelope und Telemachos. Diese Dreieinigkeit oder Trinität ist ein weiteres (Ab)Bild der Vervollkommnung.

Voraussetzungen und letzte Schritte

Ankommen im Augenblick und Aufgeben allen Widerstandes sind die beiden entscheidenden Voraussetzungen für Einheitserlebnisse und damit Zugänge zur größten, unvorstellbarsten Energiequelle überhaupt. Viele Traditionen und Religionen haben unterschiedliche Namen für Erleuchtung, wie Befreiung, Samadhi, Himmelreich Gottes, Nirvana, Kether und so weiter. Auch gibt es verschiedenste, der jeweiligen Kultur entsprechende Wege und Beschreibungen dieser Wege zum letzten Ziel, aber eines ist immer gleich: Wer diesen begnadeten Zustand erlebt, ist frei von jedem Widerstand, ganz im Augenblick des Hier und Jetzt und löst sich auf wie auch seine Grenzen. Er wird so weit, dass er schon von daher keinen Widerstand mehr finden und bieten kann. Im Gegenteil kann er durch alles hindurch und alles durch ihn. Er ist reine Energie, jenes Fließen, dem wir schon so oft in der Theorie begegnet sind.

Übereinstimmend ist auch allen Traditionen und Religionen die Erkenntnis, dass wir damit in einen unendlichen Ozean aus Energie und Licht eintauchen. Erleuchtete erkennen sich manchmal am Strahlen ihrer Augen, aber auch am Überfluss ihrer Energie und dem Verlassen des Einflussbereiches der Geld-Welt-Religion. All das mag auch schon früher in Spuren auftauchen. »Wenn es nur um Geld geht, können wir es immer lösen«, war bei uns Kindern ein besonders beliebter Spruch meiner Groß(en) Mutter, Oma Änne. Ihre grenzenlose Akzeptanz und Ignoranz bezüglich des Terrors der Geld-Welt-Religion ist mir noch heute im Alter Vorbild. Insofern lebt Oma Änne in uns, ihren alten Enkeln, weiter.

Im Rausch der Hormone

Der Grund für das restlose Verschwinden aller Widerstände gegenüber dem Partner im Zustand des Verliebtseins und erst recht der Liebe liegt im Aufrausch der (Sexual)Hormone. Der führt zu jener ausgeprägten Großhirnveränderung, die als rosarote Brille oder einfach himmlische Großhirnvergiftung bekannt ist. Wir sehen unsere Partner in ihrem Idealzustand, völlig frei von Schatten und geradezu erleuchtet, so, als hätten sie ihr Potenzial bereits voll entfaltet und völlige Befreiung erlangt. Dabei sind wir in Wirklichkeit, hormonbedingt, nur blind für ihre Schatten. Aber wie ungeheuer angenehm ist diese Art von Blindheit.

Was lässt sich daraus lernen? Gönnen wir uns doch einfach ausgiebige kritikfreie Zeiten – zumindest in unseren Liebesfesten, die sich zeitlich sogar planen und einrichten lassen. Immerhin wissen wir, dass Männer sich häufig erst bei erotischer Sinnlichkeit verlieben, während Frauen diese oft überhaupt erst zulassen, nachdem sie sich verliebt haben.

Wenn gute Freunde uns »rechtzeitig« auf mit der Beziehung verbundene Probleme hinweisen wollen, blitzen sie in der Verliebtheitsphase meist ab. Wir können und wollen auch (für andere) offensichtliche Probleme meist gar nicht sehen, sondern in unserem seligen Zustand von Einheit mit der oder dem Geliebten verweilen und in diesem Einheitsgefühl schwelgen. Wir sind gerne blind vor Liebe und können in dieser Verfassung immer wieder Ekstase (er)leben.

Vielleicht könnten wir auch in anderen Lebensphasen manches mit Gewinn – für bestimmte Zeiten jedenfalls – einfach übersehen, statt uns gegenseitig mit Kritik zu überschütten und die Lebensfreude zu ersticken oder zu vergällen? Und das sage ich durchaus als Autor des *Schattenprinzips*. Die Schatten wollen erkannt werden, aber nicht jede Zeit ist für Schattentherapie geeignet. Diese würde ich, nach jahrzehntelangen Erfahrungen damit, raten, an einem Stück, am besten in einem Mondzyklus, zu durchlaufen – dort, wo sie in dieser Art entstanden ist und noch immer am besten gelingt, im Heilkunde-Zentrum in Johanniskirchen.

Tatsächlich sind Verliebtheit und Liebe kein Zustand, sondern ein Fließen, das berühmte »panta rhei – alles fließt«. Wir sind im Fluss, im Flow, glücklich und zu (fast) allem bereit. Das Leben ist ein Tanz, wir fühlen uns eins mit seinem Rhythmus, schwingen in ihm, sind bewegt und schaffen darin Unglaubliches, umso mehr, je näher wir der Einheit sind.

Berührungen der Partner lösen Emotionen und Gefühle aus und können uns im Idealfall auch innerlich berühren. Sie erreichen uns im Herzen oder gehen uns zu Herzen. Im Herzen aber sind wir viel mehr bei uns als im Kopf, und deshalb lieben praktisch alle dieses Gefühl. Die Traditionen kennen bei den vielen

Wegen zur Erleuchtung tatsächlich sogar den des Intellekts wie im Hinduismus, im Jnana-Yoga oder in der jüdischen Kabbala, aber auch christlich in den Heiligen Drei Königen aus dem Morgenland. Ihnen stehen aber immer auch die Herzensmenschen gegenüber wie im Christentum die einfachen Hirten, die statt auf Wissen und Weisheit auf Herzensliebe und Glauben vertrauen. Die Heiligen Drei Könige müssen sich von diesen Herzensmenschen das letzte Stück Weg, die entscheidenden Schritte, weisen lassen. Den Hirten als Symbol der einfachen Herzensmenschen reichen dagegen ihre Liebe und ihr Glaube. Sie stützen sich auf sie und spüren ihren Weg aus der Energie des Herzens.

Ekstase

Das Wort ist heute so unpopulär wie das entsprechende Erleben. Für indigene Völker war Ekstase dagegen immer etwas Selbstverständliches. Sie trommelten und tanzten sich regelmäßig in Ekstase und machten in diesem begnadeten Zustand – außer sich – die erstaunlichsten übersinnlichen Erfahrungen, vollbrachten die unwahrscheinlichsten Taten. Ekstase, als Außer-sich-Sein oder -Stehen ergibt sich, wenn die Seele sich ganz auf den Augenblick einlässt, das Körperland hinter sich lässt und, frei von den beiden Täuschern Raum und Zeit, schwebend von keinem von beiden länger begrenzt ist. Die Wahrnehmung ist dann grenzenlos durch alle Dimensionen und eins mit allem und insofern allverbunden.

Jugendliche erstreben diese Erfahrung überall auf der Erde und auch bis heute bei uns. Ihr Ausweg sind in unseren heute so Ekstase-feindlichen Zeiten oft Drogen wie Ecstasy beziehungsweise MDMA, ein Amphetamin, das die Öffnung des Herz-Chakras Anahata gleichsam biochemisch ermöglicht. Das ist immer noch überwältigend, jedenfalls wenn man sich den liebenden Augen eines geliebten Menschen hingibt und anvertraut. Ohne entsprechende Ein- und Hinführung ergeben sich die meisten Jugendlichen auf ihren Loveparades und Raves nur ekstatischem Tanzen. Das ist eigentlich viel zu schade und fast eine Verschwendung dieser Herzensekstase. Eine Liebesnacht zu zweit brächte sie der Einheit in der Herzensekstase so viel näher.

Als Therapeut weiß man jeweils nicht: Wer soll einem mehr leidtun? Die Jungen, die es nicht ohne solche Kristalle oder entsprechende Pilze schaffen, oder deren Eltern, die überhaupt nicht wissen, worum es letztlich geht?

Ekstase ist eben, wie beim »verbundenen Atem« schon erwähnt, mit Dionysos verbunden und das 13. oder verdrängte Ur- oder Lebensprinzip. Wie mit dem Märchen Dornröschen angedeutet, ist die Unterdrückung von Archetypen immer problematisch, weil sie mit großer Sicherheit ins Schattenreich sinken und dort dann richtig einschlagen und gehörigen Ärger heraufbeschwören, wie das Märchen so deutlich offenbart.

Statt unsere Jugendlichen zu natürlicher Ekstase anzuregen mit Aufforderungen wie: »Komm nicht zurück, bevor du dich in Ekstase getanzt hast!«, sagen wir eher mit drohend erhobenem Zeigefinger: »Du bist vor Mitternacht zu Hause!« – wahrscheinlich vom absurden Gedanken geritten, uneheliche Kinder würden bevorzugt nach Mitternacht gezeugt.

Dabei sind neben dem »verbundenen Atem« rauschende Liebesfeste die beste und einfachste Form, in Ekstase einzutauchen und das Herz als jenen Mittelpunkt zu erleben, der es in letzter Wirklichkeit ist.

Ekstatisches Reiten ist natürlich auch möglich – das Glück dieser Erde liegt bekanntlich auf dem Rücken der Pferde –, aber wohl kaum auf Turnier- oder Dressurplätzen. Beim Tiefschneefahren mag ebenfalls Ekstase aufkommen, wie auch beim Trommeln oder Tanzen, beim Klettern, Windsurfen oder Wellenreiten, Fallschirmspringen, Drachenfliegen, Töpfern an der rotierenden Scheibe oder Malen oder bei allem, was uns in den jeweiligen Moment (ver)führt.

Diese heute vergleichsweise noch weniger als Ekstase-Quellen genutzten Sport- und Spielarten oder Hobbys stehen schon lange dafür bereit. Wobei die jeweiligen Anhänger sie erst mal so perfektionieren müssen, um die Chance zu erwirken, aus sich selbst herauszukommen, aus sich austreten zu können und zum Zeugen ihrer Selbst zu werden.

Die höchste Energie

Die sinnlich-erotische Liebe ist dabei – jedenfalls in der Heimat des Wortes Erotik, im klassischen Griechenland – die unterste Ebene der Liebe, aber für die Lebensenergie die entscheidende.

Und auch auf ihr ist – wie hoffentlich gesehen und schon gefühlt – bereits die Verwirklichung traumhafter Erfahrungen mit der Lebensenergie möglich. Die Kraft der Begegnung zwischen dem Liebesgott Amor-Eros und dem wunderschönen Mädchen Psyché, dem Windhauch, hat sich uns schon beim Märchen von *Amor und Psyche* offenbart. Das Feuer der Liebe und der Atemwind können sich so anfachen wie eben nur Feuer und Luft. Was die Lebensenergie angeht, treffen wir hier auf die stärkste Energie(Quelle).

Das griechische Gleichnis von den Kugelmenschen ist weiterhin zeitlos wahr und wirksam. Die Lust auf Vereinigung kann die unglaublichsten Kräfte entfesseln, man denke nur an Romeo und Julia. Die Suche nach der anderen, verlorenen, oft als bessere bezeichnete Hälfte bringt eine schwer beschreibbare Energie in Gang und kann ansonsten dominierende Kräfte wie Vernunft und die Macht des Geldes locker überspielen und für längere Zeit völlig außer Kraft setzen. Wir können geradezu verrückt vor Liebe oder gar liebestoll sein.

Während Eros im ursprünglichen Pantheon des antiken Griechenland noch ein großer Gott war, stieg er als Amor im alten Rom schon dramatisch ab zu jenem puttengesichtigen, kleinen geflügelten Schelm, der mit seinen Liebespfeilen alles, aber auch wirklich alles durcheinanderbringen konnte.

Philia – die Freundschaftsliebe

In der Antike stand Philia, die schon genannte Freundschaftsliebe, ebenfalls sehr hoch im Kurs und vom Ansehen her noch über der Erotik. Fast jeder Junge aus der Bürgerwelt hatte einen Mäzen genannten Freund, der ihn wie einen eigenen Sohn mit allem materiell Notwendigen versorgte. Außerdem hatte er oft auch einen Mentor, der ihn mit geistig-seelischer Nahrung bestens begleitete und ihm geistig-seelisch stets zur Seite stand. Beide Herren der gehobenen Gesellschaft dürften den jungen Männern damals eine wundervolle Sicherheit geschenkt und ein fantastisches Sprungbrett auf die höheren Ebenen der Gesellschaft geboten haben. Offenbar konnte diese Freundschafts-Liebe damals auch problemlos Erotik mit einschließen, was heute in unserer Kultur, die geistig aus der hier beschriebenen hervorgegangen ist, mit Worten wie Missbrauch, Pädophilie und schwerster Strafe belegt würde.

Tatsächlich ist aber auch bei uns der beste Freund, die beste Freundin noch weiterhin ungleich wichtiger, als die meisten glauben oder überhaupt ahnen. Die Verbindung mit einer besten Freundin oder einem entsprechenden Freund scheint etwa ein sicherer Schutz vor Burnout, einem der entscheidenden unter den

Energielecks der modernen Hochleistungsgesellschaft, zu sein. In Jahrzehnten Erfahrung mit Burnout-PatientInnen habe ich keinen gefunden, der einen wirklich besten Freund hatte. Denn mit dem hätte er sehr wahrscheinlich sein Sinndefizit in Beruf und Partnerschaft besprochen, lange bevor er deswegen Hilfe beim Psychiater oder Psychologen gesucht hätte. In der Freundschaftsliebe oder Philia können wir das christliche »Liebe deinen Nächsten wie dich selbst« erkennen und erlösen. Selbst auf dem Gegenpol im US-amerikanischen Militär wird das im Krieg mit dem Buddy-System genutzt. Jeder Seal der Special Forces der Marines wählt sich einen Kameraden, der sein Leben wie das eigene deckt und beschützt und dafür einsteht. Wer für einen anderen im wahrsten Sinne des Wortes bereit ist, durchs Feuer zu gehen, kann auch selbst sehr weit kommen. Zwei so aufeinander eingeschworene Kämpfer entwickeln eine besonders eindrucksvolle Energie von annähernder Unbesiegbarkeit. Die Göttin des Sieges, Nike, ist auf ihrer Seite, und meist haben sie auch den längeren Atem der SiegerInnen.

Agape

Die höchste Form der Liebe in der antiken griechischen Philosophie und Welt ist die göttliche Agape. Wir können sie in der Elternliebe erleben. Wer seinem Partner das Beste an Beeren aus dem Garten mitbringt, fühlt sich wahrscheinlich gut (erzogen), seinem Kind schenkt er aber ohne solche Hintergedanken die schönsten. Die Mutterliebe muss auch nicht dauernd beschworen oder bewiesen werden, sie drückt sich im gemeinsamen Leben und der entsprechenden Fürsorge aus. Hier gibt es keine Eifersucht. Dass Christus auch die Nachbarin liebt, nehmen wir nicht nur hin, wir erwarten es geradezu, während wir das beim erotischen Liebespartner ganz anders sehen. Da käme wohl Eifersucht auf, was gegenüber Christus oder Buddha nie der Fall wäre.

Zwischen den verschiedenen Formen der Liebe gibt es trotz dieser klaren Unterscheidung fließende Übergänge. Wem sich bei erotischer, von den sekundären Geschlechtsorganen ausgehender, sich dann auf die primären konzentrierender Liebe zusätzlich das Herz öffnet, ergibt sich in eine ganz wundervolle Situation, auf der sich beide Ebenen begegnen. Der Schwerpunkt der Empfindung ist dann die Herzensliebe, wobei die geschlechtliche noch eine zusätzliche Energiequelle ins Spiel bringt. Der Sog in den Augenblick wird jetzt noch ungleich stärker und wir kommen der letzten Wirklichkeit spürbar näher. Es kann sich auch anfühlen, als sei die untere Ebene des Sexual-Chakras Svadisthana die Energiequelle und das mittlere Chakra Anahata des Herzens die Spielwiese, auf die sie sich ergießt. Die darunter liegenden drei Chakren sind offen und vom freien Fluss der Lebensenergie gespeist, die darüberliegenden drei Chakren sind gleichsam in Bereitschaft. Die Kundalini-Schlange ist auf halbem Weg und bereit zum Sprung zur höchsten Ebene, dem Kronen-Chakra oder Tausendblättrigen Lotos.

So können sich uns schon Momente der Erleuchtung schenken, Satoris, wie Zen-Buddhisten sagen. Je öfter wir uns solche Gipfelerlebnisse gönnen, desto häufiger werden sie und desto wahrscheinlicher wird Samadhi, die vollkommene Erleuchtung, wo das Leuchten vom inneren Licht in alle Räume der Körperwohnung strahlt, bis nach außen scheint, sich als Charisma offenbart und wir von Befreiung und Erlösung sprechen. Frei von den Täuschern Raum und Zeit, sind wir dann im zeitlosen Augenblick des Hier und Jetzt endgültig angekommen. In unserer Mitte ruhend, erleben wir die donnernde Stille, von der Zen-Buddhisten berichten, die Verwirklichung gefunden haben und mit einem großen Lachen zurückblicken auf das ganze Theater, das wir auf dem Weg zu uns selbst veranstaltet haben.

Und selbst bei all dem gibt es noch bis ganz zum Schluss Schatten und Täuschung. Denn schon nahe der Befreiung wirkt das innere Leuchten nach draußen und somit auf andere. Es lässt sich dann auch zum eigenen vermeintlichen Vorteil ausnutzen. Hier besteht weiterhin die Gefahr, andere statt als Subjekte als Objekte zu verkennen.

Deshalb hier die wundervoll klare Schattenwarnung von Charlie Chaplin:

»Wer Macht will, plant Böses. Denn alles andere könnte er mit Liebe viel besser erreichen.«

ENDE

ENERGIE-YOGA-PROGRAMM FÜR 7 TAGE

von Stefan Grothe

Die Wissenschaft des Yoga ist eine einzigartige Schulung des Bewusstseins, die zu einem gesunden Körper, einem besseren Leben und einer integralen Entwicklung und Vervollkommnung der eigenen Persönlichkeit führt.
aus dem Buch *Kundalini-Yoga-Parampara* von Reinhard Gammenthaler

Ein erwachter Yogameister wurde einmal nach seiner eigenen Religion gefragt:
Meine Religion ist eine Religion des Atems.
Der Atem schenkt uns Ruhe, Frieden und Göttlichkeit. Sie ist universell, weil jeder Mensch atmet.
Paramahamsa Hariharananda

Die Worte, die er am meisten wiederholte, waren:
Atemkontrolle ist Selbstkontrolle, Meisterschaft über den Atem ist Meisterschaft über sich selbst.

EINFÜHRUNG

Diese subtile Yogapraxis nach Sukshma Vyayama ist für alle Altersstufen geeignet. Die nachfolgenden, einfachen Übungen erfordern wenig körperliche Anstrengung und haben dennoch eine sehr wohltuende Wirkung auf den ganzen Organismus.

NERVUS-VAGUS-STIMULATION

Viele der Übungen aus dem Sukshma Vyayama stimulieren das Nervensystem, zentraler Bestandteil ist die Stimulation des Nervus Vagus. Über die Vagusstimulation wird der Parasympathikus aktiviert: Regeneration, Vitalität und Entspannung werden spürbar.

In der aktuellen neurologischen Fachliteratur wird der Vagus bereits Selbstheilungsnerv genannt.

Auch in der Psychologie beim Thema Burnout und Depression stellen sich viele TherapeutInnen mittlerweile die Frage, wie man über Vagusnervstimulation positiv intervenieren könne.

HERZ-KREISLAUF-TRAINING

Im Sukshma Vyayama wird der Atem häufig angehalten, dadurch wird das Herz-Kreislauf-System gestärkt.

Über sogenannte Energieverschlüsse werden der Herzschlag und der Blutstrom im Gehirn und gesamten Kreislauf verlangsamt. Dadurch nimmt die Gedankentätigkeit ab, und spürbare Ruhe entsteht, die wir im heutigen oft so schnelllebigen Alltag gut brauchen können. So heißt es im Yogasutra, einem Ursprungstext des Yoga:

»Yoga ist das Zur-Ruhe-Bringen der Gedanken im Geist, dann ruht der Sehende in seinem wahren Wesen.«

Eine der imposantesten Übungen dieser Art von Yoga ist eine intensive Bauchatmung mit Energieverschlüssen, bei der die Pulsfrequenz stark steigt und danach wieder tief sinkt. So bekommen die Herzkranzgefäße mehr Blut, das Herz schlägt langsamer und kann sich regenerieren.

Dieses Training der Herzratenvariabilität, die Fähigkeit des Herzens, sich anzupassen, ist eine zentrale Übung meines Lehrers Reinhard, der mit über 70 Jahren einen sehr vitalen und fitten Eindruck macht.

Dass diese Übungen sehr potent sind, beweist auch ein 106-jähriger Yogi, Swami Yogananda, der Sukshma Vyayama täglich praktiziert.

Unsere Gesellschaft müsste, vor allem nach der jüngsten Vergangenheit, sehr interessiert sein an Übungen, die die Atemwege und das Herz-Kreislauf-System stärken. Diese einfache Art von Yoga ist jedoch nicht sehr verbreitet.

»Die Übungen können Krankheiten verhindern und heilen, aber ihr eigentlicher Wert liegt darin, dass sie konstruktive Gesundheit in Form steigender Energie und zunehmenden Wohlbefindens verleihen, was keinem medizinischen Verfahren möglich ist.« Dhirendra Brahmachari

YOGA DER ENERGIE – SALUTOGENESE DURCH BEWUSSTE DISZIPLIN

Meist wird im Stehen praktiziert, um mit den Füßen (unseren Wurzeln) wieder fester auf der Erde zu stehen, geerdet zu sein und in Balance zu bleiben. So kann diese Form der Yogapraxis jederzeit auch ohne Yogamatte durchgeführt werden, perfekt für *aktive Pausen*.

Mit starken Füßen und Beinen kann der Baum des Yoga gut wachsen. So zielt die allgemeine Hatha-Yoga-Praxis darauf ab, das Wurzelzentrum am unteren Ende der Wirbelsäule zu öffnen.

Ohne Öffnung des Muladharas (Wurzelzentrums) kein Yoga, steht in der Hatha-Yoga *Pradipika*, der wichtigsten Schrift des körperorientierten Yoga. Der Unterleib soll richtig vital werden, um so das Unterbewusstsein mit dem Normalbewusstsein zu verbinden, zum vollkommenen Bewusstsein. Diese Praxis nennt man Kundalini-Yoga.

Wir wollen den Körper als Instrument für die Selbstverwirklichung einsetzen.

Der Körper ist das Instrument, welches wir spielen lernen wollen. Das Sukshma Vyayama ist wie die Tonleiter oder das ABC des Kundalini-Yoga. Es wurde über die Jahrtausende weitergegeben von Lehrenden zu Lernenden.

Alle Organe, besonders die Sinnesorgane, profitieren von dieser Praxis. Ebenso wird die gesamte Sensorik feiner, wodurch sich auch die interaktiven Fähigkeiten verbessern. Es gibt sogar Techniken, die ganz konkret auf das Mittelhirn, die endokrinen Drüsen und die Hirnleistung abzielen.

DIREKTES WISSEN DURCH (SELBST-)ERFAHRUNG

Es geht in dieser Art von Yoga nicht darum, exotische Yogaposen zu üben, wichtig ist, wie stark die Energie und die Gefühle werden, die beim Üben entstehen: gute Empfindungen von Freude, Liebe und Frieden. Die Sensibilität und der Wachheitsgrad sind nach dem Üben erhöht, und ein meditativer Zustand stellt sich ein.

Erfahrungsräume jenseits aller Theorie und analytischen Denkens öffnen sich. Tiefere Erkenntnisse als im Alltagsbewusstsein sind möglich, welche wünschenswerterweise das persönliche Erwachen begünstigen.

PRANAYAMA – ATEMSCHULUNG

Pranayama ist die Bezeichnung für die Atemübungen im Yoga. Die in den folgenden Übungen vorkommende Blasebalg-Atmung gehört zu den yogischen Atemübungen, sie ist auch als Atemtechnik »Bhastrika« bekannt. Diese kraftvolle Atemübung energetisiert und reinigt den Körper. Die Atmung beginnt mit einer schnellen und kräftigen Ein- und Ausatmung durch die Nase. Die Brust und der Bauch sollten sich dabei ausdehnen und zusammenziehen, ähnlich wie ein Blasebalg.

»Pranayama beseitigt alle möglichen Krankheiten, verbessert die Gesundheit, regt die Verdauung an, stärkt die Nerven, beseitigt Leidenschaften und erweckt die Kundalini Shakti.

Ein Mensch, der Pranayama übt, wird einen leichten Körper haben, frei sein von Krankheit, einen strahlenden Teint [...] und einen angenehmen Körpergeruch.

[...] er wird Frohsinn besitzen, [...] Stärke, Mut, Begeisterungsfähigkeit, eine hohe Lebensqualität, Kraft, Vitalität und gute Konzentration des Geistes.«

aus dem Buch *Göttliche Erkenntnis von Swami Sivananda*

TAG 1

Die folgenden fünf Übungen für Tag 1 erweisen sich in den verschiedensten Fällen und Stadien geistiger oder nervöser Überanstrengung und Schwäche als äußerst hilfreich.

ÜBUNG 1 UCCARANA STHALA VISHUDDHI CHAKRA SUDDHI (REINIGUNG DES RACHENRAUMS)

Stellung: Aufrecht stehen, Füße geschlossen, Kopf ganz wenig nach hinten geneigt, Augen weit offen, Mund zu. Das Kinn soll ca. 4 cm über dem oberen Brustbeinende gehalten werden, wobei man es etwas zurückzieht, sodass es mit den Augen eine Linie bildet. Die Abbildung zeigt, wie der Abstand zwischen Kinn und Brustbeinende gemessen wird (Abbildung 1).

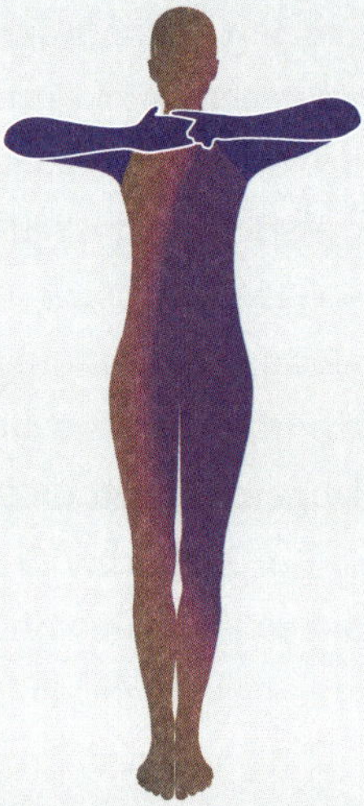

Für Rachenraum und Stimme: Abmessung der Distanz zwischen Kinn und oberem Brustbeinende.

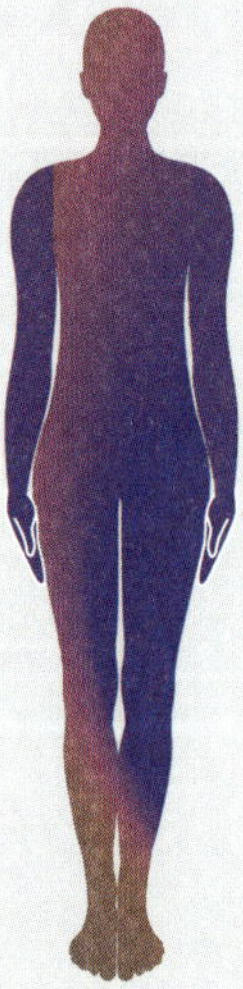

Übung: Die Arme hängen locker herab. Dann konzentrieren Sie sich auf Ihre Stimmbänder und atmen nach der Blasebalg-Methode tief und schnell durch die Nase ein und aus (Abbildung 2).

Die schnelle, forcierte Atmung säubert, trocknet und durchlüftet die Atemwege. Der Rachen wird von schlechtem Atem gereinigt. Die Stimme wird kräftiger und volltönender. Diese Übung ist besonders gut für Sänger.

Für Rachenraum und Stimme: Atmen Sie nach der Blasebalg-Methode ein und aus.

ÜBUNG 2 PRARTHANA (GEBET)

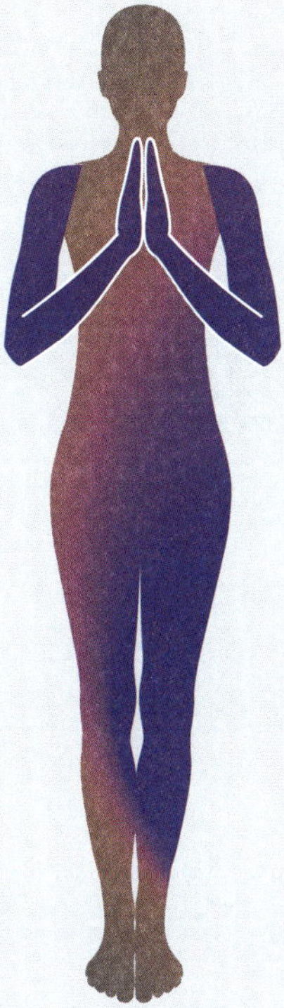

Stellung: Aufrecht stehen, Füße geschlossen, Augen zu. Legen Sie Ihre Hände mit festem Druck aneinander, sodass die Daumen am oberen Brustbeinende ruhen.
Pressen Sie Hände und Unterarme gegen den Oberkörper.

Übung: Konzentrieren Sie Ihren Geist auf das höchste, göttliche Prinzip. Sobald Sie diesen Gemütszustand erreicht haben, lockern Sie die Haltung Ihrer Unterarme und Hände. Solange es Ihnen aber nicht gelingt, diese geistige Konzentrationsstufe zu erlangen, müssen Sie den Druck aufrechterhalten.

Entsprechend der Überlieferungen des Yoga hilft diese Übung durch ihre Wirkung auf Manovaha-Nadi, den Sexualtrieb zu sublimieren und die Konzentrationskraft zu erhöhen. Sie ist ein unfehlbares Mittel, die Verbindung mit dem eigenen, innersten Selbst herzustellen. Dem Ratschlag eines unbekannten Heiligen folgend, gelang es Buddha, mithilfe dieser Übung den absoluten Frieden zu erreichen, während er unter dem Bodhi-Baum saß. Diese Übung war es auch, die ihm die Kraft gab, über weltliche Leidenschaften zu triumphieren.

ÜBUNG 3 BUDDHI TATHA DHRTI SHAKTI VIKASAKA (ENTFALTUNG DER GEISTES- UND WILLENSKRAFT)

Stellung: Aufrecht stehen, Füße geschlossen, Mund zu. Beugen Sie Ihren Kopf so weit wie möglich nach hinten und halten Sie die Augen offen.

Übung: Konzentrieren Sie sich auf den hinteren Teil Ihres Scheitels und atmen Sie nach der Blasebalg-Methode schnell und heftig ein und aus. 25 Mal genügt zu Anfang.

Das Strecken und Biegen bei dieser Übung wirkt sich positiv auf die Nackennerven aus. Der erhöhte Blutandrang in Kopf und Gehirn garantiert eine bessere Versorgung des Gewebes.

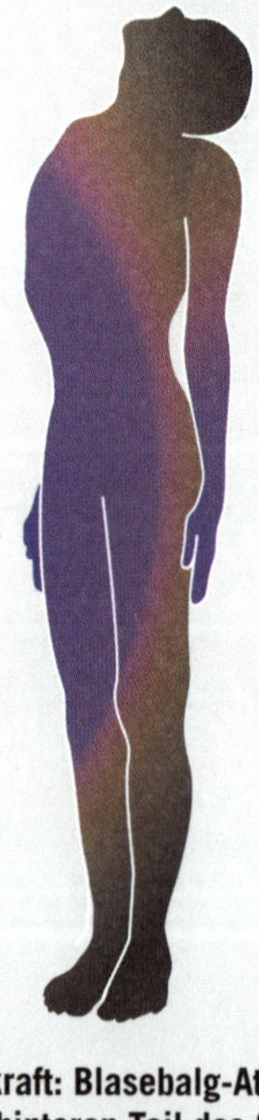

Entfaltung der Willenskraft: Blasebalg-Atmung und Konzentration auf den hinteren Teil des Scheitels.

ÜBUNG 4 SMARANA SAKTI VIKASAKA (ENTFALTUNG DER GEDÄCHTNISKRAFT)

Stellung: Ähnlich zur Übung Nr. 3, doch anstatt den Kopf nach hinten zu nehmen, halten Sie ihn in seiner normalen Lage, wobei die Augen einen Punkt ca. 1½ m vor Ihren Zehen fixieren müssen.

Übung: Konzentrieren Sie sich auf Brahmarandhra; das ist die Yoga-Bezeichnung für den Punkt genau unter der großen Fontanelle, auch Sahasrara-Chakra genannt. Dabei atmen Sie heftig durch die Nase ein und aus (Blasebalg-Methode). Zu Anfang 25 Mal.

Diese Übung ist besonders vorteilhaft bei geistiger Ermüdung. Das Gedächtnis verbessert sich merklich. Sie wird speziell für all diejenigen von Nutzen sein, deren Arbeit geistige Anstrengung und nervöse Erschöpfung mit sich bringt.

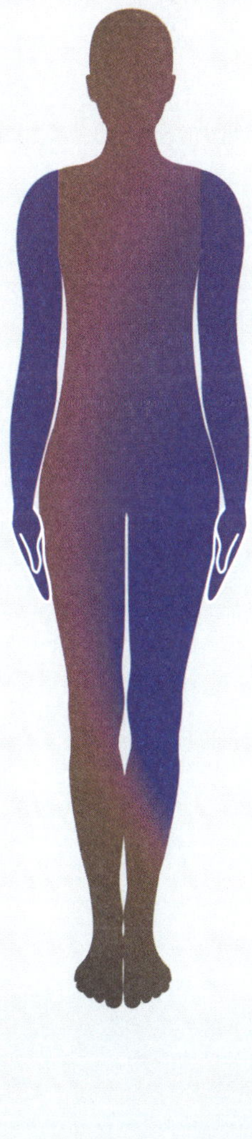

Entfaltung der Gedächtniskraft: Blasebalg-Atmung und die Augen fixieren einen Punkt ca. 1½ m vor den Zehen.

ÜBUNG 5 MEDHA SHAKTI VIKASAKA (ENTFALTUNG DES INTELLEKTS)

Stellung: Augen geschlossen, Füße zusammen, Rücken gerade. Nun senken Sie Ihr Kinn, bis es auf dem oberen Brustbeinende ruht.

Übung: Nach der Yoga-Wissenschaft liegt das Zentrum der Geisteskraft in der Mulde hinten am Kopf, wo die Wirbelsäule aufhört. Konzentrieren Sie sich mit aller Ihnen zur Verfügung stehenden Kraft auf diesen Punkt. Dann beginnen Sie mit der Blasebalg-Atmung, indem Sie gleichmäßig stark ein- und ausatmen. Zu Anfang 25 Mal.

Diese Übung weckt durch Kontrolle der Lebenskraft die Kundalini.

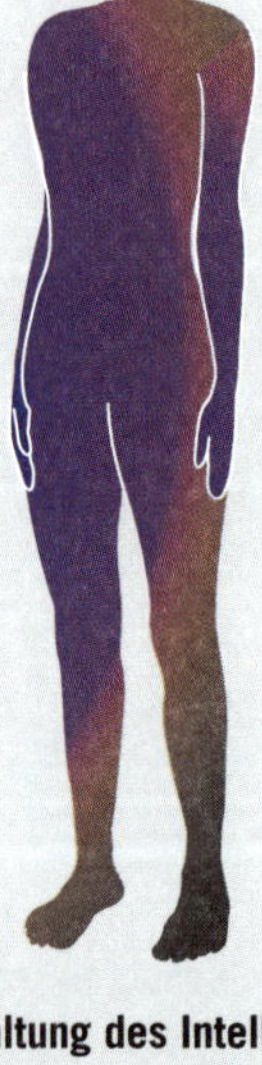

Entfaltung des Intellekts:
Blasebalg-Atmung mit Konzentration auf das Genick.

TAG 2

Wiederholen Sie zunächst die Übungen von Tag 1 und fügen Sie die folgende Übung hinzu.

ÜBUNG 6 KAPOLA SHAKTI VARDHAKA (VERJÜNGUNG DER WANGEN)

Stellung: Aufrecht stehen, Füße eng geschlossen. Legen Sie die Fingerspitzen Ihrer beiden Hände aneinander und verschließen Sie mit den Daumen die Nasenlöcher.

Übung: Lassen Sie Ihre Augen offen, spitzen Sie die Lippen wie zu einem Krähenschnabel, saugen Sie die Luft mit einem zischenden Geräusch kräftig durch den Mund ein und blasen Sie dann die Backen auf. Jetzt schließen Sie die Augen, senken Ihr Kinn auf das obere Brustbeinende und halten die Luft so lange wie möglich an. Nun heben Sie den Kopf wieder in seine normale Lage, öffnen die Augen und atmen durch die Nase langsam und zwanglos aus, zu Anfang 5 Mal.

Die Wirkung dieser Übung Kaki Mudra beruht auf einer besseren Durchlüftung und gezielten Sauerstoffversorgung der Mundhöhle.

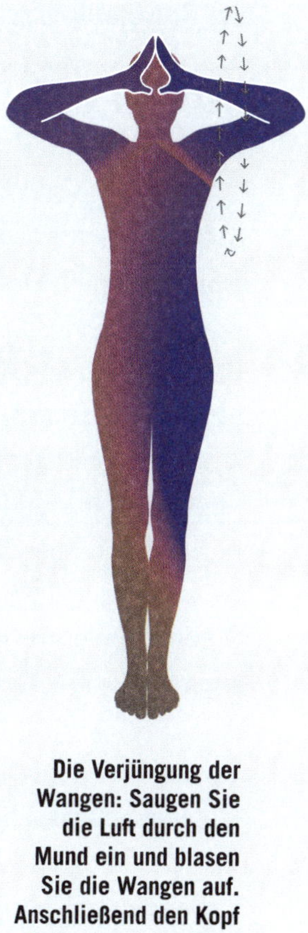

Die Verjüngung der Wangen: Saugen Sie die Luft durch den Mund ein und blasen Sie die Wangen auf. Anschließend den Kopf beugen und den Atem anhalten.

TAG 3

Wiederholen Sie zunächst die bisherigen Übungen und fügen Sie die folgenden Übungen zur Stärkung der Arme, der Handgelenke und des Brustkorbs hinzu.

ÜBUNG 7 KAPOLA SHAKTI VARDHAKA (KRÄFTIGUNG DER ELLBOGEN)

Stellung A: Aufrecht stehen, Füße eng geschlossen, Hände zu Fäusten geballt, Daumen nach innen.

Übung A: Mit angespannten Armmuskeln heben Sie Ihre geballten Fäuste ruckartig nach oben in Schulterhöhe, wobei aber die Oberarme steif am Körper liegen bleiben. Dann entspannen Sie die Muskulatur und senken die Unterarme wieder zur Ausgangsposition. Anfangs 25 Mal.

Stellung B: Aufrecht stehen, Füße geschlossen, offene Handflächen nach vorn drehen, Finger liegen eng aneinander.

Übung B: Wiederholen Sie die Übung A, indem Sie nur Ihre Unterarme ruckartig auf- und abwärts bewegen unter Beachtung der Spannung und Entspannung wie oben.

Bei dieser Übung müssen die Handflächen bis zur Schulterhöhe aufwärts gehen und dann ganz gerade wieder hinunter. Die Oberarme bleiben unbeweglich an der Seite. Die Handflächen dürfen bei der Aufwärtsbewegung die Schultern ebenso wenig berühren wie bei der Abwärtsbewegung die Oberschenkel.

Missbildungen an den Ellbogen werden durch diese Übung geheilt und die Gelenke gestärkt. Die Blutzirkulation in den Arterien wird beschleunigt und gibt dem ganzen Unterarm vom

Ellbogen ab neue Kraft. Ständiges Üben schenkt den Frauen wohlgerundete Unterarme, während sie bei Männern stark und symmetrisch werden.

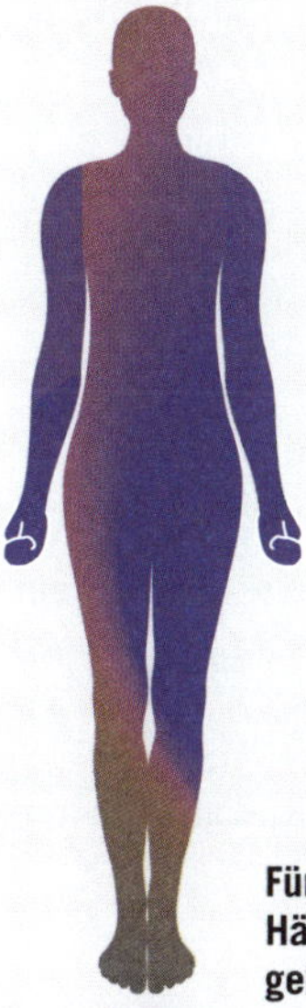

Für die Ellbogen: Hände zu Fäusten geballt.

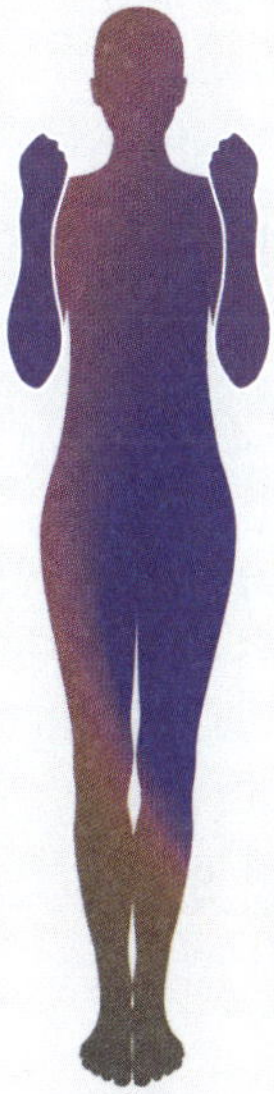

Für die Ellbogen: Ruckartiges Heben und Senken der Unterarme, ohne die Ellbogen vom Körper zu nehmen.

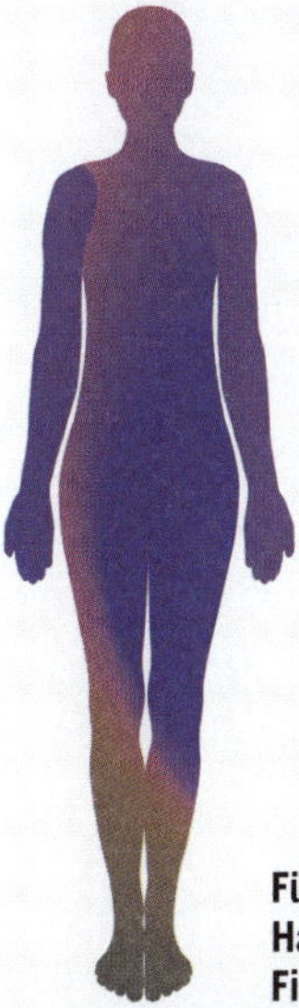

Für die Ellbogen: Handflächen offen, Finger zusammen.

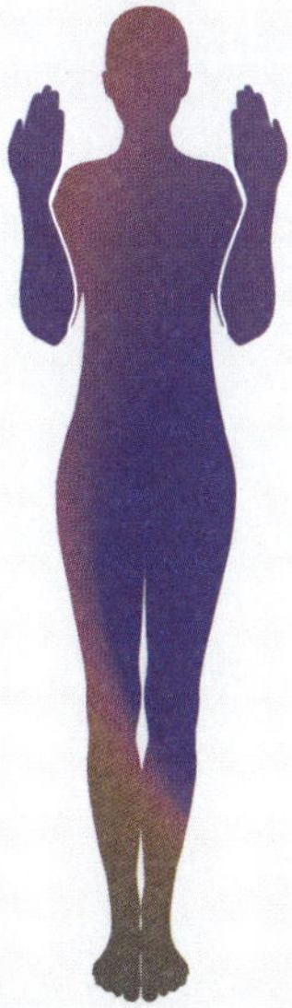

Für die Ellbogen: Ruckartiges Heben und Senken der Unterarme.

ÜBUNG 8 BHUJA VALLI SHAKTI VIKASAKA (KRÄFTIGUNG DER ARME)

Stellung: Aufrecht stehen, Füße geschlossen, die Arme hängen herab.

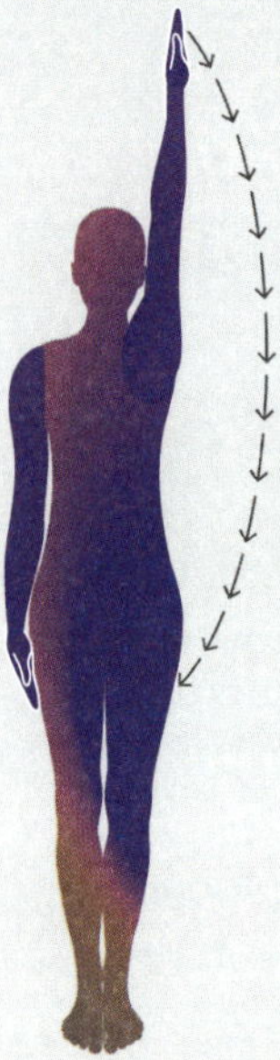

Übung A: Fangen Sie mit dem rechten Arm an. Lassen Sie ihn entspannt herabhängen. Dann heben Sie ihn seitlich bis zum Kopf empor, wobei die Handfläche nach außen zeigt, und senken ihn genauso wieder. Der Arm darf aber weder oben den Kopf noch unten den Oberschenkel berühren. Die Handfläche muss offen sein, und die Finger sollen aneinander liegen.

Übung B: Wiederholen Sie die Übung mit dem linken Arm.

Für die Unterarme: Schwingen Sie die Unterarme auf- und abwärts.

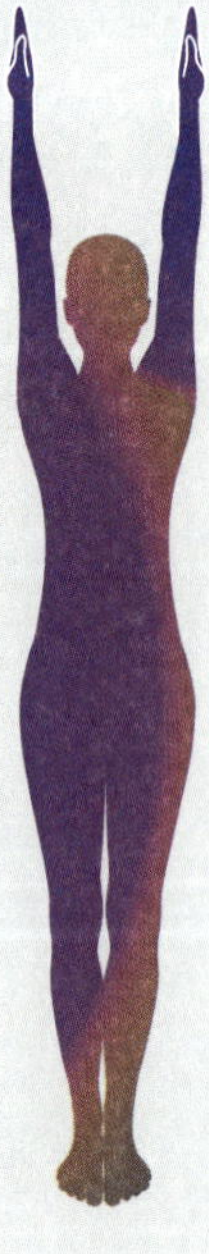

Übung C: Jetzt machen Sie das Gleiche mit beiden Armen zusammen. Achten Sie aber darauf, dass beim Hochheben weder die Arme den Kopf noch die Hände sich gegenseitig berühren.

Ständiges Üben schenkt den Armen große Kraft und ein besseres Aussehen.

Für die Unterarme: Schwingen Sie beide Arme zusammen auf- und abwärts.

ÜBUNG 9 PURNA BHUJA SHAKTI VIKASAKA (STÄRKUNG DER ARME)

Stellung: Füße geschlossen, Körper gerade, Hände zu Fäusten geballt, Daumen nach innen.

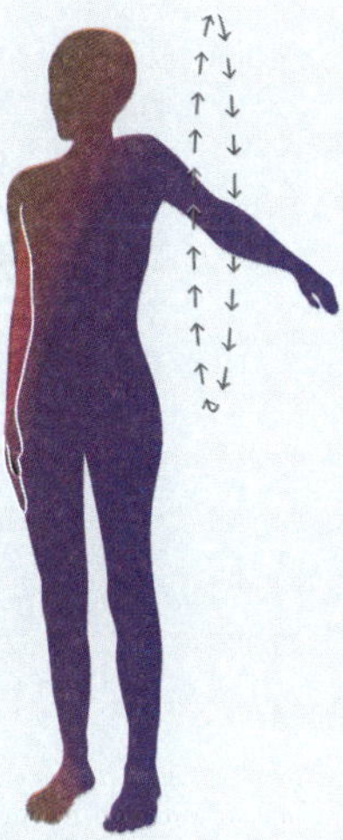

Übung A: Atmen Sie durch die Nase ein und halten Sie die Luft an. Dann lassen Sie Ihren rechten Arm so oft wie möglich von vorn nach hinten kreisen. Wenn Sie die Luft nicht mehr anhalten können, stoppen Sie, wobei der Arm nach vorn angewinkelt bleibt, atmen kräftig aus und stoßen gleichzeitig den Arm in Schulterhöhe nach vorn.
Übung B: Genauso wie Übung A, nur andersherum. Sie lassen den Arm von hinten nach vorn kreisen.
Übung C: Wiederholen Sie Übung A mit dem linken Arm.
Übung D: Wiederholen Sie Übung B mit dem linken Arm.

Für die Arme: Einatmen, Atem anhalten, jeweils einen Arm aus dem Schultergelenk heraus rotieren lassen.

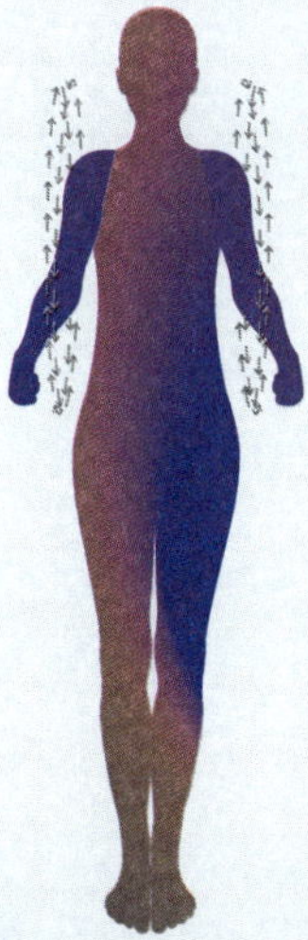

Übung E: Mit zu Fäusten geballten Händen beschreiben Sie mit beiden Armen einen vollen Aufwärtskreis und atmen dann zischend aus.
Übung F: Genauso wie Übung E, nur dass die Arme andersherum kreisen.

Diese Übungsserie stärkt die Nerven. Arme und Hände erhalten bessere Proportionen, und die Arme werden gekräftigt.

Für die Arme: Einatmen, Atem anhalten, beide Arme zusammen rotieren lassen.

ÜBUNG 10 MANIBANDHA SHAKTI VIKASAKA (STÄRKUNG DER HANDGELENKE)

Stellung: Aufrecht stehen, Füße eng geschlossen, Arme in Schulterhöhe parallel zum Boden gerade nach vorn gestreckt. Hände locker und zu Fäusten geballt, Daumen nach innen.

Übung A: Biegen Sie die Fäuste aus dem Handgelenk energisch nach oben und unten. Versuchen Sie dabei, Ihren Unterarm zu berühren. Die Arme selbst müssen so steif wie möglich bleiben. Zu Anfang 5 Mal.

Übung B: Knicken Sie die Arme im Ellbogen ein und heben Sie sie seitlich in Schulterhöhe. Dann biegen Sie die Fäuste wie bei Übung A energisch nach oben und unten. Wieder versuchen Sie, mit den Fäusten die Unterarme zu berühren. Anfangs 5 Mal.

Die Übung kräftigt die Handgelenke. Besonders empfehlenswert ist diese Übung zum Ausgleich zur Schreibtischarbeit.

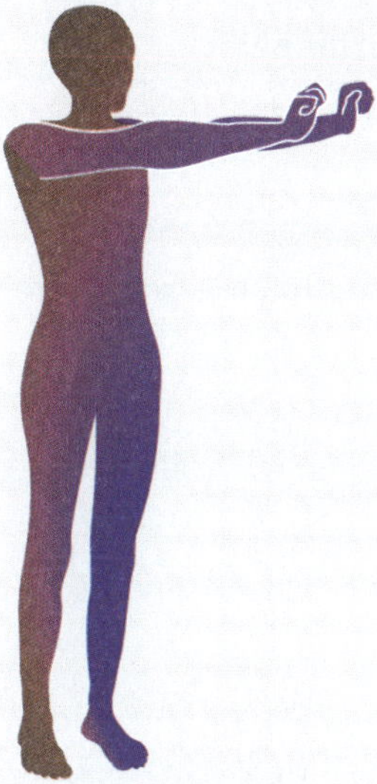

Für die Handgelenke:
Geballte Fäuste kräftig
nach oben biegen.

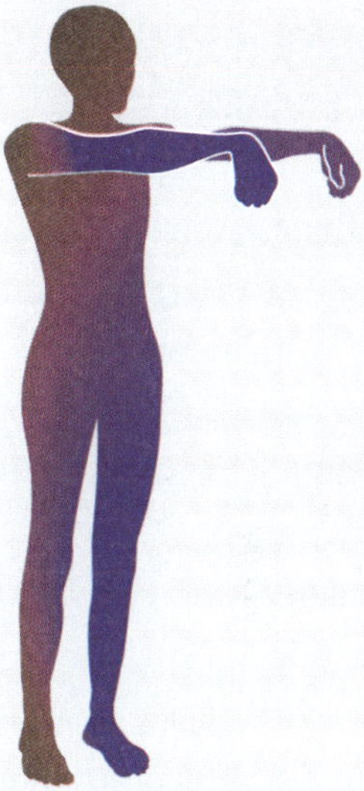

Für die Handgelenke:
Geballte Fäuste abwärts biegen.
Beides wiederholen.

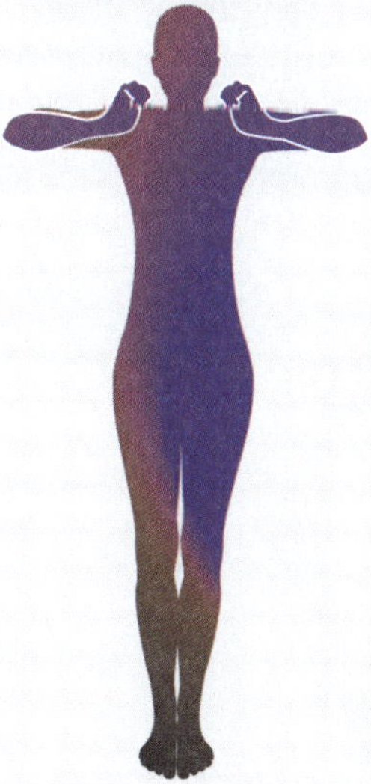

Für die Handgelenke:
Ellbogen auswinkeln,
Fäuste nach oben biegen.

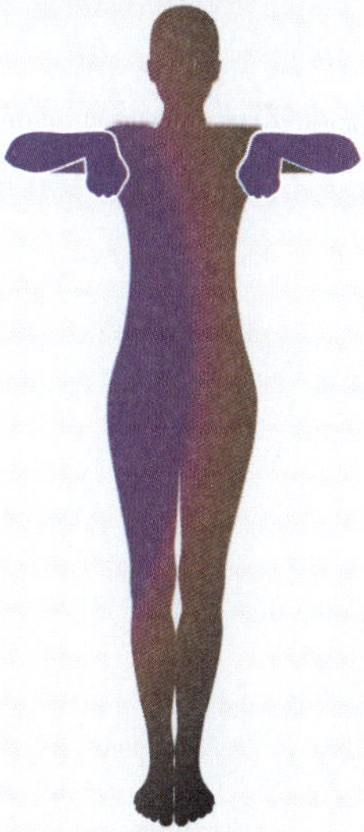

Für die Handgelenke:
Ellbogen auswinkeln, Fäuste nach
unten biegen. Beides wiederholen.

ÜBUNG 11 VAKSA STHALA SAKTI VIKASAKA (KRÄFTIGUNG DES BRUSTKORBS)

Stellung: Aufrecht stehen, Füße geschlossen, Arme hängen an den Seiten herab, Handflächen nach hinten gekehrt, Finger liegen aneinander.

Übung: Schwingen Sie Ihre Arme in einem Halbkreis von vorn nach hinten.

Dabei atmen Sie durch die Nase ein und lehnen sich so weit wie möglich zurück.

Verharren Sie in dieser Stellung, so lange Sie können. Während Sie danach in die Ausgangsposition zurückkehren, atmen Sie langsam aus. Zu Anfang 5 Mal.

Der Brustkorb dehnt sich aus und wird gekräftigt. Tuberkulose, Asthma und chronische Bronchitis können damit wirksam behandelt werden. Für Menschen, die an Herzschwäche leiden, ist diese Übung wegen ihrer anregenden Wirkung besonders gut, wenn sie jeden Morgen 5 Minuten lang praktiziert wird.

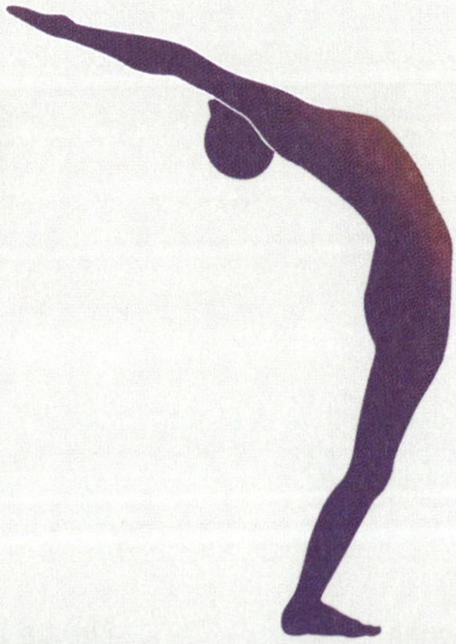

Für den Brustkorb: Während der Einatmung nach hinten lehnen. Atem anhalten und beim Ausatmen in die normale Stellung zurückkehren.

TAG 4

Wiederholen Sie zunächst die bisherigen Übungen und fügen Sie die folgenden Übungen zur Stärkung der Bauchmuskeln hinzu.

ÜBUNG 12 UDARA SHAKTI VIKASAKA (KRÄFTIGUNG DER BAUCHMUSKELN)

Stellung: Aufrecht stehen, Füße geschlossen.

Übung: Atmen Sie langsam durch die Nase ein und blähen Sie dabei Ihren Bauch so viel wie möglich auf. Halten Sie den Atem in dieser Stellung an und lassen Sie ihn danach langsam, allmählich wieder entweichen; wobei der Bauch möglichst weit eingezogen wird, bis er nur noch wie ein Loch aussieht.

Man nennt diese Übung auch Uddiyana Bandha. Sie sollte mehrmals wiederholt werden. Zu Anfang 5 Mal.

Diese Übung verleiht Vitalität.

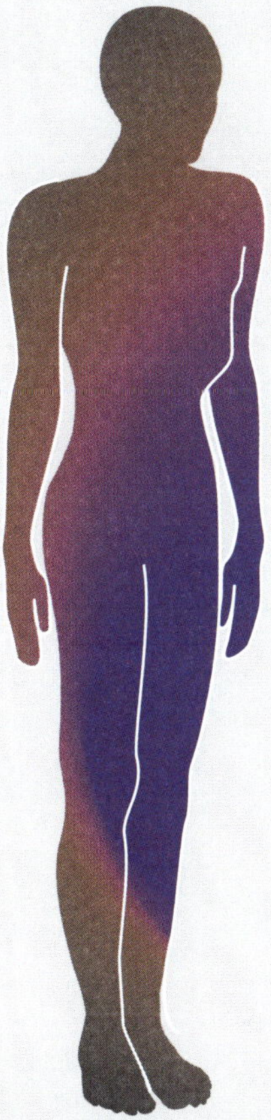

Für den Unterleib: Nach vollkommener Ausatmung wird der Bauch so weit wie möglich eingezogen.

ÜBUNG 13 UDARA SHAKTI VIKASAKA (KRÄFTIGUNG DER BAUCHMUSKELN)

Stellung: Aufrecht stehen, Füße geschlossen. Beugen Sie Ihren Oberkörper in einem Winkel von 60 Grad nach vorn und legen Sie die Hände an die Hüften, sodass die Finger nach hinten und die Daumen nach vorn zeigen.

Übung: Atmen Sie nach der Blasebalg-Methode heftig durch die Nase ein und aus, wobei der Bauch wieder entsprechend vorgestreckt und eingezogen wird. Zu Anfang 25 Mal.

Durch diese Übung werden die Bauchmuskeln wieder gekräftigt.

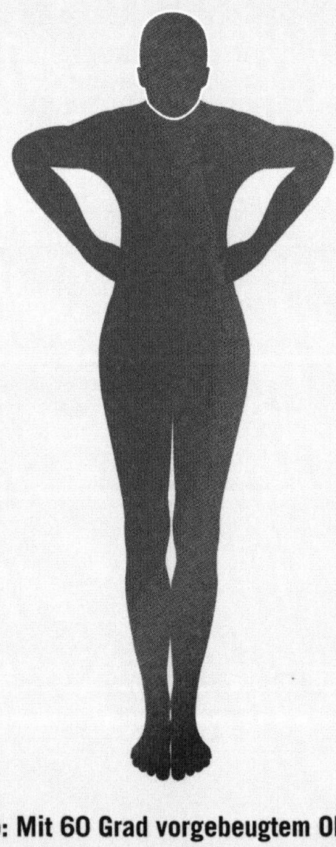

Für den Unterleib: Mit 60 Grad vorgebeugtem Oberkörper wird der Bauch bei der Ein- und Ausatmung vorgestreckt und eingezogen.

TAG 5

Wiederholen Sie zunächst die bisherigen Übungen und fügen Sie die folgenden Übungen zur Stärkung des Rückens hinzu.

ÜBUNG 14 KATI SHAKTI VIKASAKA (KRÄFTIGUNG DES RÜCKENS)

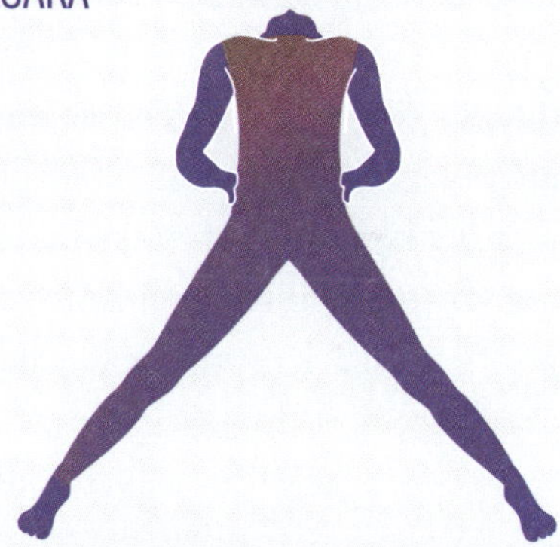

Für den Rücken: Beim Einatmen so weit wie möglich nach hinten beugen.

Stellung: Spreizen Sie Ihre Füße so weit wie möglich auseinander. Hände an die Hüften legen, Finger nach hinten, Daumen nach vorn.

Übung: Beim Einatmen biegen Sie Ihren Oberkörper von der Taille ab so weit es geht nach hinten. Verharren Sie wieder mit angehaltenem Atem einige Zeit in dieser Stellung. Dann atmen Sie allmählich aus und beugen sich dabei nach vorn, bis der Kopf den Boden berührt. Zu Anfang 5 Mal.

Diese Übung macht den Rücken geschmeidig und symmetrisch und eignet sich besonders gut zur Kräftigung des Rückens.

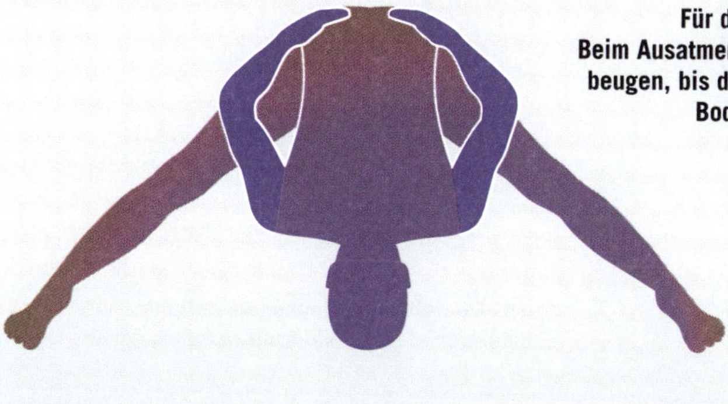

Für den Rücken: Beim Ausatmen nach vorn beugen, bis der Kopf den Boden berührt.

ÜBUNG 15 KATI SHAKTI VIKASAKA (KRÄFTIGUNG DES RÜCKENS)

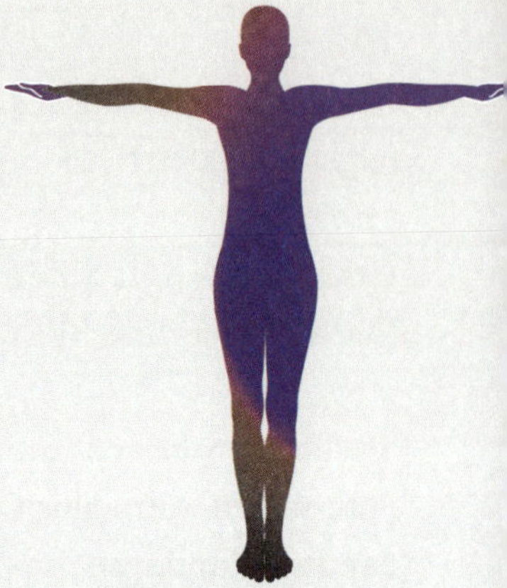

Für den Rücken: Arme seitwärts ausstrecken.

Stellung: Aufrecht stehen, Füße geschlossen, Arme seitlich ausgestreckt.

Übung: Mit den ausgebreiteten Armen biegen Sie Ihren Oberkörper so weit Sie können nach links und kehren dann langsam in die Ausgangsposition zurück. Dann biegen Sie sich ebenso nach rechts. Zu Anfang 5 Mal.

Bei dieser Übung sollten Sie besonders darauf achten, dass Ihre Arme unbeweglich bleiben und der Oberkörper weder nach vorn noch nach hinten geneigt wird. Bei der Beugung nach rechts und links müssen Sie sich so weit strecken, bis Ihre Hände die Waden berühren. Spreizen Sie Ihre Füße ca. 60 cm auseinander und wiederholen Sie die Übung. Zu Anfang 5 Mal.

Erschlaffte Rückenpartien lassen sich mit dieser Übung straffen, und der ganze Körper wird stärker.

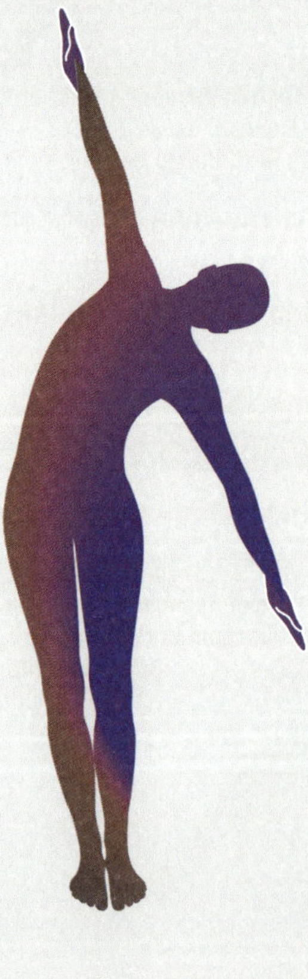

Für den Rücken: Beugung nach links und rechts, ohne die Arme zu bewegen.

TAG 6

Wiederholen Sie zunächst die bisherigen Übungen und fügen Sie die folgenden Übungen zur Stärkung der Verdauungsorgane und zur Erweckung der Kundalini-Energie hinzu.

ÜBUNG 16 MULADHAR CHAKRA SHUDDHI (KRÄFTIGUNG DER VERDAUUNGSORGANE)

Stellung: Aufrecht stehen, Füße geschlossen, Oberschenkel aneinandergepresst, Hals- und Nackenpartien entspannt.

Übung: Pressen Sie Ihre Hinterbacken fest zusammen und spannen Sie die Muskeln Ihres Mastdarms derart an, als ob Sie Luft durch ihn hochziehen wollten. Dabei können Sie ruhig normal atmen, obgleich die Übung meist dazu führt, dass die Atmung aussetzt und der Körper wegen der großen Anstrengung zu zittern beginnt. Zu Anfang 5 Mal. Da diese Übung für die inneren Organe gedacht ist, lässt sie sich nicht illustrieren.

Spreizen Sie danach die Füße um ca. 8 cm auseinander und wiederholen Sie die Übung. Zu Anfang 5 Mal.

Diese Übung hat einen positiven Effekt auf die Verdauungsorgane.

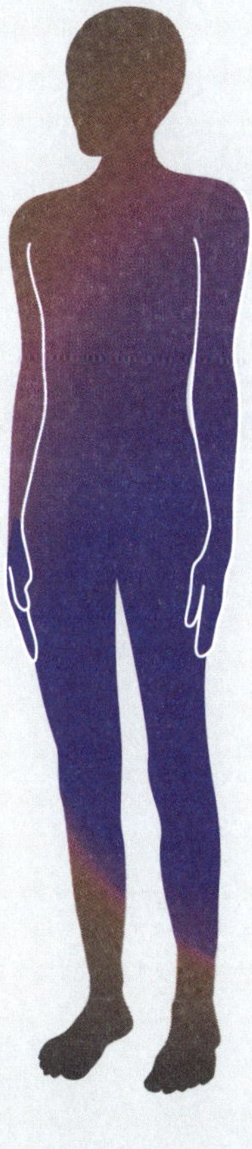

Für die Verdauungsorgane: Ziehen Sie den Schließmuskel des Afters zusammen.

ÜBUNG 17 KUNDALINI SAKTI VIKASAKA (ERWECKUNG DER MYSTISCHEN SCHLANGENKRAFT – KUNDALINI)

Stellung: Aufrecht stehen, Füße um ca. 5 cm auseinander.

Übung: Schlagen Sie mit Ihren Fersen abwechselnd heftig gegen das Gesäß. Achten Sie aber darauf, dass Sie Ihren Fuß immer wieder an genau der gleichen Stelle absetzen, wo er vorher stand. Zu Anfang 25 Mal.

Dieser Vorgang weckt die Kräfte der »mystischen Schlange«. Diese mächtige Schlange ist die Ursache für die Knechtschaft der Unwissenden und die Emanzipation des Yogi. Kundalini hat die Form einer Schlange. Wer sie in Bewegung setzt, findet Erlösung.

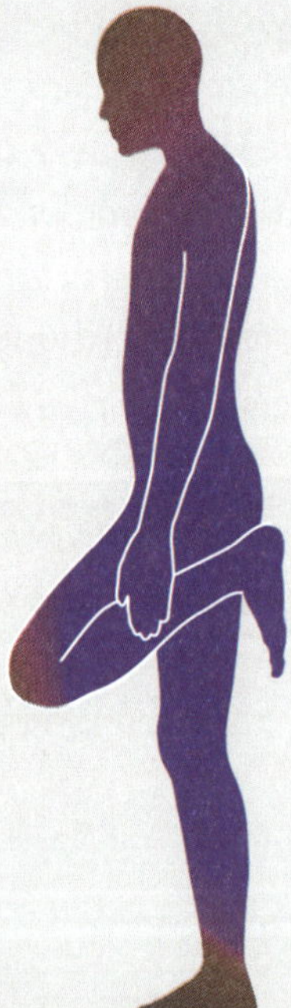

Für die Kundalini: Schlagen Sie abwechselnd mit der linken und der rechten Ferse gegen das Gesäß.

TAG 7

Wiederholen Sie zunächst die bisherigen Übungen und fügen Sie die folgenden Übungen zur Kräftigung der Füße hinzu.

ÜBUNG 18 JANU SAKTI VIKASAK (STÄRKUNG DER KNIE)

Stellung: Aufrecht stehen, Füße geschlossen.

Übung: Strecken Sie einen Fuß aus dem Kniegelenk ruckartig nach vorn. Dann heben Sie ihn ebenso schnell nach hinten hoch und nochmals nach vorn, bevor Sie ihn wieder am Ausgangspunkt aufsetzen. Ihr Körper muss dabei immer in der gleichen aufrechten Haltung verharren. Danach üben Sie mit dem anderen Fuß.

Achten Sie aber darauf, dass Sie mit der Ferse jeweils bei der Rückwärtsbewegung an das Gesäß schlagen. Zu Anfang 10 Mal.

Diese Übung hat sich bei rheumatischen Erkrankungen der Knie gut bewährt, da sie für eine bessere Durchblutung in diesem Gebiet sorgt. Fußballspieler werden sie als besonders nützlich empfinden.

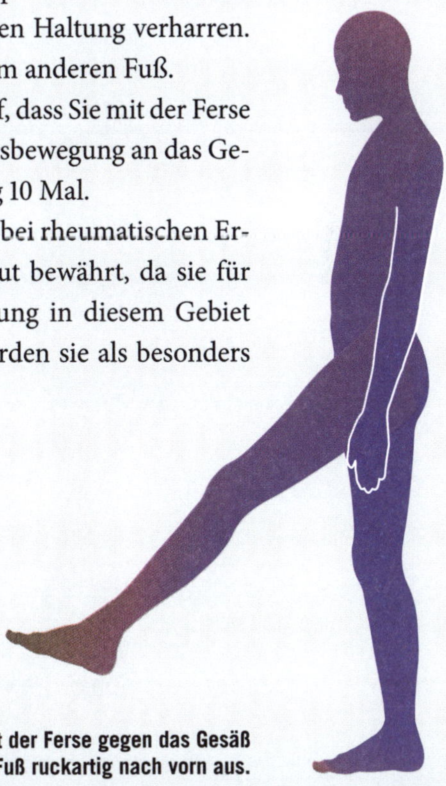

Für die Knie: Schlagen Sie mit der Ferse gegen das Gesäß und strecken Sie den Fuß ruckartig nach vorn aus.

ÜBUNG 19 GULPHA PADA PRSTHA PADA TALA SAKTI VIKASAKA (KRÄFTIGUNG DER FÜSSE UND FUSSKNÖCHEL)

Stellung: Aufrecht stehen, Füße geschlossen.

Übung: Strecken Sie einen Fuß gerade nach vorn aus, halten Sie ihn ca. 25 cm über dem Boden und lassen Sie ihn aus dem Fußgelenk heraus von rechts nach links und von links nach rechts kreisen. Wiederholen Sie die Übung mit dem anderen Fuß. Zu Anfang 10 Mal.

Diese Übung heilt rheumatische Beschwerden im Fußgelenk und kräftigt Zehen und Füße.

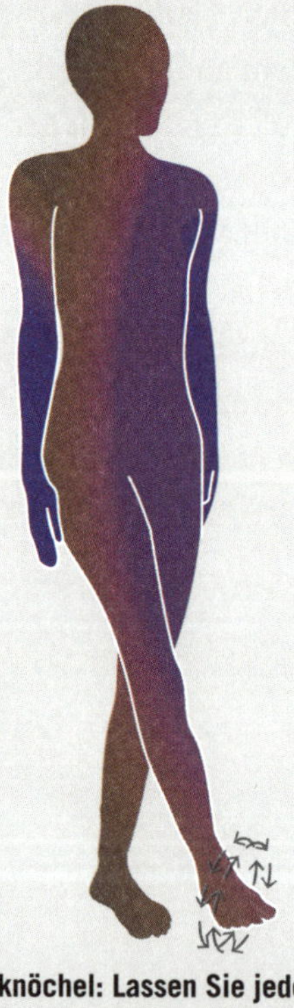

Für die Fußknöchel: Lassen Sie jeden Fuß von links nach rechts und umgekehrt kreisen.

VITA STEFAN GROTHE

Ich bin Stefan Grothe, und im Yoga-Vidya-Zentrum Bad Meinberg, in dem ich lebe und lerne, gehört eine einstündige Pranayamapraxis zum täglichen Angebot. Sukadev, der Gründer und Leiter von Yoga Vidya, Deutschlands größter Yoga- und Friedensbewegung, übt selbst täglich zwei Stunden und betont immer wieder die Magie, die in diesen Übungen liegt. Vor allem in der Intensivpflege haben mir die Übungen sehr geholfen, auch über einen längeren Zeitraum aufmerksam zu sein und konzentriert zu arbeiten. Abschließend möchte ich diese besonders effektive Form des Energie-Yoga (Videos dazu: www.Stefan-Grothe.de) jedem ans Herz legen, der sich für einen gesunden Körper, einen wachen Geist und ein starkes, offenes Herz interessiert.

Danken möchte ich meinen Lehrern Ruediger, Reinhard und Chandra.

Ich habe großes Glück, dass ihr in meinem Leben seid.

LEBENSENERGIE-REZEPTE

von Theresa Miutz

DIE REZEPTE IN DER ÜBERSICHT

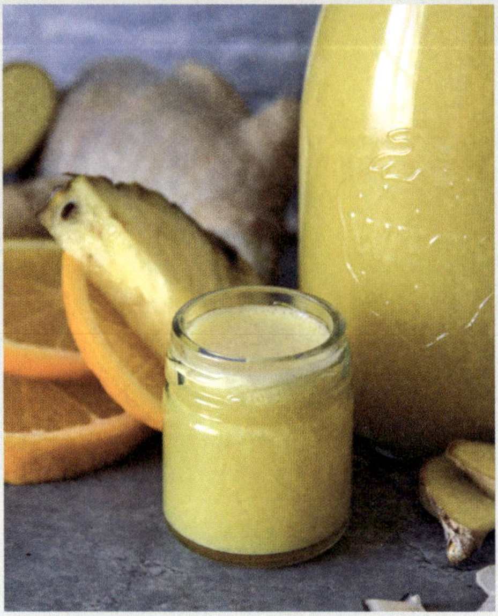

INGWER-ANANAS-ORANGEN-SHOT

DER ENERGIESCHUB FÜR DEN MORGEN

Für etwa 7 Shots
Zubereitungszeit:
10 Minuten

ZUTATEN

80 g frischer Ingwer
200 g Ananas oder Apfel
Saft von 2 Orangen
Saft von 1 Zitrone
120 ml Kokosmilch oder Wasser
1 Prise schwarzer Pfeffer

1. Ingwer waschen und fein schneiden. Ananas schälen und in kleine Stücke schneiden.
2. Ingwer und Ananas mit allen anderen Zutaten in den Mixer geben und fein pürieren, bis keine Stücke mehr vorhanden sind.
3. Das Getränk durch ein feines Sieb abseihen und in eine sterile Glasflasche füllen.

Tipp: Im Kühlschrank gelagert hält sich der Shot eine Woche.

Täglich 20–30 ml von dem Shot trinken. Wenn er zu intensiv ist, kann man ihn mit Wasser verdünnt zu sich nehmen.

Energietipp: Ingwer ist ein super Immunbooster und wärmt unseren ganzen Körper. Er begleitet uns wunderbar in der kalten Jahreszeit und wenn wir schnell mal Energie benötigen.

Ananas optimiert nicht nur die Proteinaufnahme, sie wirkt auch gegen Entzündungen, unterstützt eine gesunde Verdauung, hellt unsere Stimmung auf und stärkt unser Immunsystem.

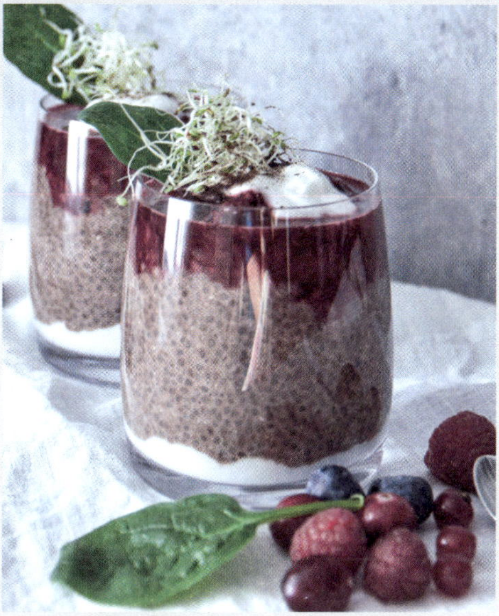

Für 2 Portionen
Zubereitungszeit:
30 Minuten +
1–2 Stunden Kühlzeit

ZUTATEN

Für den Chia-Pudding:
360 g Kokosmilch oder andere pflanzliche Milchalternative
1–2 EL Rohkakao
3 Datteln ohne Stein
1 Prise gemahlene Vanille
1 Prise Salz
40 g Chiasamen

Für die Beerensoße:
200 g gemischte Beeren
1 EL Chiasamen
1–2 EL Dattelzucker oder Dattelpaste (Datteln mit Wasser püriert)

Zum Garnieren:
frische Beeren
pflanzlicher Joghurt
eventuell frische Sprossen

CHIA-PUDDING MIT ROHKAKAO UND BEEREN

1. Für den Pudding Kokosmilch, Rohkakao, Datteln, Vanille und Salz in einen Mixbecher füllen und mit dem Stabmixer pürieren.
2. Die Chiasamen einrühren, 10 Minuten ziehen lassen und noch einmal abschmecken.
3. Für die Beerensoße die Beeren verlesen und mit einer Gabel zerdrücken. Chiasamen, 1 EL Dattelzucker oder Dattelpaste hinzugeben und abschmecken, eventuell noch nachsüßen.
4. Pudding in Gläser füllen, die Beerensoße darauf verteilen und das Dessert ein paar Stunden im Kühlschrank ruhen lassen.
5. Vor dem Servieren mit frischen Beeren, ein wenig pflanzlichem Joghurt und eventuell Sprossen garnieren.

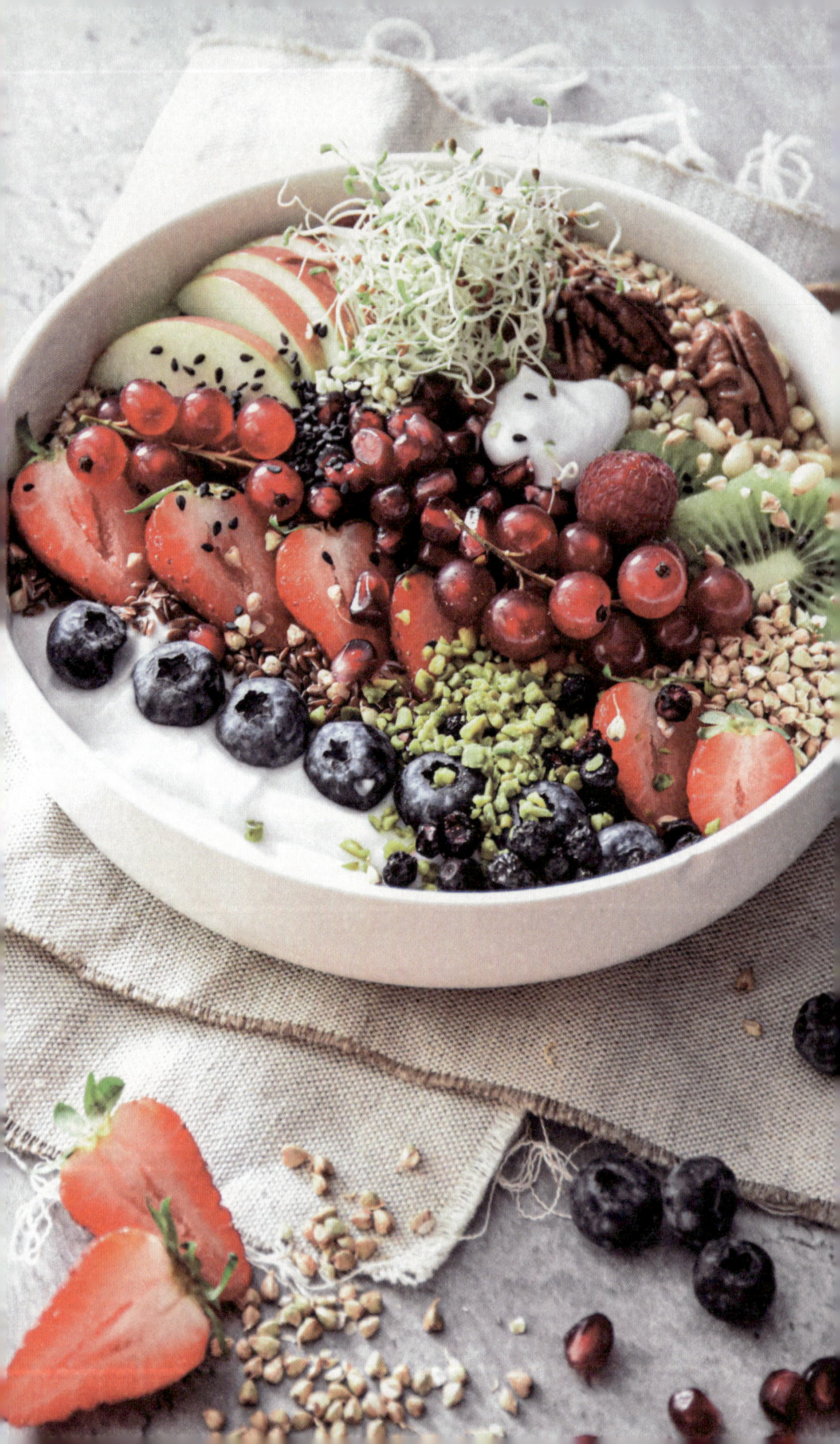

JOGHURT-FRÜCHTE-FRÜHSTÜCK

Für 2 Personen
Zubereitungszeit:
30 Minuten

ZUTATEN

50 g Saaten (z. B. Leinsamen, Chiasamen, Sesam, Hanfsamen, Pistazien)
100 g gemischte Beeren (z. B. Erdbeeren, Heidelbeeren, Johannisbeeren)
1 Apfel oder 1 Birne
eventuell 1 Kiwi oder ½ Banane oder ½ Granatapfel
400 g pflanzlicher Joghurt
60 g gemischte Nüsse
50 g gekeimter Buchweizen oder Buchweizensprossen oder andere Sprossen nach Belieben
1 EL Nussmus nach Wahl

1. Die Saaten in einer Pfanne ohne Fett unter Rühren anrösten, bis sie duften. Auf einem Teller abkühlen lassen.
2. Beeren waschen, Erdbeeren halbieren. Apfel oder Birne waschen, vom Kerngehäuse befreien und in Scheiben schneiden. Eventuell Kiwi und Banane schälen, die Granatapfelkerne auslösen.
3. Den Joghurt auf zwei Schälchen aufteilen und die Früchte darauf verteilen.
4. Saaten, Nüsse, Beeren und Sprossen darüber geben.
5. In jedes Schälchen 1 EL Nussmus geben.

Energietipp: Buchweizensprossen sind unser heimisches Superfood! Sie eignen sich für ein stärkendes Frühstück, ideal auch für Sportler. Die Sprossen kräftigen und schützen unsere Gefäße, sind gluten- und lektinfrei und enthalten große Mengen an Vitaminen und Mineralstoffen.

Buchweizensprossen lassen sich ganz einfach selber ziehen. Dafür benötigt man nur keimfähigen, ganzen Buchweizen und ein Keimglas:

Den Buchweizen für mindestens 4 Stunden in Wasser einweichen, dann abgießen und zum Keimen in das Glas geben. Den Buchweizen täglich zweimal mit frischem Wasser spülen, abgießen und wieder ins Glas geben. Nach zwei bis vier Tagen keimen die Samen, man erkennt den jungen Keim am Korn. Die Sprossen frisch verwenden oder im Dörrofen bei 40 °C trocknen. Bei dieser Temperatur behält der Buchweizen seine Rohkost-Qualität und hat besonders viele Nährstoffe.

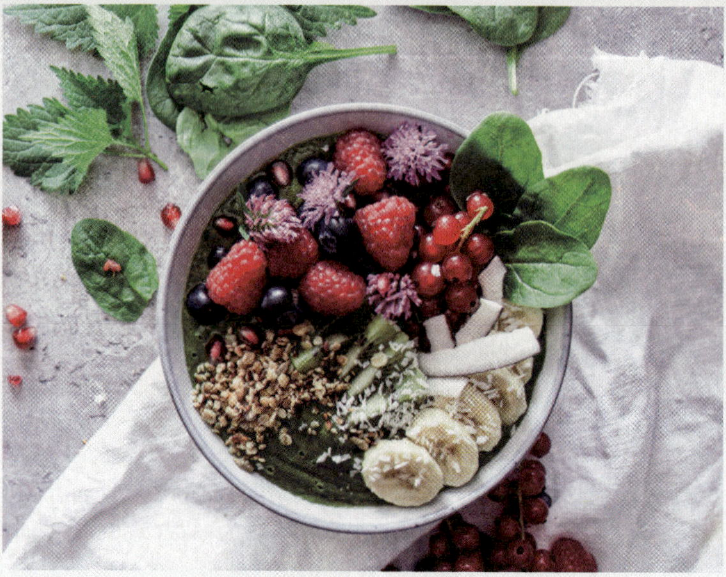

SPINAT-BRENNNESSEL-SMOOTHIE-BOWL

BRINGT IN SCHWUNG UND GIBT KRAFT

Für 2 Personen
Zubereitungszeit:
15 Minuten

ZUTATEN

Für den Smoothie:
60 g Spinat
40 g Brennnessel-blätter oder Spinat
80 g Apfel
1 Banane
1 kleine Avocado
150 g Kokos- oder Sojajoghurt

Für das Topping:
Früchte und Saaten nach Wahl

1. Spinat und Brennnesselblätter waschen.
2. Apfel waschen und klein schneiden. Banane und Avocado schälen und gemeinsam mit den restlichen Zutaten in einen Mixer geben und alles cremig mixen. Je nach gewünschter Sämigkeit eventuell noch mit etwa 150 ml Wasser verdünnen.
3. Den Smoothie in zwei Müslischalen verteilen und mit Toppings nach Wahl garnieren.

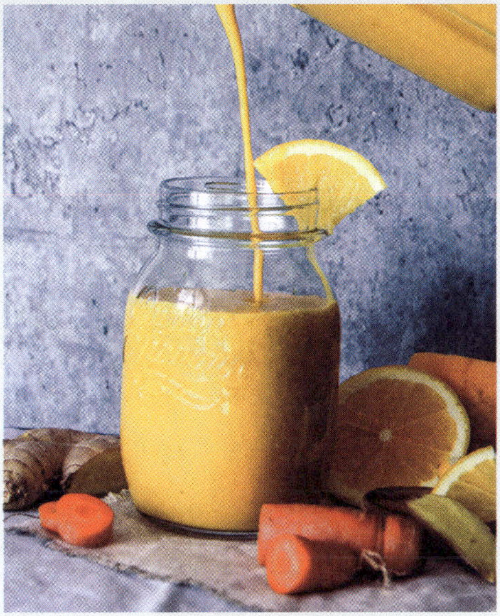

GUTE-LAUNE-SMOOTHIE

Für 2 Personen
Zubereitungszeit:
10 Minuten

ZUTATEN

1 Karotte
2 Orangen
1 mittelgroße Banane
1 Stück Ingwer (Größe nach Belieben)
100 g pflanzlicher Joghurt
2 Datteln ohne Stein
1 TL Kurkuma
1 Prise schwarzer Pfeffer

1. Karotte waschen, putzen und in kleine Stücke schneiden.
2. Orangen, Banane und Ingwer schälen und in kleine Stücke schneiden. Bio-Ingwer nur waschen und nicht schälen.
3. Alle Zutaten mit 200 ml Wasser in einen Mixer geben und cremig pürieren.
4. In Gläser füllen und servieren.

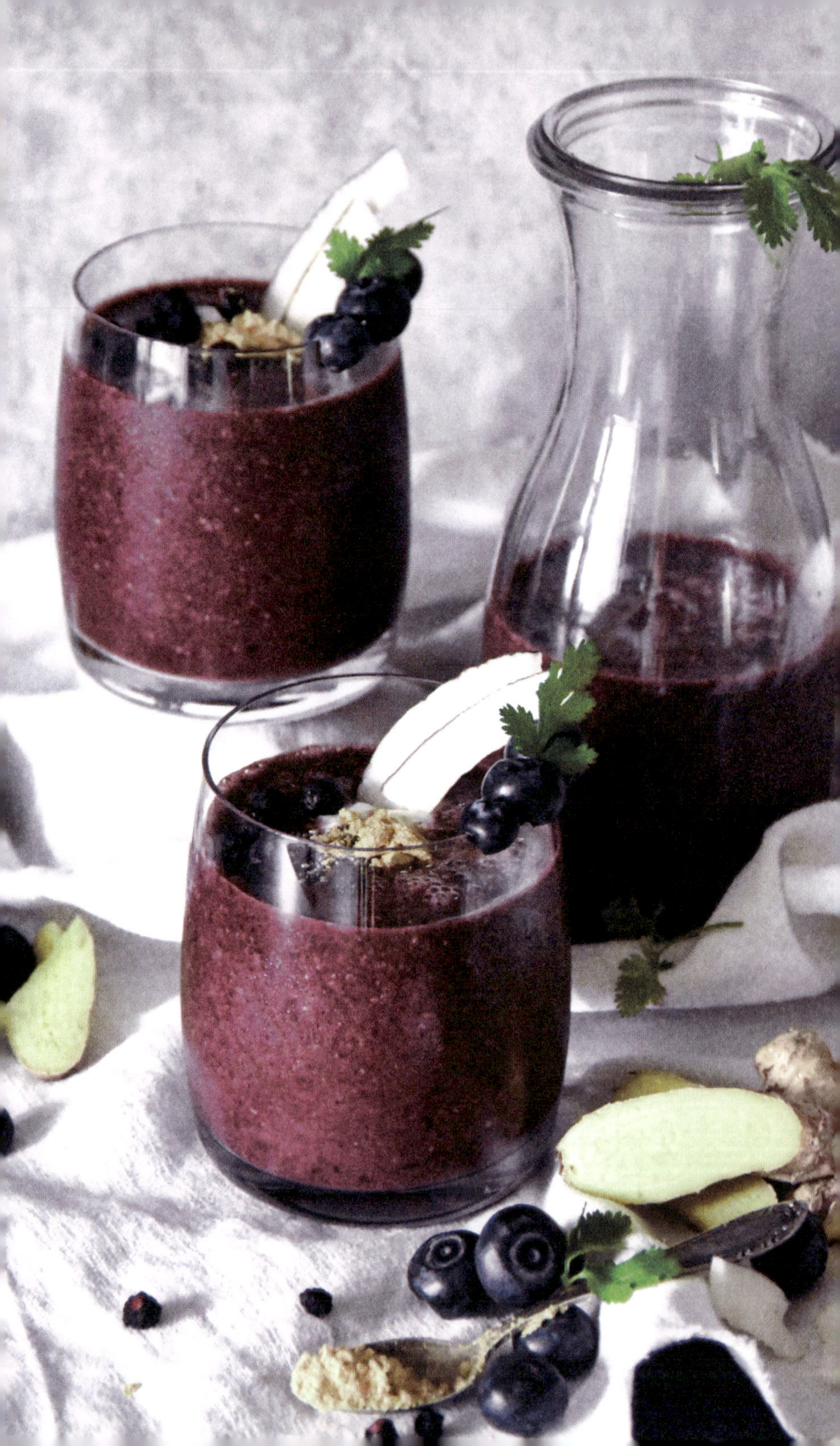

HEIDELBEER-SMOOTHIE MIT INGWER UND HAGEBUTTE

FÜR EINE GUTE VERDAUUNG UND EIN STARKES IMMUNSYSTEM

Für 2 Personen
Zubereitungszeit:
10 Minuten

ZUTATEN

200 g Wildheidelbeeren
1 Banane
1 Vanilleschote
120 g pflanzlicher Joghurt
120 ml Mandelmilch
1 EL Hagebuttenpulver
1 Scheibe Ingwer
1–2 Datteln ohne Stein

1. Die Heidelbeeren verlesen. Die Banane schälen und grob schneiden. Die Vanilleschote der Länge nach aufschlitzen und das Mark auskratzen.
2. Heidelbeeren, Bananenstücke und Vanillemark zusammen mit den übrigen Zutaten in einen Mixer geben und alles cremig pürieren.
3. In Gläser füllen und servieren.

Energietipp: Heidelbeeren sind heimisches Superfood. Reich an Vitaminen (C, E und B) und Spurenelementen, wirken sie gegen Stress, haben einen Anti-Aging-Effekt, stärken gleichzeitig unser Immunsystem und unterstützen bei Darmerkrankungen.

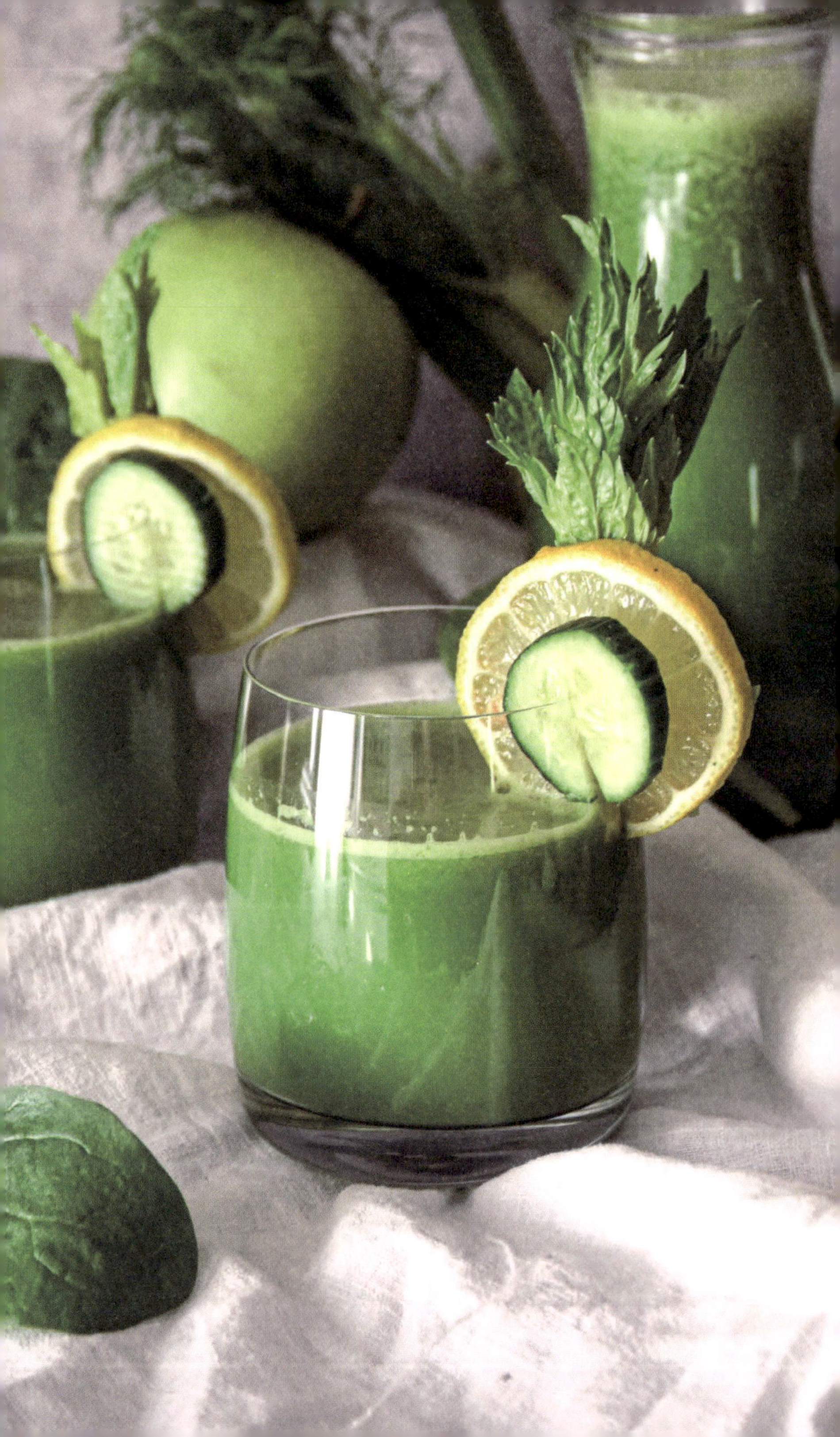

GRÜNER POWER-SAFT

Für 2 Personen
Zubereitungszeit:
10 Minuten

ZUTATEN
1 Staude Stangensellerie (ca. 400 g)
½ Zitrone
1 Apfel
100 g Fenchelknolle
½ Salatgurke
2 Handvoll Spinat
1 Scheibe Ingwer

1. Vom Sellerie den Strunk abschneiden, die Stangen waschen und in etwa 1 cm große Stücke schneiden. Die Zitrone mit einem Messer schälen, sodass auch das Weiße entfernt wird, und das Fruchtfleisch in Würfel schneiden. Apfel, Fenchel und Gurke in Würfel schneiden. Den Spinat waschen.
2. Alle Zutaten mit etwa 80 ml Wasser in einen Mixer geben und fein pürieren.
3. Ein Sieb über eine Schüssel hängen und mit einem Passiertuch auslegen. Den pürierten Gemüsebrei in das Sieb gießen, das Tuch aufnehmen, zusammendrehen und den Saft fest auspressen. Wer einen Entsafter zu Hause hat, kann den natürlich auch nutzen. Dann entfällt das Abseihen und Durchpressen des Gemüsebreis.
4. Den abgeseihten Saft in Gläser gießen und sofort genießen.

Energietipp: Selleriesaft verbessert den Zellstoffwechsel, wirkt entschlackend und entwässernd, was sich auch positiv auf das Bindegewebe auswirkt. Selleriesaft hilft auch bei Wassereinlagerungen, Cellulite, zu hohem Blutdruck, Magen-Darm-Problemen, und er stärkt das Immunsystem. Frischer Fenchel wird oft unterschätzt. Er wirkt sich nicht nur positiv auf unsere Verdauung aus, sondern regt auch die Entgiftung an und stärkt unser Immunsystem, wirkt krampflösend, antibakteriell und entzündungshemmend.

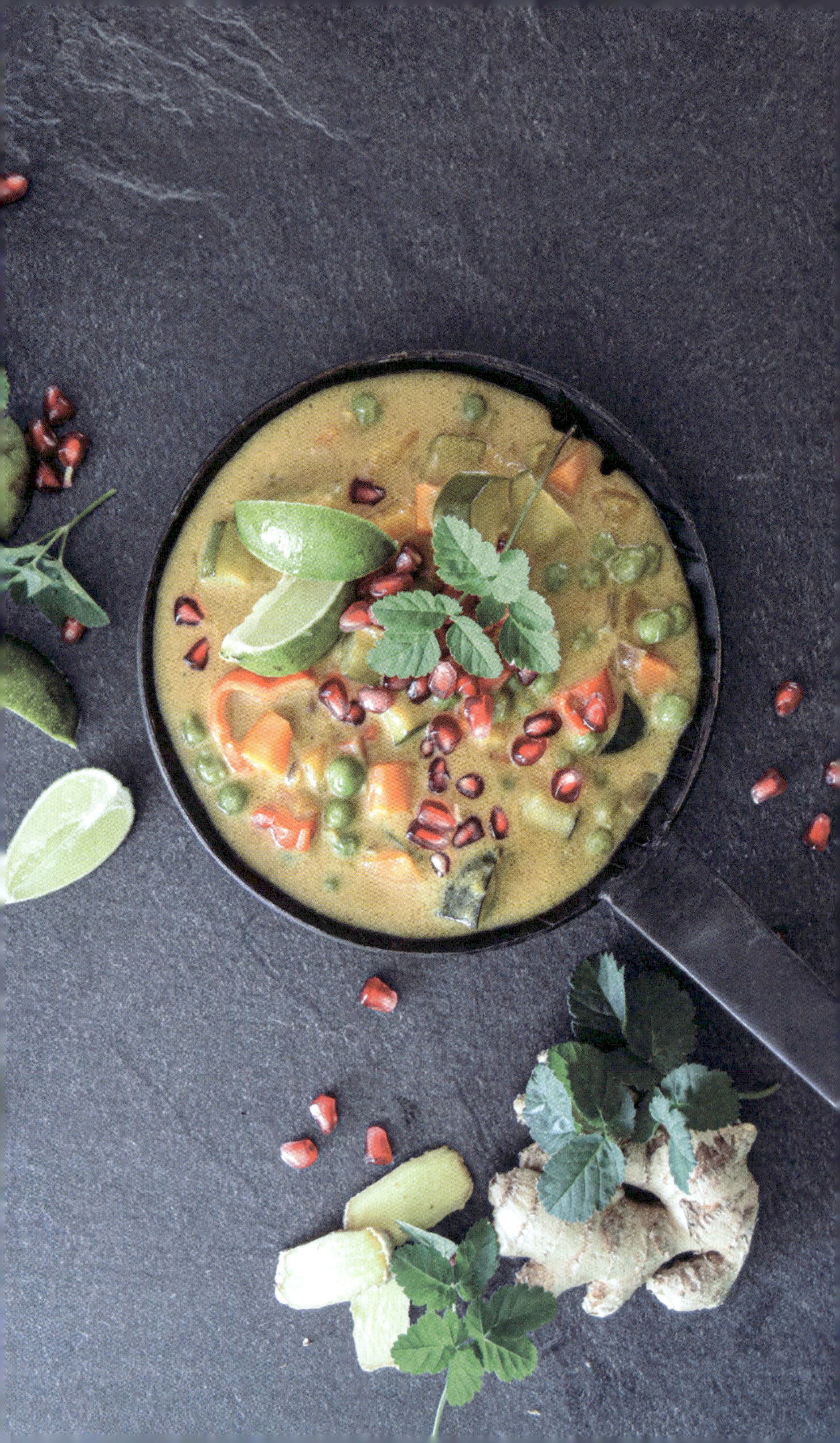

POWER-GEMÜSE-CURRY

Für 2 Personen
Zubereitungszeit:
25 Minuten

ZUTATEN
1 Zwiebel
1 Stück Ingwer (Größe nach Belieben)
2 Knoblauchzehen
100 g Erbsen
100 g Süßkartoffel
100 g Zucchini
1 Karotte
200 g Brokkoli
1 rote Paprika
3 EL Kokosöl
400 ml Kokosmilch
1–2 EL gelbes Currypulver
1 TL Kurkuma
Saft von 1 Limette
2 EL Sojasoße
Salz
Pfeffer

1. Zwiebel, Ingwer und Knoblauch schälen und fein würfeln. Gemüse waschen, eventuell schälen und putzen und in gleichmäßige Würfel schneiden.
2. Kokosöl in einem Topf erhitzen und Zwiebel, Knoblauch und Ingwer darin anschwitzen. Die Gemüsewürfel zugeben und 3 Minuten mit anschwitzen.
3. Mit Kokosmilch ablöschen, die restlichen Zutaten hinzugeben und das Curry etwa 10–15 Minuten köcheln lassen. Das Gemüse sollte noch bissfest sein.
4. Das Curry noch einmal abschmecken. Mit Granatapfelkernen bestreut und einem Stück Limette servieren.

Tipp: Für das Curry kann man jedes Gemüse verwenden, das gerade Saison hat, etwa Kürbis, Spinat, Rote Bete oder verschiedene Kohlsorten. Currys sind auch gut geeignet zum Verwerten von Resten gegarter Gemüse.

Zum Garnieren: Granatapfelkerne, 1 Limette

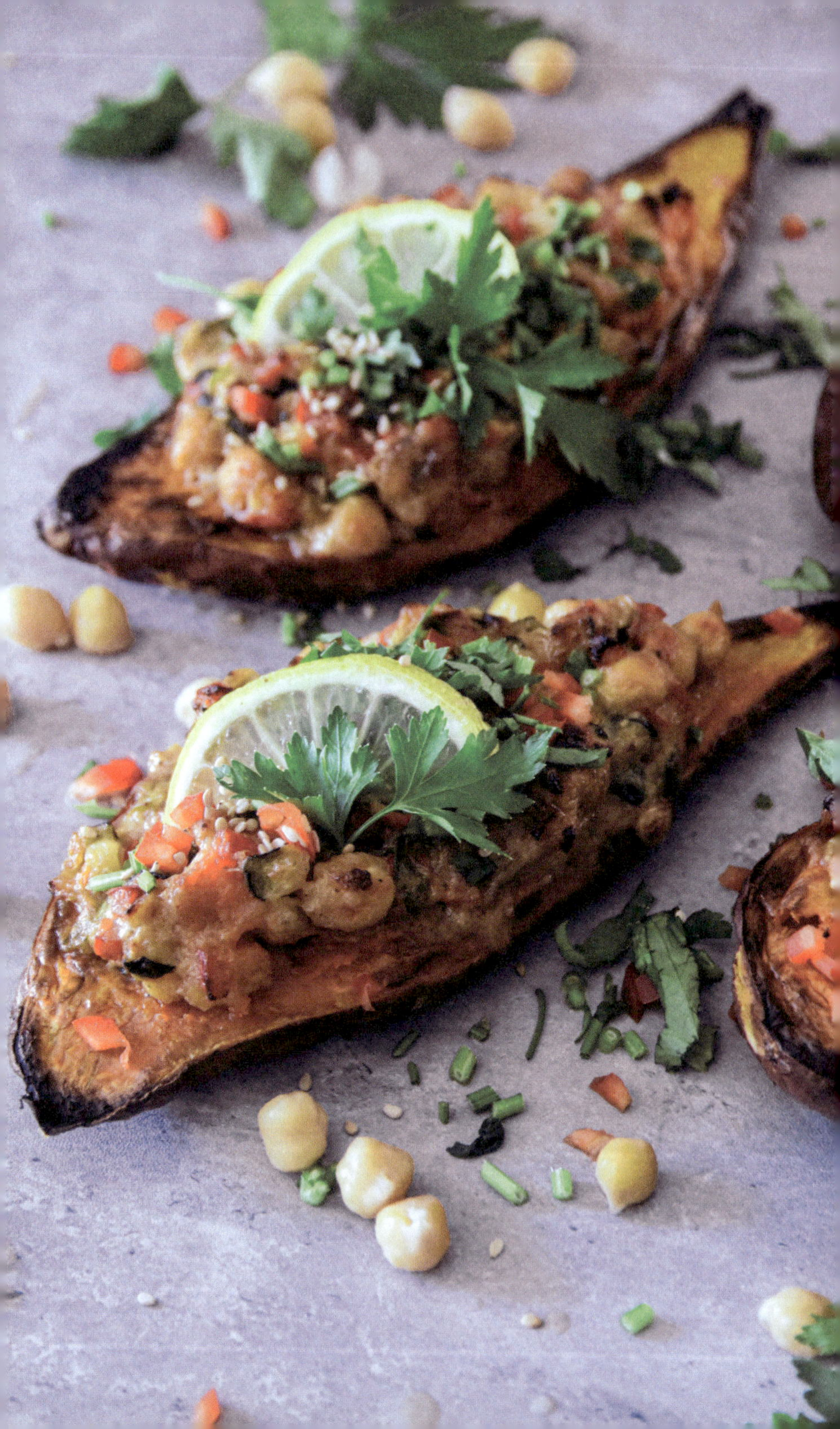

GEFÜLLTE SÜSSKARTOFFELN

Für 2 Personen
Zubereitungszeit:
40 Minuten

ZUTATEN

2 Süßkartoffeln
Kokosöl
1 Zwiebel
1 Knoblauchzehe
100 g Zucchini
½ rote Paprikaschote
250 g gegarte Kichererbsen (selbst gekocht oder aus dem Glas)
100 g pflanzlicher Joghurt
1 EL Hefeflocken
1 TL Paprikapulver
Salz
Pfeffer

Zum Bestreuen:
2 EL gehackte Petersilie

1. Den Backofen auf 180 °C (Ober-/Unterhitze) vorheizen.
2. Süßkartoffeln waschen und jeweils längs halbieren. Auf ein mit Backpapier ausgelegtes Blech setzen und mit etwas Kokosöl bepinseln. In den Backofen schieben und etwa 30–35 Minuten backen, bis die Süßkartoffeln weich sind.
3. In der Zwischenzeit Zwiebel und Knoblauch schälen und fein schneiden. Zucchini und Paprika waschen, putzen und in kleine Würfel schneiden. Kichererbsen aus dem Glas abspülen.
4. Zwiebel und Knoblauch in wenig Öl in einer Pfanne anbraten. Paprika, Zucchini und Kichererbsen zufügen und bei mittlerer Hitze einige Minuten unter Rühren weiter braten. Restliche Zutaten hinzugeben und kräftig abschmecken.
5. Die weichen Süßkartoffeln mit einem Löffel aushöhlen. Das Süßkartoffelfleisch mit einer Gabel zerdrücken und unter die Gemüsemischung heben.
6. Die Füllung in die ausgehöhlten Süßkartoffeln häufen, mit ein wenig Öl beträufeln und 5–10 Minuten im Backofen überbacken.
7. Die Süßkartoffeln mit Petersilie bestreuen und genießen.

Tipp:
Dazu passt ein grüner Salat.

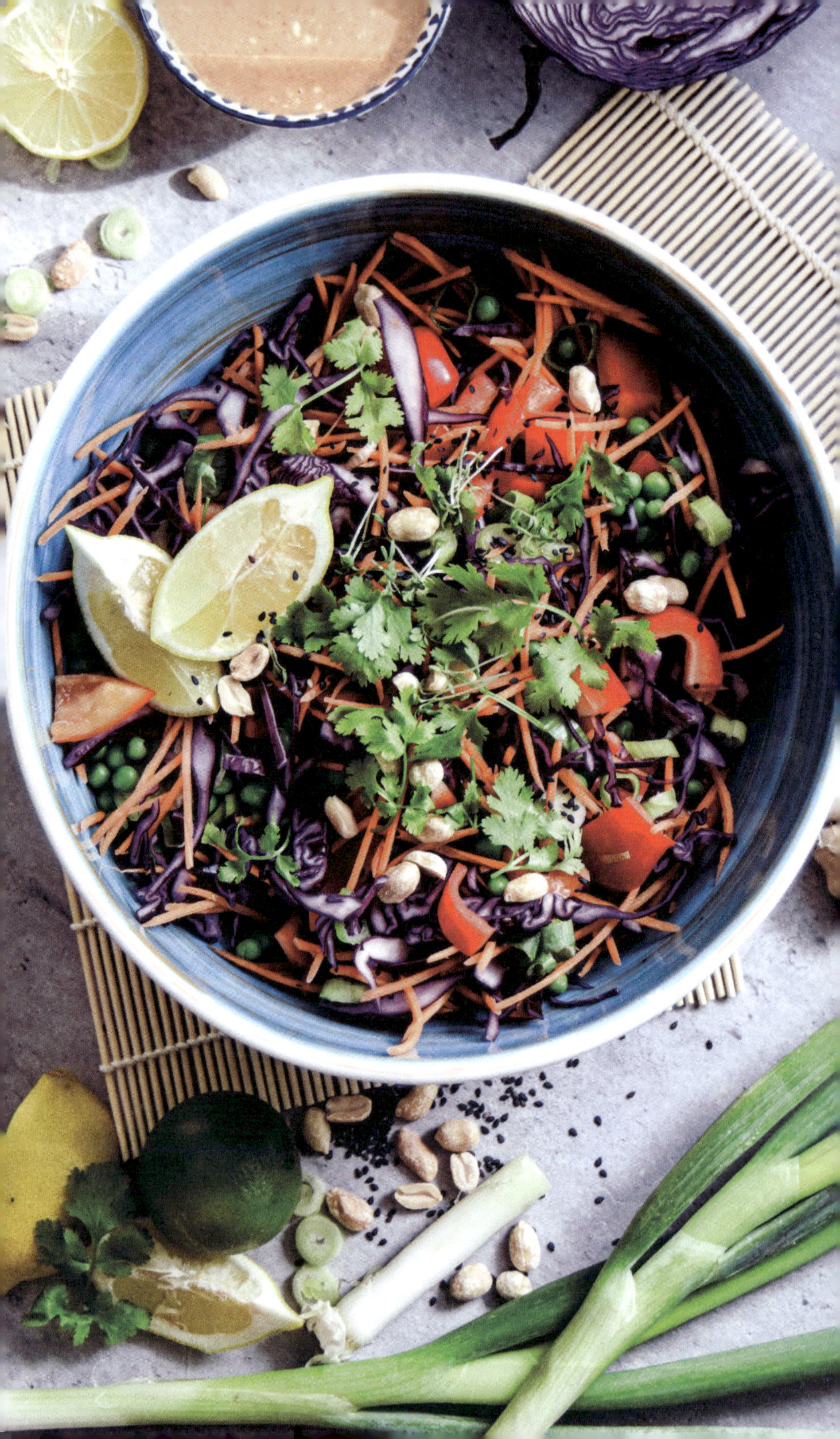

ERDNUSSSALAT MIT ROTKOHL

Für 2 Personen
Zubereitungszeit:
15 Minuten

ZUTATEN
80 g Erbsen
80 g Rotkohl
2 große Karotten
½ Salatgurke
1 rote Paprikaschote
1 Frühlingszwiebel

Zum Bestreuen:
2 EL gehackte Erdnüsse (roh – nicht gesalzen und geröstet)
2 EL Sesam
eventuell etwas Koriandergrün

Für das Dressing:
2 EL Erdnussmus
1–2 EL Sojasoße
Saft von ½ Zitrone
½ TL frisch geriebener Ingwer
2 EL Dattelpaste
1–2 EL Apfelessig
2 EL pflanzlicher Joghurt
1 Prise Chili

1. Die Erbsen kurz in heißem Wasser blanchieren. Rotkohl waschen und in feine Streifen schneiden. Karotten schälen, putzen und in dünne Streifen (Julienne) schneiden. Gurke und Paprikaschote waschen und putzen, in kleine Würfel schneiden. Die Frühlingszwiebel waschen, putzen und in feine Ringe schneiden.
2. Alle vorbereiteten Zutaten in einer Schüssel vermischen.
3. Für das Dressing alle Zutaten gut verrühren und kräftig abschmecken. Eventuell das Koriandergrün waschen, trocken tupfen und die Blättchen abzupfen.
4. Den Salat in Portionsschüsseln verteilen, das Dressing darüber geben, mit gehackten Erdnüssen, Sesam und eventuell Koriandergrün bestreuen.

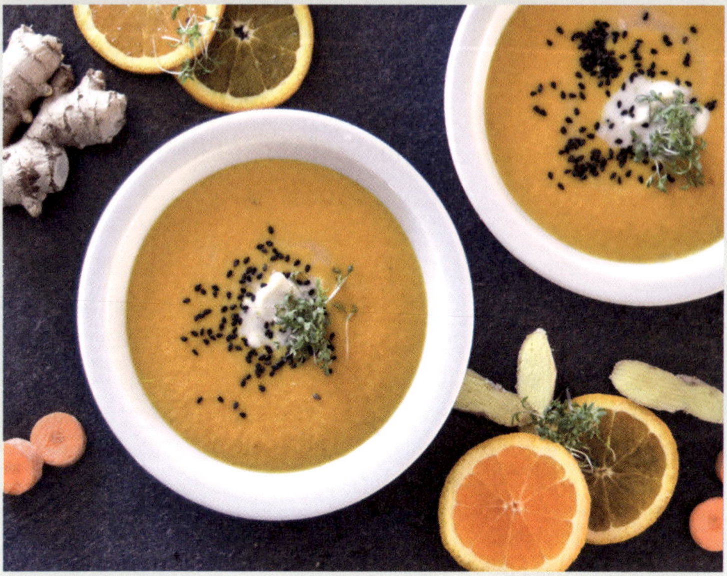

KAROTTEN-INGWER-ORANGEN-SUPPE

Für 2 Personen
Zubereitungszeit:
30 Minuten

ZUTATEN

1 Zwiebel
1 Stück Ingwer (20 g)
500 g Karotten
2 EL Kokosöl
200 ml Kokosmilch
400 ml Gemüsebrühe
Saft und abgeriebene Schale von 1 Orange
Salz
Pfeffer

1. Zwiebel schälen und fein hacken. Ingwer waschen oder nach Belieben schälen und klein schneiden. Karotten schälen, putzen und in Würfel schneiden.
2. Öl in einem Topf erhitzen und Zwiebel und Ingwer darin glasig andünsten. Karottenwürfel zugeben und mit andünsten. Kokosmilch und Gemüsebrühe zugeben und aufkochen lassen. Restliche Zutaten zugeben und die Suppe bei kleiner Hitze etwa 20 Minuten köcheln lassen, bis die Karotten weich sind.
3. Die Suppe mit einem Mixstab pürieren, abschmecken und servieren.

Gesundheitstipp: Karotten enthalten Carotinoide, die wichtig sind für die Augengesundheit, für Herz und Haut. Kokosnuss schmeckt nicht nur gut, sondern hat eine Bakterien-, Pilze- und Virenabtötende Wirkung.

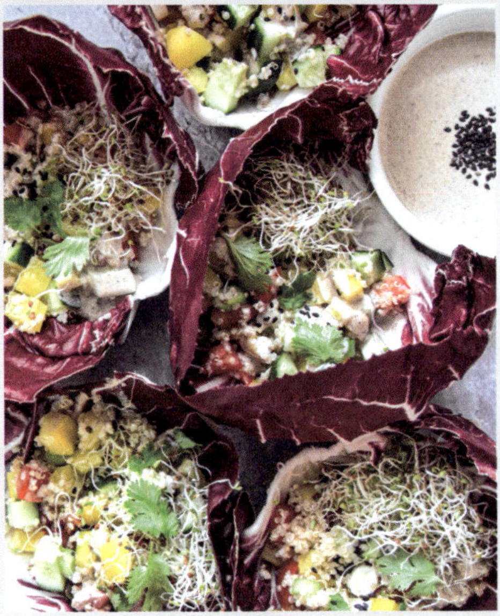

Für 2 Personen
Zubereitungszeit:
15 Minuten

ZUTATEN
4 mittelgroße Blätter Radicchio
125 g Quinoa
½ Gurke
je ½ gelbe und rote Paprikaschote
1 Tomate
1 Frühlingszwiebel

Für das Sesam-Joghurt-Dressing:
1–2 EL Sesammus (Tahin)
2 EL pflanzlicher Joghurt
Olivenöl
Saft von ½ Zitrone
1 Prise Dattelzucker
Salz
Pfeffer

Zum Garnieren nach Belieben:
2 EL frische Sprossen
1 EL schwarzer Sesam

GEFÜLLTER RADICCHIO MIT SESAM-JOGHURT-DRESSING

1. Radicchio waschen, trocken schleudern und beiseite legen.
2. Quinoa in einem Sieb unter fließendem Wasser waschen und in einen Topf geben. Mit der doppelten Menge Wasser (250 ml) aufkochen und bei kleiner Hitze etwa 15 Minuten ausquellen lassen.
3. Gurke, Paprika, Tomate und Frühlingszwiebel waschen, putzen und in kleine Würfel beziehungsweise Ringe schneiden.
4. Alle vorbereiteten Zutaten in einer Schüssel vermischen.
5. Für das Dressing alle Zutaten verrühren und gut abschmecken.
6. Pro Portion zwei Radicchioblätter auf einen Teller legen und mit der Salatmischung füllen. Mit dem Dressing beträufeln und mit frischen Sprossen und Sesamsamen garnieren.

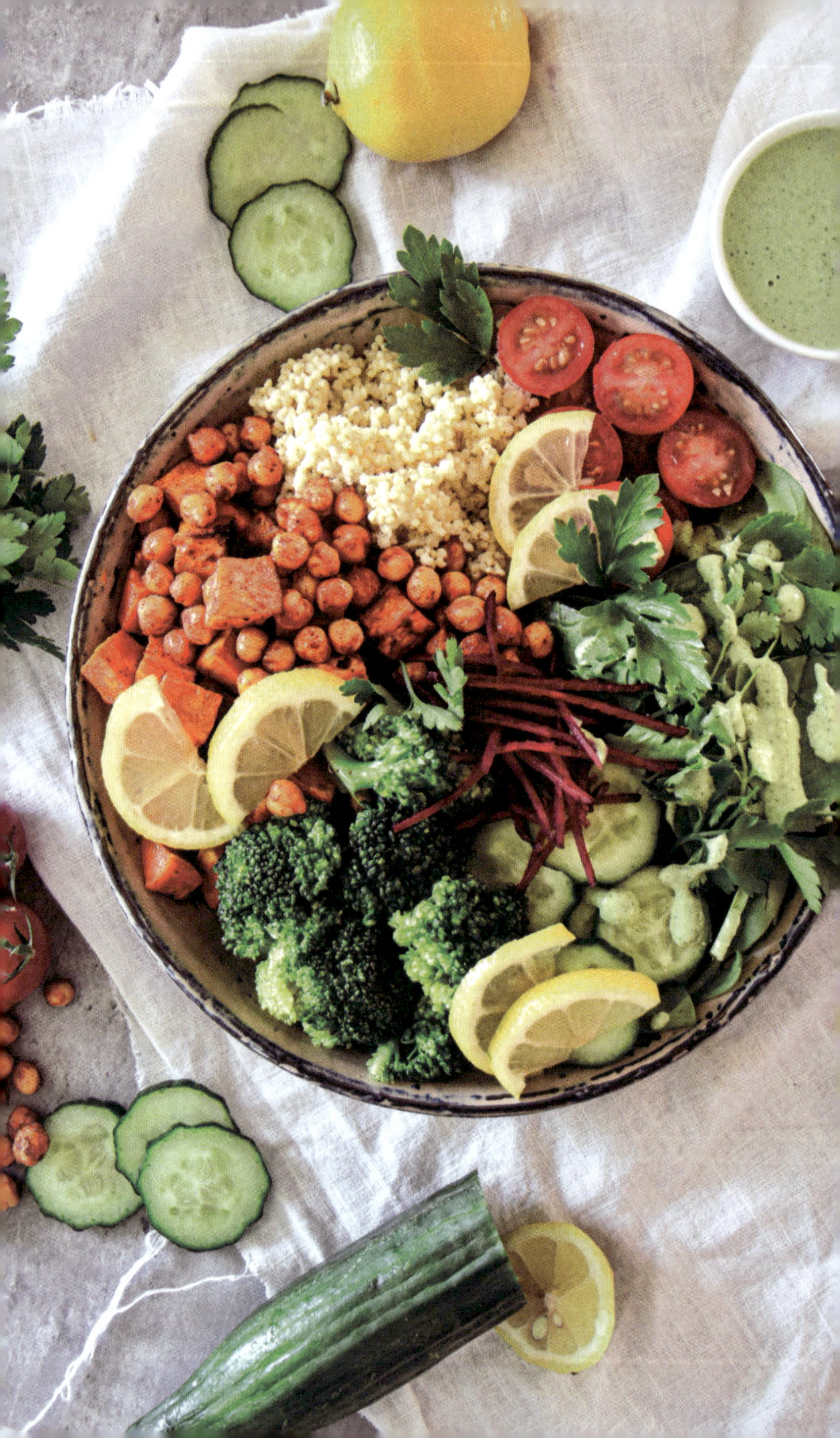

SÜSSKARTOFFEL-KICHERERBSEN-BOWL MIT PETERSILIEN-SESAM-DRESSING

Für 2 Personen
Zubereitungszeit: 45 Minuten

ZUTATEN
95 g Hirse oder Quinoa
240 g Gemüsebrühe
500 g Süßkartoffeln
150 g Brokkoliröschen
Olivenöl
Salz, Pfeffer
240 g gegarte Kichererbsen (selbst gekocht oder aus dem Glas)
1 TL Paprikapulver
100 g Spinat, Grünkohl oder Salat
6–8 Kirschtomaten
½ Salatgurke
eventuell 1 kleine Knolle gegarte Rote Bete

Für das Petersilien-Sesam-Dressing:
2–3 große Stängel Petersilie
1 Knoblauchzehe
2 EL Sesammus (Tahin)
Saft von ½ Zitrone

1. Hirse oder Quinoa in ein Sieb geben und unter fließendem Wasser waschen. Mit der Gemüsebrühe in einen Topf geben und aufkochen lassen, die Hitze ausschalten und die Körner in der Restwärme ausquellen lassen. Den Backofen auf 180 °C (Ober-/Unterhitze) vorheizen.
2. Süßkartoffeln schälen und in Würfel schneiden. Brokkoliröschen waschen und zusammen mit den Süßkartoffelwürfeln und 1–2 EL Olivenöl, Salz und Pfeffer in eine Schüssel geben. Alles gut vermengen und auf einem mit Backpapier ausgelegten Blech verteilen.
3. Gekochte Kichererbsen abspülen und mit 1–2 EL Olivenöl, ein wenig Salz, Pfeffer und Paprikapulver vermengen und ebenfalls auf das Backblech geben. Das Blech in den Ofen schieben und das Gemüse etwa 25 Minuten backen, bis die Süßkartoffeln weich und die Kichererbsen knusprig sind.
4. In der Zwischenzeit Spinat, Grünkohl oder Salat waschen und in mundgerechte Stücke zupfen. Tomaten waschen und halbieren, Gurke waschen, nach Belieben schälen und in Scheiben schneiden. Eventuell die Rote Bete in feine Streifen (Julienne) schneiden.
5. Für das Dressing Petersilie waschen, Knoblauchzehe schälen. Alle Zutaten mit 1–2 EL Wasser in einen Mixer geben und cremig pürieren.
6. Hirse oder Quinoa mit Ofengemüse, Spinat, Tomaten, Gurke und Roter Bete in zwei Portionsschüsseln anrichten und mit dem Dressing beträufeln.

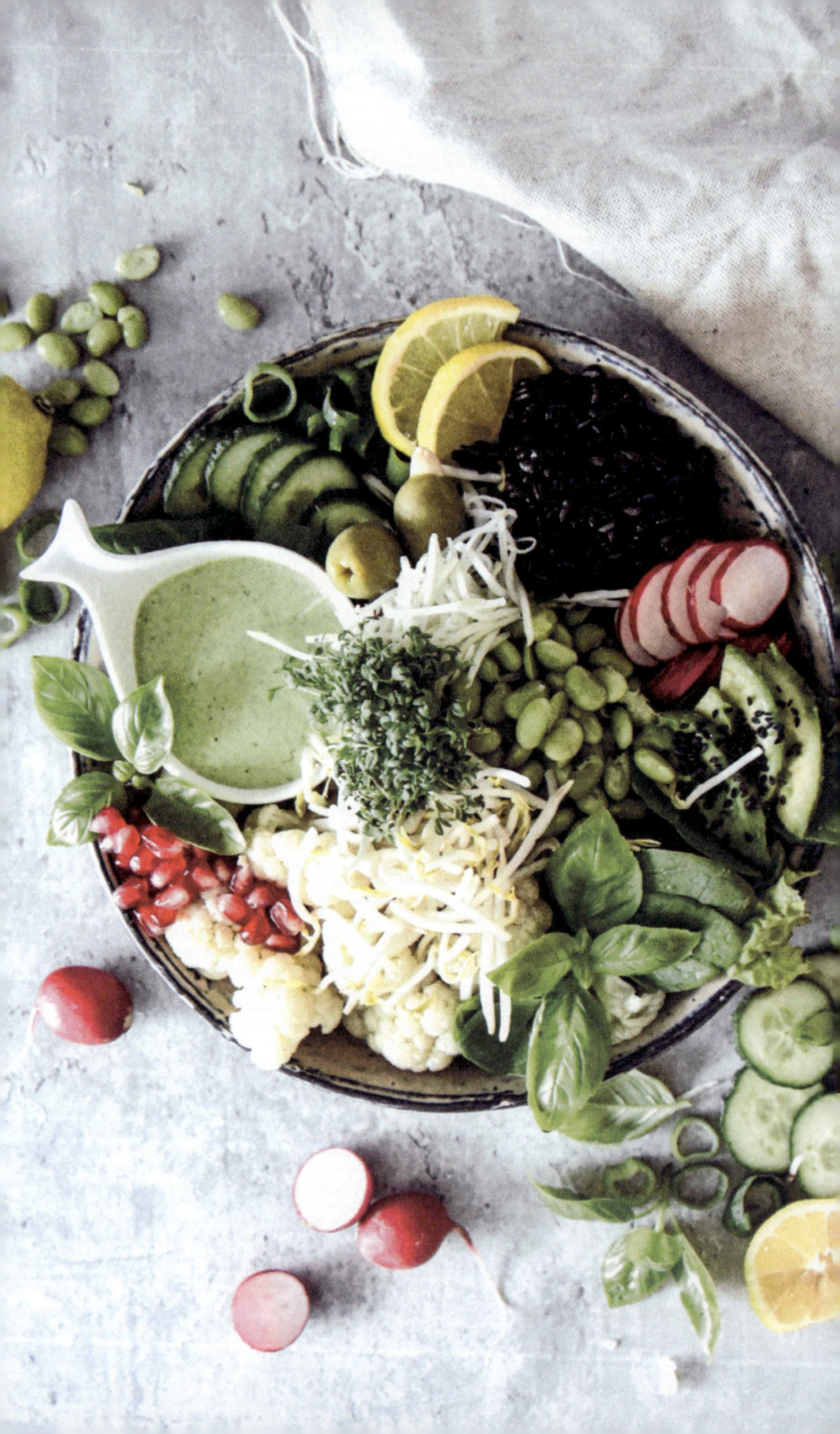

Für 2 Personen
Zubereitungszeit:
40 Minuten

GRÜNE ENERGY-BOWL MIT KORIANDER-LIMETTEN-DRESSING

ZUTATEN

180 g schwarzer Reis oder Vollkornreis
400 ml Gemüsebrühe oder Wasser
250 g grüne Sojabohnen (Edamame)
Salz
250 g Blumenkohlröschen
Olivenöl
Pfeffer
2 Handvoll Spinat und Blattsalat gemischt
1 Salatgurke
8–10 Radieschen
1 Avocado
1 Frühlingszwiebel

Für das Koriander-Limetten-Dressing:
1 Knoblauchzehe
4–5 Stängel Koriandergrün
½ Handvoll frischer Spinat
1–2 EL Sesamöl
30 g Cashewkerne
1 EL Limettensaft
½ TL Senf
1–2 EL pflanzlicher Joghurt
Salz, Pfeffer

1. Den Reis mit Gemüsebrühe oder Wasser weich kochen. Grüne Sojabohnen in Salzwasser etwa 5–6 Minuten weich kochen. Die Blumenkohlröschen in einem Dämpfeinsatz über Wasserdampf bissfest dämpfen, in eine Schüssel geben und mit Salz, Pfeffer und Olivenöl würzen. Alternativ die Röschen in Salzwasser bissfest kochen.
2. Spinat, Blattsalat, Gurke, Radieschen, Avocado und Frühlingszwiebel waschen, putzen, eventuell schälen bzw. den Kern entfernen. Alles in kleine Würfel oder Scheiben schneiden, den Salat in mundgerechte Stücke zupfen.
3. Für das Dressing den Knoblauch schälen, Koriandergrün und Spinat waschen. Zusammen mit den übrigen Zutaten im Mixer cremig pürieren. Nach Bedarf 1–2 EL warmes Wasser zugeben.
4. Den gekochten Reis in zwei Portionsschalen verteilen und mit Blumenkohl, grünen Sojabohnen, Spinat, Salat, Gurke, Radieschen und Avocado anrichten. Eventuell mit frischen Sprossen, Kräutern, Oliven und Granatapfelkernen garnieren.
5. Die Bowl mit dem Dressing servieren.

Zum Garnieren nach Belieben: frische Sprossen und Kräuter, Oliven und Granatapfelkerne

VERÖFFENTLICHUNGEN VON RUEDIGER DAHLKE

Mein Weg-Weiser

Einladung zum Gratis-Buch Mein Weg-Weiser, der erklärt, wie es zu so vielen Büchern kam, die Schatten davon und warum ich so gern schreibe. Er enthält Tipps von meinem Weg und ich freue mich, wenn ihr dieses Buch lest und mich noch besser versteht. (https://www.dahlke4you.com/wegweiser)

Bücher:

Neuerscheinungen 2024

Es kommt besser, Pionier Verlag • *Voller Energie - statt müde und erschöpft* [1]

Neuerscheinungen 2023

Konflikte lösen und Krisen meistern [1]

Basiswissen, Grundlagenwerke

Die Schicksalsgesetze. Spielregeln fürs Leben, 2009 [1] • *Das Schattenprinzip: Die Aussöhnung mit unserer verborgenen Seite*, 2010 [1] • *Die Lebensprinzipien: Wege zu Selbsterkenntnis, Vorbeugung und Heilung* (mit Margit Dahlke) 2011 [1]

Krankheitsbilder-Deutung

Krankheit als Symbol, überarbeitete Neuausgabe 2023 [1] • *Krankheit als Weg* (mit Thorwald Dethlefsen), 1983 [1] • *Krankheit als Sprache der Seele*, 2008 [1] • *Gesund und glücklich älter werden*, 2022 [1] • *Das Alter als Geschenk*, 2018 [1] • *Krebs - Wachstum auf Abwegen*, 2020 [1] • *Wenn wir gegen uns selbst kämpfen*, 2015 [1] • *Hör auf gegen die Wand zu laufen*, 2017 [1] • *Krankheit als Sprache der Kinderseele* (mit V. Kaesemann), 2010 [1] • *Frauen-Heil-Kunde* (mit Margit Dahlke

u. Volker Zahn), 2003 [1] • *Herz(ens)probleme*, 2011 [1] • *Das Raucherbuch*, 2011 [1] • *Verdauungsprobleme*, 2001 [8]

Burnout, Depression, Angst

Angst frisst Seele, 2022 [2] • *Die Schattenreise ins Licht: Depressionen überwinden*, 2014 [1] • *Seeleninfarkt. Zwischen Burn-out und Bore-out*, 2013 [2] • *Das Licht- und Schatten-Tagebuch*, 2013 [1] • *Angstfrei leben*, 2013 [1]

Ernährung

Peace Food - wie Verzicht auf Fleisch und Milch Körper und Seele heilt, 2010 [2] • *Vegan für Einsteiger*, 2014 [5] • *Peace Food - das vegane Kochbuch*, 2011 [5] • **Peace Food - vegan einfach schnell**, 2015 [5] • *Peace Food - Keto-Kur*, 2018 [5] • *Das große Peace-Food-Buch*, 2019 [5] • *Das Geheimnis der Lebensenergie*, 2015 [1] • *Das Lebensenergie-Kochbuch*, 2016 [1] • *Vegan schlank*, 2015 (www.heilkundeinstitut.at) • *Richtig essen* (nur als ebook [2]) • *Immunbooster vegan*, 2021 [4]

Fasten

Das große Buch vom Fasten, 2019 [1], • *Kurzzeit-Fasten*, 2018 [2] • *Fasten-Wandern*, 2017 [4] • *Jetzt einfach Fasten*, 2017 [2] • *Bewusst Fasten*, 2016 [2]

Gewicht und Figur

Abnehmen - das Buch der Erleichterung, 2023 (E-Book bei dahlke-4you.com) • *Mein Individualgewicht*, 2020 [1] • *Körper-Geist-Seele-Detox*, 2015 [1] • *Mein Idealgewicht* [1]

Filmdeutung

Die Spielfilm-Therapie - was Filme über Krankheit und Heilung verraten, 2022 • *Die Hollywood-Therapie – was Filme über uns verraten*, 2018 (Edition Einblick, www.heilkundeinstitut.at)

Verbundener Atem

Jetzt einfach atmen, 2019 [1] • *Die wunderbare Heilkraft des Atems* (mit A. Neumann), 2009 [2]

Liebe, Partnerschaft

Voller Energie - statt müde und erschöpft, 2024 [1] • *Wie Sex und Liebe sich wieder finden*, 2017 [1] • *Glücklich mit mir selbst*, 2021 [2]

Meditation, Mandala und Aphorismen

Jetzt einfach meditieren, 2018 [1] • *Weisheitsworte der Seele*, 2012 [2] • *Worte der Heilung* (www.heilkundeinstitut.at) • *Die Kraft der vier Elemente* (mit Bruno Blums Bildern), 2011 [12] • *Mandala-Malblock* (www.heilkundeinstitut.at) • *Reisen nach innen*, 2017 [6] (nur als ebook)

Gesellschaftskritik:

Corona als Weckruf, 2021 [5] • *Mind Food*, 2022 [2]

Roman:

Habakuck und Hibbelig - das Märchen von der Welt, 2004 [2]

Weitere

Mein Buch der Selbstheilung, 2022 [5] • *Heilsame Tugenden*, 2022 [5] • *Die Notfallapotheke für die Seele*, 2020 [2] • *Die Liste vor der Kiste*, 2014 [11] • *Schutz vor Infektionen*, 2020 [11] • *Meine besten Gesundheits-Tipps 2.0*, 2020 [11] • *Von der großen Verwandlung*, 2011 [12] • *Störfelder und Kraftplätze*, 2013 [12] • *Medizin und Menschlichkeit*, 2020 [12] • *Der Körper als Spiegel der Seele*, 2009 [5] • *Die Spuren der Seele* (mit R. Fasel), 2010 [5] • *Das Tier als Spiegel der menschlichen Seele* (mit Irmgard Baumgartner), 2016 [1] • *Endlich wieder richtig schlafen*, 2014 [1] • *Ganzheitliche Wege zu ansteckender Gesundheit*, 2011 (www.heilkundeinstitut.at) • *Omega - im inneren Reichtum ankommen* (mit

V. Lindau), 2017 [1] • Psychologie des Geldes, 2011 [1] • *Die 4 Seiten der Medaille* (mit C. Hornik), 2015 (nur mehr als ebook)

Geführte Meditationen

- Download/Stream: div. mp3 Anbieter-Plattformen
- Neue, themenbezogene Meditationen im Rahmen der Mitgliedschaft bei Dahlke4you (https://www.dahlke4you.com/)
- CDs erhältlich bei www.heilkundeinstitut.at

Grundlagen: Das Gesetz der Polarität • Das Gesetz der Anziehung • Das Bewusstseinsfeld • Die Lebensprinzipien – 12 CD-Set • Die 4 Elemente • Elemente-Rituale • Schattenarbeit
Krankheitsbilder: Allergien • Angstfrei leben • Ärger und Wut • Depression • Die Wege des Weiblichen • Hautprobleme • Herzensprobleme • Kopfschmerzen • Krebs • Leberprobleme • Mein Idealgewicht • Niedriger Blutdruck • Rauchen • Rückenprobleme • Schlafprobleme • Sucht und Suche • Tinnitus und Gehörschäden • Verdauungsprobleme • Vom Stress zur Lebensfreude
Allgemeine Themen: Der innere Arzt • Heilungsrituale • Ganz entspannt • Tiefenentspannung • Energie-Arbeit • Entgiften-Entschlacken-Loslassen • Lebenskrisen als Entwicklungschancen • Bewusst fasten • Den Tag beginnen • Partnerbeziehungen • Schwangerschaft und Geburt • Selbstliebe • Selbstheilung • Traumreisen • Mandalas • Naturmeditation • Die Lebensaufgabe finden • 7 Morgenmeditationen • Die Leichtigkeit des Schwebens • Die Heilkraft des Verzeihens • Eine Reise nach innen • Erquickendes Abschalten mittags und abends

1 Goldmann / Arkana Verlag
2 Scorpio Verlag
3 Bertelsmann Verlag
4 Knaur Verlag
5 *Gräfe und Unzer* Verlag
6 dotbooks

7 Südwest Verlag
8 ZS Verlag
9 Königsfurt-Urania Verlag
10 Heyne Verlag
11 Terzium Verlag
12 Crotona Verlag
13 Ullstein Verlag
14 Nymphenburger Verlag

Informationen zu Dr. Ruediger Dahlke

Vorträge, Tätigkeitsfelder, Publikationen, uvm.
Heilkundeinstitut Dahlke, A-8462 Gamlitz, Labitschberg 4,
Tel.: 0043 3453 33600, E-Mail: office@dahlke.at
www.dahlke.at

Retreat, Seminar- und Gesundheits-Zentrum TamanGa

Gesundheitswochen mit Ruediger Dahlke, Veranstaltungen und Seminare mit Yoga/Meditation uvm., Unternehmens-Meetings in neuem Rahmen, TamanGa-Natur-Kur, Gourmet-veganes Essen, uvm.
A-8462 Gamlitz, Labitschberg 4, Tel.: 0043 3453 33600,
E-Mail: office@dahlke.at
www.tamanga.at

Psychotherapien

Heilkunde-Zentrum Dahlke, D-84381 Johanniskirchen,
Schornbach 22, Tel.: 0049 8564 819,
E-Mail: info@dahlke-heilkundezentrum.de
www.dahlke-heilkundezentrum.de

Online-Shop

Gesundheits-Produkte, Bücher uvm. - von Ruediger Dahlke empfohlen
Tel.: 0043 316 719 888, E-Mail: shop@heilkundeinstitut.at
www.heilkundeinstitut.at

Internet-Community
Online-Selbsthilfe-Events, lebensbegleitende Kurse, geführte Meditationen, online-Austausch, Gesundheits-Challenges und Ruediger Dahlkes „Integrale Medizin"-Ausbildung
E-Mail: media@dahlke.at
www.dahlke4you.com

Online-Ausbildungen
Online Kurse und Ausbildung „Ganzheitliche:r Gesundheitsberater:in" (15 Monate), Ausbildung "Verbundener Atem"
www.younity.com

DANK

Ich widme dieses Buch Carmen, meiner liebsten und besten Energiequelle, und danke ihr für ihre berührende Mitarbeit.

Für die Rezepte danke ich Theresa, für seine Energie-Yoga-Übungen Stefan, für die Expertise bezüglich energiefördernder Geräte und mitochondrialen Bio-Hackings Johannes, für das bewährte Lektorat Dorothea Steinbacher.

Meinen PatientInnen und SeminarteilnehmerInnen der letzten 45 Arztjahre verdanke ich so viele Erfahrungen, Hinweise, Rückmeldungen und dass sie meine Energie hoch und mich bei Stimmung und lebendig hielten. Herzlichen Dank!

ANMERKUNGEN

1 Die kursiv gedruckten Buchtitel verweisen auf Bücher von Ruediger Dahlke. Genauere Angaben zu den Büchern ab Seite 325: »Literatur von Ruediger Dahlke«

2 siehe den Webshop: www.heilkundeinstitut.at

3 siehe Deutung in meinem Buch *Spielfilmtherapie*. Treffender ließe sich das Dilemma nicht beschreiben.

4 siehe Webseite des Entwicklers: https://immunanalyse.at/hho/

5 siehe Buch *Spielfilmtherapie*.

6 Informationen zu den Studien unter: https://www.blv.admin.ch/blv/de/home/lebensmittel-und-ernaehrung/lebensmittelsicherheit/stoffe-im-fokus/kontaminanten/dioxine-und-polychlorierte-biphenyle.html

7 siehe Links zu entsprechenden Daten: https://luminousred.com/research https://luminousred.com

REGISTER

80 köstliche Rezepte – gesund und leicht nachzukochen

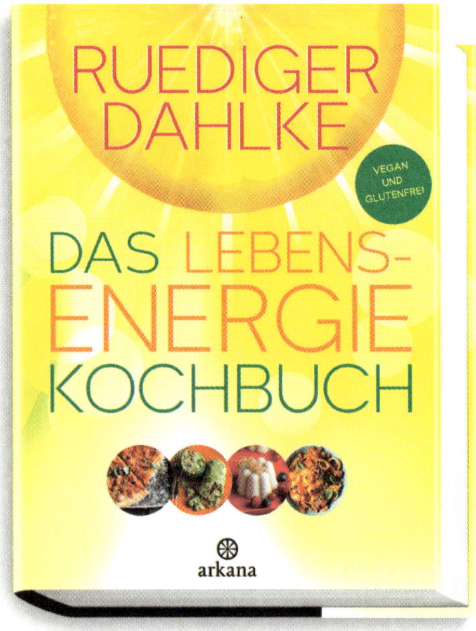

168 Seiten. ISBN 978-3-442-34196-2
Auch als E-Book erhältlich.

Ruediger Dahlke schrieb mit »Das Geheimnis der Lebensenergie in unserer Nahrung« ein neues Grundlagenwerk zu einer Ernährung, die uns wirklich nährt. Mit einem versierten Team an Köchen entwickelte er daraus herrlich leckere und maximal gesunde Rezepte: pflanzlich-vollwertig, vegan und glutenfrei.

arkana